의료사고에 대한 법률과 판례를 중심으로

의료사고 해법과 예방

편저 : 이창범

- 수록된 내용 -

* 의료사고 일반에 관하여
* 의료사고와 민사소송
* 의료사고와 형사소송
* 의료배상책임 보험제도
* 구체적 판례로 살펴본 의료사고
* 의료사고와 관련한 각종 통계자료
* 응급의료관리(관련법률)

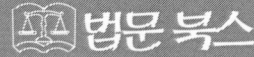

의료사고에 대한 법률과 판례를 중심으로

의료사고 해법과 예방

편저 : 이창범

- 수록된 내용 -

* 의료사고 일반에 관하여
* 의료사고와 민사소송
* 의료사고와 형사소송
* 의료배상책임 보험제도
* 구체적 판례로 살펴본 의료사고
* 의료사고와 관련한 각종 통계자료
* 응급의료관리(관련법률)

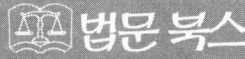
법문 북스

제2판 서문

우리가 한평생 살면서 병원이나 경찰서가 왜 있는지 일상 속에서 무심코 넘기다가 가족 본인의 건강 문제로 병원을 찾게 되며 어떤 병원에서는 의사선생님의 친절과 불친절 그리고 간호사들의 불친절에 그때에야 병원의 존재를 느끼게 된다. 병원이란 행복과 불행이 교차하기도 한다. 필자는 오랜 공무원 생활에서 수사 실무를 통해 얻은 작은 지식으로 공부하며 2005년도에 『판례를 중심으로 의료사고의 예방과 대책』을 내면서 교정 교열이 너무도 조잡했고 오자와 탈자가 너무 많아 늘 마음 한구석에 찜찜한 쓴 뿌리를 두고 있었다. 그런데 사랑하는 처가 오 년 전 '파킨슨병'으로 진단을 받고 시집간 막내딸이 시집살이도 바쁠 텐데 친정어머니를 간호하겠다고 하여 너무도 고맙게 생각했다. 그러나 사랑하는 처는 치유에 매진했지만, 장기 5급, 3급, 1급과 뇌병변장애로 1급을 받고 일체 거동을 못하며 전동 침대에 드러누워 요양 사의 조력을 받으며 생명을 부지하고 있다. 갑자기 2015년 4월 초 숨을 멈춰 119로 처음 치료받았던 병원에 후송, 응급실에서 응급을 받고 의사의 지시로 응급실에서 약 한 달간 치유하였으나 그때 병명은 위 병명 말고도, 요로결석으로 판명되어 계속 항생제 치료와 담석 제거에 레이저로 치유를 받았지만 후일 알게 되어, 그 의사는 임시방편으로 항생제와 레이저 치료로 순간만 넘기다가 실질적인 치료에 도움이 되지 않았다. 그러나 환자 가족으로서는 그 의사를 신뢰하게 되었다. 가까운 병원에서 치료받기 위하여 요양원에서 부득이 요양하게 되었는데, 그 요양원 역시 영양이 부족한 식사와 건강에 무심하여 부득이 그 요양원에서 퇴소하게 되었다. 퇴소 후, 필자의 처는 집에서 웃음을 찾게 되었고 건강이 좋아졌다. 그런데 갑작스럽게 2015년도 4월에 발병한 그런 증상이 재발, 119로 그 병원에 긴급후송 열두 시까지 내버려두어 필자가 의사에게 항변하게 되었고 작년과 똑같은 병 증세인데 또다시 내버려두는 이유가 어디에 있는지. 다른 대학 병원으로 이송하겠다고 강력 주장. 재경의 모 대학 병원에 후송을 통해 그 날밤 자정이 넘어 수술하게 되었고, 수술 후 7일 후에 퇴원하여 지금은 건강하게 지내고 있다. 단, 파킨슨병과 1급 뇌 병변은 계속 약으로 치유하고 있지만, 애당초 웃음을 잃고 말 수가 적었던 것은 담석으로 말미암아 신장의 이상이 생겨 그와 같은 증세가 있었던 것이다. 그러므로 애당초 담석을 치료했던 그 의사는 알고 보니 내분비과가 아닌 내과의 의사로서 그 병의 전문성이 없는 의사였음을 알게 되었다. 따라서 이와 같은 병원의 잘못 등 알게 된 필자로서 처음 발간한 의료법 전면 개정에 따른 내용과 새로운 판례들을 구체적인 의료행위를 판례로 개정, 증보하였다. 아무쪼록 부족한 의료법이지만 국민에게 도움이 되었으면 한다. 끝으로 필자의 처가 쾌유하기를 빌며 큰딸 난희에게도 감사하다.

2016년 6월

한올문학사 연구실에서

하림 이창범

주요참고문헌

〈단행본〉

김 세 돈	자동차사고의 배상과 보상, 기한재, 1998
김 　 성	손해보험론, 한국보험공사, 보험연수원, 1982
김 장 환	
교수 외	의료와 법
김 형 배	민법학 강의, 신조사, 2003
박 정 무	
전 병 찬	교통사고 생활법률의 기본지식, 가림 M&B, 2001
김 선 욱 외	의료와 법, 법무법인 세승, 씽크스마트, 2013
소 성 규	
최 종 욱	교통사고 처리에 관한 기초지식, 제일법규, 1996
손 기 식	교통형법, 고시계, 1986
이 광 식	손해배상 나 홀로 소송, 한국손해배상학회, 2001
이 보 환	교통사고손해배상소송, 황법사, 1983
이 상 두	교통사고조사 실무편람, 맨투맨, 1992
이 영 두	교통사고 그것이 알고 싶다, 교학사, 1996
이 재 상	형법총론, 박영사, 2004
	형법 각론, 박영사, 2004
이 창 범	교통사고 관련법 실무, 법률문화원, 2006
범 경 철	의료분쟁소송, 법률 정보센터, 2003
장 인 태	교통사고처리 이렇게 쉬울 수가, 신원문화사, 2001
정 준 현	교통사고의 법률대응, 항법사, 1996
조 명 원	교통사고 Q&A 가림M&B, 2004
한 문 철	교통사고 현장 대처법부터 소송절차 마무리까지, 청림출판, 2001

⟨논 문⟩

김 남 현	도로교통법상 처벌규정에 관한 약간의 고찰, 연세대 법학연구
김 정 수	자동차손해배상 보장법 제3조 본문의 타인의 범위, 법원행정처, 1984
김 주 상	손해액 산정과 라이프니츠식 계산법, 사법연수원논집 3호
김 종 배	일실이익의 산출방법과 산정기준, 자동차사고로 인한 손해배상 하, 법 운행정치, 1984
김 용 세	
박 광 섭	업무상과실치사상죄의 피해자 측면에 관한 연구, 한국 피해자학회 4권, 1996
안 성 화	교통사고의 법적 책임, 단국대 법학연구, 1991
오 행 남	자기를 위하여 자동차를 운행하는 자의 의의 및 범위, 법원행정처, 1984
유 원 규	근친개호로 인한 손해배상, 민사판례연구9, 1987
이 은 영	자동차 운행자의 민사책임, 경제법, 상사법논집, 박영사, 1989
이 호 제	교통사고특례법 제4조 1항 위헌 여부, 고시계, 1998
조 상 재	교통사고에서 신뢰의 원칙 적용재산사례해석, 한국 비교형 사법학회 4권 1호
전 상 석	
우 덕 성	개호비 상당성에 관한 연구, 자동차보험 개선 장안 심포지엄자료, 1991. 11. 27
정 인 희	맥브라이드 노동능력 상실 평가에 관견, 한국 배상학회논문집, 1992

〈각 종 단 체〉

▲보건복지부 (www.mohw.go.kr)
△129　　△보건의료정책

▲한국소비자원 (www.kca.go.kr)
△02) 3460-3000

△의료 관련 법률 조원

▲소비자 시민모임(소시모) (http//www.cacpk.org)
△02)739-3441

△의료사고 상담

▲YMCA 시민 중계실 (http//consumer.ymca.or.kr)
△02)733-3181

△법률상담

▲국민보험심사평가원 (http//www.hire.or.kr)
△02)705-6114

△의료서비스 과다청구, 허위창고 신고상담

▲국민건강보험공간 (http//www.nhic.or.kr)
△진찰 내용 조회서비스, 민원상담

▲교통사고피해자구호센터 (www.auto95.org)
△보험소비자연맹운영, 사고처리정보, 가해자 처벌, 피해자보장 판례

▲대한교통사고감정원 (www.carsago119.co.kr)
△법원등록감정원, 과학적 사고분석 재현, 교통사고시뮬레이션 분석감정

▲교통사고조사기술원 (www.accident.co.kr)
△교통사고분석감정, 쟁점별 진상규명, 사고처리 요령 등

▲도로교통안전관리공단 (www.koroad.or.kr)
△도로교통안전에 관한 교육과 기술연구

차 례

제1장 의료사고 일반에 관하여 ············· 26
제1절 의료과오, 의료사고, 의료소송이란 무엇인가? ············· 27
1. 의의 ············· 27
   (1) 의료행위 ············· 27
   (2) 의료사고 ············· 28
   (3) 의료과오 ············· 29
   (4) 의료분쟁, 의료소송 ············· 29
2. 특징 ············· 38
   (1) 의료행위의 특징 ············· 38
   (2) 의료과오의 특징 ············· 39
   (3) 의료분쟁, 의료소송의 특징 ············· 39

제2절 의료사고 발생 시 일반적 대처방법 ············· 39
1. 환자 측 ············· 39
   (1) 섣부른 감정적 대응을 자제하라 ············· 39
   (2) 전문가를 찾아가라 ············· 40
   (3) 진료기록을 확보하는 데에 온 힘을 다하여라 ············· 41
2. 의사 측 ············· 42
   (1) 과실이 인정되면 원만한 합의를 위해 노력해라 ············· 42
   (2) 함부로 진료기록에 손을 대지 마라 ············· 42
   (3) 역시 전문가를 찾아가라 ············· 43
   (4) 환자의 폭력행사 시 적극적으로 대처하라 ············· 43

제3절 의사와 환자의 법적 지위 ······ 44
1. 의사와 환자의 의료계약상 법률관계 ······ 44
(1) 의료계약의 의의 ······ 44
(2) 법적 성질 ······ 44
(3) 계약상 의사의 의무 ······ 45
(4) 계약상 환자의 의무 ······ 47
(5) 의무위반 시의 효과 ······ 48
2. 의사의 법률상 의무 ······ 49
(1) 형법상 의무 ······ 49
(2) 의료법상 의무 ······ 50
① 진료의무 ······ 50
② 진단서 작성, 교부의무 ······ 50
③ 비밀준수 ······ 51
④ 기타의무 ······ 51
3. 의사의 설명의무 ······ 52
(1) 의의 및 기능 ······ 52
(2) 법적 성질 ······ 52
(3) 설명의 범위 ······ 53
(4) 설명의 형식 ······ 54
(5) 환자의 동의 ······ 55
(6) 설명의무의 위반 효과 ······ 56
(7) 설명의무의 면제 ······ 57

제2장 의료사고와 민사소송

제1절 민사상 손해배상의 전체 체계 58

   1. 개관 58

   2. 민사상 손해배상책임의 성립요건(민법 제750조 위주로) 59

      (1) 의사의 과실 59

      (2) 손해의 발생 59

      (3) 인과관계 60

   3. 사용자 책임과 이행보조자 책임 (38) 60

   4. 전원 책임과 공동불법 행위 책임 (39) 61

제2절 손해배상의 내용 62

   1. 손해의 의의 및 종류 62

      (1) 재산적 손해 62

      (2) 정신적 손해 63

   2. 의료 사고때문인 사망에 대한 손해의 산정방법 63

      (1) 적극 손해 63

      (2) 소극 손해 64

      (3) 위자료 74

      (4) 신체장애 등급과 노동능력 상실률 74

   3. 의료사고에 따른 손해배상 82

      (1) 의료사고로 말미암은 전체 손해액의 확정 82

      (2) 치료비 개호비 장례 등(적극적 손해) 82

   4. 의료사고로 상해를 입으면 손해배상액의 산정 84

      (1) 치료비, 개호비(가정병간호비) 84

      (2) 일실수익 86

      (3) 위자료 87

5. 손익 상계 ··· 87
(1) 의의 ··· 87
(2) 대상 ··· 87
6. 과실 상계 ··· 88
(1) 의의 ··· 88
(2) 피해자의 과실 ·· 88
(3) 법원의 판단 ·· 88
7. 구체적 실례 ··· 89

제3절 소송에 의하지 않는 민사 분쟁 해결방법 ·················· 112
1. 합의(화해) ·· 113
2. 조정 ·· 113
(1) 조정의 의의 ·· 113
(2) 법원에 의한 조정 ··· 115
(3) 의료심사위원회의 조정 ·· 116
(4) 한국소비자보호원의 조정 ··· 116

제4절 민사소송 제기 시, 알아두어야 할 점 ························ 117
1. 주의점 ··· 117
2. 진행과정에 따른 소송서류 작성하기 ······························ 117
(1) 환자 측 ··· 117
(2) 의사 측 ··· 118
3. 입증활동의 문제 ··· 118

(1) 증명책임의 의의 ·· 118

　　(2) 증명책임의 완화 ·· 119

　　(3) 입증방해의 문제 ·· 119

　4. 사실오인 주장에 대하여 (91) ·· 120

제3장 의료사고와 형사소송 ·· 121
제1절 형사책임의 전체 체계 ·· 121
　1. 개관 ·· 121

　2. 업무상 과실치사상죄 ·· 121

　3. 기타 의료법상의 형사책임 ··· 122

제2절 형사소송 제기 시, 알아두어야 할 점 ······················· 123
　1. 주의점 ·· 123

　2. 형사 절차의 진행과정 ·· 124

　(1) 수사단계 ··· 124

　(2) 공판단계 ··· 125

　(3) 항소와 상고 ·· 126

제4장 의료배상책임보험제도 ··· 127
제1절 의료배상책임 보험제도의 개념(99) ·························· 127
　1.의의 (99) ·· 127

　2. 의료배상 보험제도의 등장배경과 현황 (99) ·················· 127

제2절 의료배상 책임과 내용 (102) ·· 130

    1. 보상하는 손해 ··· 130

    2. 보상하지 않는 손해 ··· 130

    3. 보상하는 범위 ··· 130

    4. 보고연장담보기간 ··· 131

    5. 보상한도액의 설정 ··· 132

    6. 자기부담금 설정 ··· 133

    7. 의사와 병원 배상 책임보험의 보험료 산출 시 주요 고려 요소 ····· 133

제3절 의료배상 책임 보험제도 개선 방안 ·································· 134

    1. 문제점 ·· 134

    2. 개선방안 ·· 134

제4절 구체적 사고사례로 살펴본 의료배상 책임보험 ·············· 135
    (치과관련 사고를 중심으로)

    1. 비투팩스 약제 사고건 ·· 135

    2. 설명의무 위반권 ·· 136

    3. 보철물 관련건 ··· 138

    4. 사망사고건 ·· 139

    5. 면책권 ·· 140

    6. 보철물이 기관지로 넘어간 건 ······································· 141

    7. 기관지와 폐 사이에 치아가 넘어간 건 ························· 142

제5장 구체적 판례로 살펴본 의료사고 ······ 144
제1절 산부인과 ······ 144
1. 대법원 판결 2003.11.27.2001다2013 ······ 144
2. 대법원 판결 2003.1.24.2002다4822 ······ 146
3. 대법원 판결 1999.6.11. 선고 98다22057 ······ 150
4. 대법원 판결 19996.10.17.96이다 10449 ······ 152
5. 서울 민사재판 1996.9.18. ······ 154
6. 대법원 판결 1995. 12. 5. 94 다 57701 ······ 156
7. 서울민사지방법원 1994.8.24 93가합 80648 ······ 158
8. 전주지법 2012.8.29 선고 2012나 2821, 판결 ······ 159
9. 대법원 판결 1992.4.14.91다 36710 ······ 160
10. 대법원 판결 1984.7.10 84다카466 ······ 162
11. 서울지방법원 97가합 49331 견갑 난산 판례 ······ 164
12. 대법원 2015.10.29. 선고. 2013다 89662 판결 ······ 164

제2절 신경외과
1. 대법원 2004.10.28. 선고 2002다 4518 판결 ······ 166
2. 대법원 2003.11.27. 선고 2001다20127 판결 ······ 169
3. 대법원 2002.5.28. 선고 2000다46511 판결 ······ 172
4. 대법원 1995.3.10. 선고 94다 39567 판결 ······ 173
5. 대법원 1983.11.22. 선고 83다카1350 판결 ······ 176
6. 부산고등법원. 당직의사 주의의무 강조 판결 ······ 177

제3절 성형외과

    1. 대법원 2002.10.25. 선고 2002다48443 판결 ························ 178

    2. 서울중앙지방법원 2012.2.27. 선고 2011가단247776 판결 확정 ······· 180

    3. 대법원 1994.12.27. 선고 94다 35022 판결 ························ 182

    4. 대법원 1987.4.28. 선고 86다카1136 판결 ························· 183

제4절 정형외과

    1. 대법원 1996.6.25. 선고 94다 13046 판결 ························· 185

    2. 대법원 1993.7.27. 선고 92다 15031 판결 ························· 187

    3. 대법원 1994.1.26. 선고 92다 4871 판결 ·························· 189

제5절 흉부외과

    1. 대법원 1995.1.20. 선고 94다 3421 판결 ·························· 190

    2. 대법원 1994.4.15. 선고 93다 60953 판결 ························· 194

제6절 신경정신과

    1. 대법원 2002.8.27. 선고 2001다19486 판결 ······················· 196

    2. 대법원 1993.9.14. 선고 93다21552 판결 ·························· 198

    3. 대법원 1991.5.10. 선고 91다5396 판결 ··························· 199

제7절 마취과

    1. 대법원 2001.3.22. 선고 99다 84221 판결 ························· 200

    2. 서울민사지법 1990.2.1. 선고 88가합44525 제11부 판결 항소 ······· 203

3. 대법원 1989.7.11. 선고 88카262 46 판결 ·········· 203
　　4. 마취 전 주의의무 관련 판례 ·········· 203
　　의료사고에서 피해자의 인과관계에 관한 증명 책임을 완화하는 사례 ···· 203
　　4-1. 마취시술 상의 주의의무 관련 판례 ·········· 204
　　4-2. 마취 후 주의의무 관련 사례 ·········· 204
　　4-3. 설명의 의무 관련 판례 ·········· 205
　　4-4. 형사책임 관련 판례 ·········· 205
　　5. 대법원 1998.11.2 4. 선고 98다32045 (정형외과 포함) ·········· 205
　　6. 대법원 1990.6.26. 선고 89다카7730 판결 ·········· 207

제8절 내과 ·········· 209
　　1. 대법원 1999.2.12. 선고 98다10472 ·········· 209
　　2. 대법원 2015.10.29. 선고 2014다 2287 판결 ·········· 211
　　3. 서울 민사재판 1999.2.3. 선고 97가합7863 판결 ·········· 211
　　4. 대법원 1997.5.9. 선고 97다1815 판결 ·········· 213
　　5. 서울민사지방법원 1990.2.1. 선고 88가합44525 판결 ·········· 215
　　6. 서울고등법원 2006나77953 판결 ·········· 216

제9절 소아과 ·········· 217
　　1. 서울민사지방법원 1999.1.13 선고 97가합57042 판결 ·········· 217
　　2. 서울민사지방법원 1993.2.5. 선고 90가합93452 판결 ·········· 220

제10절 안과 ········ 221
1. 대법원 1999.9.30. 선고 99다 10479 판결 ········ 221
2. 대법원 1997.7.22. 선고 95다 49608 판결 ········ 224
3. 서울중앙지법 2006.7.26. 선고 2005가합 29820판결 ········ 226
〈손해방상(의)〉 항소 [각공 2006.10.10(38)2057]

제11절 치과 ········ 241
1. 대법원 1998.9.4. 선고 96다11440 판결 ········ 241
   의료법 위반교사 의료법 위반 ········ 242
   (대전지법 2015.5.28 선고 2014노3568 판결 확정) ········ 242
2. 대전지법 2015.5.28 선고 2014노3568 판결 확정 ········ 243
3. 대법원 2009.9.24. 선고 2009도 1337 의료법 위반 ········ 247
   (춘천지방법원 2009.1.30. 선고 2008도 511 판결)

제12절 약사 관련 ········ 248
1. 서울지법 2002.1.11. 선고 2001다27449 판결 ········ 248
2. 사기·약사법 위반 [대법원 2014.6.26 선고, 2013도 13673, 판결] ········ 252

제13절 기타 ········ 260
1. 대법원 2005.6.24. 선고 2005다 16713 판결 (응급처치와 전원) ········ 260
2. 대법원 2005.4.29. 선고 2004다 64067 판결 ········ 262
   (보건소의 결핵약 설명의무)
3. 대법원 1997.2.13. 선고 96다7854 판결 ········ 265
   (수혈 때문인 에이즈 감염)
4. 서울 민사재판 1997.9.3. 선고 97가합12858 판결 ········ 270
   (에이즈 환자에 대한 보건소의 의무)

「형사판례」

1. 대법원 2003.8.19. 선고 2001도 3667 판결 – 업무상 과실치사 …… 272
2. 대법원 2003.1.10. 선고 2001도 3292 판결 – 업무상 과실치상 …… 274
3. 대법원 2000.1.28. 선고 99도 2884 판결 – 상습 사기 …………… 276
4. 대법원 2000.1.14. 선고 99도 3621 판결 – 업무상 과실치사 …… 278
5. 대법원 1999.12.10. 선고 99도 3711 판결 – 업무상 과실치상 …… 279
6. 서울지법 남부지원 1998.5.15. 선고 98고항 9 판결 – 살인 ……… 281
7. 대법원 1991.2.21.90도 선고 2547 판결 – 업무상 과실치사 …… 284
8. 의료법 위반 (대구지법 2015. 9. 25. 선고 2014노4356 판결상고) …… 285
9. 의료법 위반 (대법원 2013.4.11. 선고 2011도 14690 판결) …… 286
   의료법 위반 (대법원 2013.4.11. 선고 2010도 1388 판결)
10. 대법원 1984.6.12. 선고 82도 3199 판결 – 업무상 과실치사 …… 286
11. 의료법 위반, 업무상 과실치사 (대법원 2013.12.12 선고) ……… 288

형사

「대법원 204.2.27. 선고 2011도 48 판결」 ……………………………… 288

제6장

의료사고와 관련한 각종 통계자료 ……………………………………… 298
　1. 의료사고 시민연합, 의료소비자 시민 연대 통계자료 ………… 300

    2. 조정에 의한 의료 분쟁해결 상황 ··· 301

    3. 소송에 의한 의료 분쟁해결 현황 ··· 307

    4. 대학병원의 의료사고 ··· 309

    5. 한국소비자보호원 조사 종합병원의 의료분쟁 처리 실태 ············ 310

제7장 응급의료관리 ··· 314

제1절 응급의료관리 ··· 314

    1. 목적 ··· 314

    2. 응급의료 관리란? ··· 314

    ⑴ 응급증상 ··· 314

    ⑵ 응급증상에 준하는 증상 ·· 315

    ⑶ 응급환자에 대한 응급의료 등 ··· 315

    ⑷ 응급의료에 관한 법률 ··· 316

제2절 응급의료에 관한 법률 ··· 317

    제1장 총칙 ··· 317

    제2장 국민의 권리와 의무 〈개정 2011.8.4〉 ································ 318

    제3장 응급의료종사자의 권리와 의무 〈개정 2011.8.4〉 ··············· 319

    제4장 국가 및 지방자치단체의 책임 ·· 321

    제5장 재정 〈개정 2011.8.4〉 ·· 330

    제6장 응급의료기관 등 〈개정 2011.8.4〉 ···································· 334

    제7장 응급구조사 〈개정 2011.8.4〉 ·· 341

    제8장 응급환자 이송 등〈개정 2011.8.4〉 ··································· 345

제9장 보칙 〈개정 2011.8.4〉 ·········· 353

제10장 벌칙 〈개정 2011.8.4〉 ·········· 356

부칙 〈법률 제6147호. 2000.1.11〉

부칙 〈법률 제6627호. 2002.1.26〉부칙 〈법률 제6677호.2002.3.25〉

부칙 〈법률 제7428호. 2005.3.31〉

부칙 〈법률 제7449호. 2005.3.31〉

부칙 〈법률 제7545호. 2005.5.31〉 (도로교통법)

부칙 〈법률 제8366호, 2007.4.11〉 (의료법)

부칙 〈법률 제8648호. 2007.10.17〉

부칙 〈법률 제8852호. 2008.2.29〉 (정부조직법)

부칙 〈법률 제8852호. 2008.6.13〉

부칙 〈법률 제9305호. 2008.12.31〉

부칙 〈법률 제9305호. 2009.1.30〉 (의료법)

부칙 〈법률 제9780호. 2009.6.9〉 (항공법)

부칙 〈법률 제9932호. 2010.1018〉 (정부조직법)

부칙 〈법률 제10219호. 2010.3.32〉 (지방세 기본법)

부칙 〈법률 제10442호. 2011.3.8〉 (119 구조, 구급에 관한 법률)

부칙 〈법률 제11004호. 2011.8.4〉

부칙 〈법률 제11024.2011.8.4〉 (선원법)

부칙 〈법률 제11247.2012.2.1〉 (공공보건의료에 관한 법률)

부칙 〈법률 제11403.2012.3.21〉 (119 구조, 구급에 관한 법률)

부칙 〈법률 제11422호. 2012.5.14〉

부칙〈법률 제11476호, 2012.6.1〉(철도안전법)

부칙〈법률 제11690호, 2013.3.23〉(정부조직법)

부칙〈법률 제11859호, 2013.6.4〉

부칙〈법률 제11998호, 2013.8.6〉(지방세의 수입금의 징수 등에 관한 법률)

부칙〈법률 제12448호, 2014.3.18〉

부칙〈법률 제12844호, 2014.11.19〉(정부조직법)

부칙〈법률 제13106호, 2015.1.28〉

부칙〈법률 제13367호, 2015.6.22〉(한국보건의료인국가시험 원법)

2. 응급의료에 관한 법률 시행령 ······ 371

부칙〈대통령령 제17883호, 2003.1.7〉

부칙〈대통령령 제18390호, 2004.5.24〉(소방방재청과 그 소속기관 직제)

부칙〈대통령령 제19493호, 2006.5.30〉(도로교통법 시행령)

부칙〈대통령령 제19513호, 2006.6.12〉(고위공무원단 인사규정)

부칙〈대통령령 제19806호, 2006.12.29〉(국가재정법 시행령)

부칙〈대통령령 제20679호, 2008.2.29〉(보건복지가족부와 그 소속기관 직제)

부칙〈대통령령 제20816호, 2008.6.11〉

부칙〈대통령령 제21095호, 2008.10.29〉

    (형의 집행 및 수용자의 처우에 관한 법률 시행령)

부칙〈대통령령 제21226호, 2008.12.31〉

부칙〈대통령령 제21882호, 2009.12.14〉(항만법 시행령)

부칙〈대통령령 제22075호, 2010.3.15〉(보건복지부와 그 소속기관 직제)

부칙〈대통령령 제23488호, 2012.1.6〉(민감정보 및 고유식별정보처리 근거

    마련을 위한 과세자료의 제출 및 관리에 관한 법률 시행령 등)

부칙 〈대통령령 제23755호, 2012.4.27〉 (대도시권 광역교통 관리에 관한 특별법 시행령)

부칙 〈대통령령 24019호, 2012.8.31〉 (국민건강보험 시행령)

부칙 〈대통령령 제25050호, 2013.12.30〉 (행정규제기본법 개정에 따른 규제 재검토 기한 설정을 위한 주택법 시행령 등 일부 개정령)부칙 〈대통령령 제25181호, 2014.2.18〉

부칙 〈대통령령 제25448호, 2014.7.7〉 (도시철도법 시행령)

부칙 〈대통령령 제25612호, 2014.9.18〉

부칙 〈대통령령 제25751호, 2014.11.17〉 (행정자치부와 그 소속기관 직제)

부칙 〈대통령령 제26444호, 2015.7.24〉

부칙 〈대통령령 제26742호, 2015.12.22〉
    (한국보건의료인국가시행권법 시행령)

부칙 〈대통령령 제26916호, 2016.1.19〉 (화재예방, 소방시설설치유지 및 안전관리에 관한 법률 시행령)

3. 응급의료에 관한 법률 시행규칙 ········· 395

부칙 〈보건복지부령 제239호, 2003.2.10〉

부칙 〈보건복지부령 제317호, 2005.6.8〉
    (전자적 민원처리를 위한 「공중위생관리법 시행규칙」 등 일부 개정령)

부칙 〈보건복지부령 제333호, 2005.10.17.
(전자적 민원처리를 위한 간호조무사 및 의료 위 사업자에 관한 규칙

등 일부 개정령〉

부칙 〈보건복지부령 제363호, 2006.7.3〉
　　　(행정정보의 공동이용 및 문서 감축을 위한 건강기능 식품에 관한
　　　법률 시행 규칙 등 일부 개정령)

부칙 〈보건복지부령 제440호, 2008.2.13〉
　　　(면허증과 자격증의 신속한 발급을 위한 의료법 시행규칙 등 개정령)

부칙 〈보건복지가족부령 제1호, 2008.3.3〉
　　　(보건복지가족부와 그 소속기관 직제시행규칙)

부칙 〈보건복지가족부령 제11호, 2008.4.11.〉 (의료법 시행규칙)

부칙 〈보건복지가족부령 제19호, 2008.6.13.〉

부칙 〈보건복지가족부령 제84호, 2008.12.31.〉
　　　(보건복지가족부와 그 소속기관 직제 시행규칙)

부칙 〈보건복지부령 제1호, 2010.3.19.〉
　　　(보건복지부와 그 소속기관 직제 시행규칙)

부칙 〈보건복지부령 제18호, 2010.9.1.〉
　　　(행정정보의 공동이용 및 문서감축을 위한 건강검진기본법
　　　시행규칙 등 일부 개정령)

부칙 〈보건복지부령 제114호, 2012.3.23.〉

부칙 〈보건복지부령 제135호, 2012.6.29.〉

부칙 〈보건복지부령 제148호, 2012.8.3.〉

부칙 〈보건복지부령 제157호, 2012.8.31.〉 (국민건강보험법 시행규칙)

부칙 〈보건복지부령 제169호, 2012.11.15.〉

부칙 〈보건복지부령 제183호, 2013.2.28.〉

부칙 〈보건복지부령 제228호, 2013.12.31.〉

  (행정규제기본법 개정에 따른 규제 재검토기한 설정을 위한 감염병의 예방 및 관리에 관한 법률 시행규칙 등 일부 개정령)

부칙 〈보건복지부령 제237호, 2014.5.1.〉

부칙 〈보건복지부령 제254호, 2014.8.6.〉

  (개인정보 보호를 위한 국민연금법 시행규칙 등 일부 개정령)

부칙 〈보건복지부령 제269호, 2014.11.19.〉 (의료급여법 시행규칙)

부칙 〈보건복지부령 제283호, 2015.1.5.〉

  (규제 재검토기한 설정 등 규제정비를 위한 감염병의 예방 및 관리에 관한 법률 시행규칙 등 일부 개정령)

부칙 〈보건복지부령 제292호, 2015.1.8.〉

부칙 〈보건복지부령 제346호, 2015.8.19.〉

부칙 〈보건복지부령 제374호, 2015.12.18.〉

부칙 〈보건복지부령 제388호, 2015.12.31.〉

  (개인정보 보호를 위한 공중보건 장학을 위한 특례법 시행규칙 등 일

의료사고해법과 예방

제1장 의료사고 일반에 관하여 / 26

제2장 의료사고와 민사소송 / 58

제3장 의료사고와 형사소송 / 121

제4장 의료배상책임보험제도 / 127

제5장 구체적 판례로 살펴본 의료사고 / 144

제6장 의료사고와 관련한 각종 통계자료 / 298

제7장 응급의료관리 / 314

제1장
의료사고(醫療事故) 일반(一般)에 관(關)하여

환자로서는 일단 치료 도중 예기치 못한 사고가 발생하면 전문적인 진료 내용에 대한 지식이 부족하고 의료사고에 대한 증거 수집이 어려워 아예 이에 대해 다툴 생각을 하지 못하는 경우가 있다. 따라서 어떠한 점이 문제인지 밝히지도 못한 채 병원과 불합리하게 합의를 하거나 억울한 신체상 정신상의 손해를 아예 배상받지 못하는 일이 종종 발생한다. 그리고 결국 생각해 내는 것이 병원 건물 앞에서 자신의 억울함을 호소하는 시위를 한다든가 급기야는 병원 측에 폭력을 행사함으로써 분풀이를 하는 극단적인 해결 방법을 택하는 것이다.

또한, 의사로서는 일단 진료 도중 환자가 예상치 못한 상태에 이르게 되면 이를 무조건 의료사고로 몰아붙여 의사를 범죄자 취급하고 심지어는 폭행 행위를 일삼는 환자와 보호자 앞에서 속수무책이 되기 쉽다. 그래서 자신의 잘못과 무관하더라도 병원의 이미지나 자신의 의사로서의 명예를 생각하여 성급히 합의를 해주거나 무리한 피해자의 요구를 들어주는 억울한 일이 생길 수 있다.

이렇게 볼 때 의료사고와 이에 대한 법률적 해결 방법을 정확하게 알아보는 것은 환자의 입장이나 의사로서 모두 필요한 일이라고 하지 않을 수 없다.

따라서 이하에서는 의료사고의 실제적 해결 방법을 알기 위한 기초 지식으로 과연 의료행위와 의료과오, 의료사고 및 의료소송의 의미가 무엇이며, 의사와 환자가 법적으로는 어떠한 지위에 있는 것인지를 간단하게 살펴보도록 한다.

제1절
의료사고(醫療事故), 의료과오(醫療過誤), 의료소송(醫療訴訟)이란 무엇인가?

1. 의의(意義)

(1) 의료행위(醫療行爲)

① 의료사고와 관련된 개념을 살펴보기 위하여 알아둘 가장 기본적인 개념은 무엇이 의료행위인가 하는 점이다.

의료행위의 의의에 대하여 의사법 제12조는 '의료인이 행하는 의료, 조산, 간호 등 의료기술의 시행' 이라고 한다. 판례는 그 내용을 조금 더 구체적으로 서술하여 '의료인이 의학의 전문적 지식을 기초로 하여 경험과 기능으로써 진찰, 검안, 투약 또는 외과수술 등 질병의 예방이나 치료행위를 하는 것' 으로 정의하고 있다.[1] 그러나 의료행위의 실질적 내용은 의학 및 의료기술의 발달과 사회의 일반적인 시각에 따라 변화할 수 있다. 과거에 우리 대법원은 성형수술이 질병의 예방 또는 치료행위가 아니므로 의학상 의료행위에 속하지 않는다고 하였으나, 지금은 코 높이기 등 성형수술도 의료행위에 해당한다고 판시[2]한 점을 비추어 보면 이를 알 수 있다.

② 의료행위라 함은 의학적 전문지식을 기초로 하는 경험과 기능으로 진료, 검안, 처방, 투약 또는 외과적 시술을 시행하여 하는 질병의 예방 또는 치료행위 및 그밖에 의

---

[1] 대법원 1972.3.28 선고, 72도 342 판결.
[2] 대법원 1974.2.26. 선고, 74도1114 판결.

료인이 행하지 아니하면 보건위생상 위해가 생길 우려가 있는 행위를 의미한다(대법원 2004.10.28. 선고 2004도3405 판결 등 참조)

③ 의료법 제 17조 제1항 본문은 의료법에 종사하고 직접 진찰한 의사가 아니면 처방전을 작성하여 환자 등에게 교부하지 못한다고 규정하면서 제 89조에서는 위 조항 본문을 위반한 자를 처벌하고 있을 뿐, 위와 같이 작성된 처방전을 교부받은 상대방을 처벌하는 규정이 따로 없는 점에 비추어, 위와 같이 작성된 처방전을 교부받은자에 대하여는 공범에 관한 형법총칙 규정이 적용될 수 없다고 보아야 한다(대법원2011.10.13 선고 2011도6287 판결 참조)

④ 의료법 제 27조 제1항에서 말하는 '의료행위' 라 함은 의학적 전문지식을 기초로 하는 경험과 기능으로 진찰, 검안, 처방, 투약 또는 외과적 시술을 시행하여 하는 질병의 예방 또는 치료행위 및 그 밖에 의료인이 행하지 아니하면 보건위생상 위해가 생길 우려가 있는 행위를 의미한다(대법원 2009.10.15. 선고 2006도6870 판결 등 참조).

(2) 의료사고(醫療事故)

의료사고란, 의료 기관에서 환자를 피해자로 하여 진단, 검사, 치료 등 의료의 전 과정에서 발생하는 인신사고 일체를 포괄하는 개념이다.[3] 반드시 치료 과정에 발생한 사고만을 의미하는 것이 아니라 개인병원에서 아이가 뒤바뀐 경우[4]나 정신병자가 병실을 탈출하다가 떨어져 사망하는 경우[5] 등 병원의 관리 체계의 문제로 일어나는 일체의 사고를 포함한다. 그러나 의료사고가 있다고 하여 항상 의료과오가 있는 것은 아니다.

---

[3] 신현호, 의료소송총론, 육법사, 1997, 31면
[4] 서울지법 1996.9.18, 94가합101443
[5] 대판 1993.9.14, 93다21552
[6] 신현호, 위의 책, 33면
[7] 여기에 고의에 의한 의료행위를 포함하는 견해도 있으나 고의에 의한 신체침해 행위는 그 자체로 이미 의료행위가 될 수 없다고 할 것이다.

(3) 의료과오(醫療過誤)

의료과오란 의사가 환자를 진료하면서 당연히 기울여야 할 업무상 요구되는 주의의무를 게을리하여 사망, 상해, 치료지연 등 환자의 생명, 신체의 완전성을 침해한 결과를 일으키게 되었으면 의사의 주의의무 위반에 대한 비난 가능성을 말한다.[6] 즉, 의사가 자신의 의료업무상 필요한 주의의무를 위반하여 발생하였을 때만이 의료과오 때문인 의료사고가 되는 것이다.[7]

1. 민법 제166조(소멸시효의 기산점)

민법 제167조 (소멸시효의 소급효)

①소멸시효는 권리를 행사할 수 있을때부터 진행한다.

②부작위를 목적으로 하는 채권의 소멸시효는 위반행위를 한 때부터 진행한다.

③소멸시효는 객관적으로 권리가 발생하며 그 권리를 행사할 수 있는 때부터 진행하고, 그 권리를 행사할 수 없는 동안만은 진행하지 아니한다.(대판2003두5686, 대판93다 3622, 대판2002다64957호)

2. 소멸시효의 기산과 변론주의의 적용(대판94다35886)

3. 의사의 치료비 채권의 소멸시효 기산 전(개개 진료행위의 종료시)

   (대판2001다52568)

4. 보험청구권의 쇼멸시효의 기산점(대판2000다31168, 대판2004다19104)

(4) 의료분쟁(醫療分爭)·의료소송(醫療訴訟)

의료사고가 발생하여 이에 대해 의사 측과 환자 측이 다투게 되는데 이러한 일체의 다툼을 의료분쟁이라고 한다. 즉, 이 개념은 반드시 의사에게 과실이 있을 것을 요구하는 것도 아니며, 반드시 재판이라는 절차를 통하는 경우만을 뜻하는 것도 아니다.
그리고 의료분쟁 중에서 특히 소송이라는 수단을 이용하는 경우를 의료소송이라고 하게 된다.

오진과 의사의 고의, 과실에 관하여

진단은 의료의 시발 행위로써 사진, 문진, 청진, 타진, 촉진 및 각종검사 또는 시험의 성적을 종합하여 그 병상의 성상을 판단하는 것을 말하는바 진단의 정확성은 진료의 성공 관건이다. 의사의 진단이 객관적인 질환의 실체와 합치하는 것이 이상적이겠으나 아무리 의술과 의료기기가 발달한다 하더라도 인체의 불가예측성으로 오진의 완전한 배제는 현실적으로 가능하지가 않다. 의학적으로 오진이라 하여 법률적으로 바로 과실이 인정되는 것이 아니고, 의사가 진단 시 평균적 주의를 다 하였느냐, 즉 일반의학 상식을 기준으로 하여 그러한 병환을 조기에 발견하는 것이 객관적으로 가능한가 아닌가를 고려하여야 할 것이다. 대체로 병이 조기에 해당할 때, 환자의 협력부족 경우, 진단이 곤란한 질병은 및 응급환자면 오진한 의사에게 과실을 인정하기 어려울 것이다.

가. 어쩔 수 없는 오인

병이 초기에 해당할 때 어떤 질병 (특히 감염증 또는 염증)을 막론하고 초기에는 잠복기 무증상기가 있으므로 이시기에 진찰 또는 검사는 질병진단에 도움이 되지 못한다.
환자의 협력 부족 환자로부터 현재의 병에 관한 적절한 정보를 얻지 못한다면 아무리 명의라도 진단은 곤란한 것이다. 특히 문진이 질병진단에 결정적인 역할을 하는 경우

---

8) 조희종, 의료과오소송, 법원사, 1996, 39면

환자가 부지중 또는 고의로 협력하지 않으면 오진을 범하지 않을 수 없을 것이다.

○ 진단이 곤란한 질병 감별진단을 해야 하는 질병이 많은 경우 특히 임상병리 검사(혈액, 조직, 수액, 뇨, 분 등)를 실시하였음에도 감별이 곤란한 경우

○ 응급환자면 생명의 위협에 직면한 환자를 일일이 검사하여 그 결과를 기다려서 치료할 시간적인 여유가 없는 경우

○ 질병 응급환자면 생명의 위험에 직면한 환자를 일일이 검사하여 그 결과를 기다려서 치료할 시간적인 여유가 없는 경우 본질에서 매우 희귀한 질병이거나 기형 또는 특이체질이면 ○ 다른 질병과 병합된 경우

○ 진료장소의 특수성

나. 과실 인정하는 오진

과실이 인정되는 오진은 어떤 임상적인 증상이 있을 때 그 증상적 사실만을 믿고 이를 확인(검사를 통한)치 않으므로 야기된 오진, 예를 들어 족부를 타박 당한 환자는 임상적 진찰만으로 좌상으로 치료하였으나 후일에 골절임이 판명된 경우 등에 있어서도 의사의 태만 즉 부주의, 주의 의무(특히 예견의)를 소홀히 한 것 때문에 야기된 오진인 경우는 과실로 인정되는 것이다.

오진(誤診)대처법

1) 오진은 왜 생기는가?

서울대학병원에서의 오진 원인은 50% 이상이 진료기록의 불충분에 있다고 했다. 쉽게 말해 환자 측에 문제가 있다는 얘기. 그럼 history만 충분하면 오진이 없다는 말인가? 물론 오진의 책임이 환자에게도 잇지만, 지나치기로 하자. 오진의 종류에도 여러 가지

의료사고 발생 시 분쟁해결의 과정

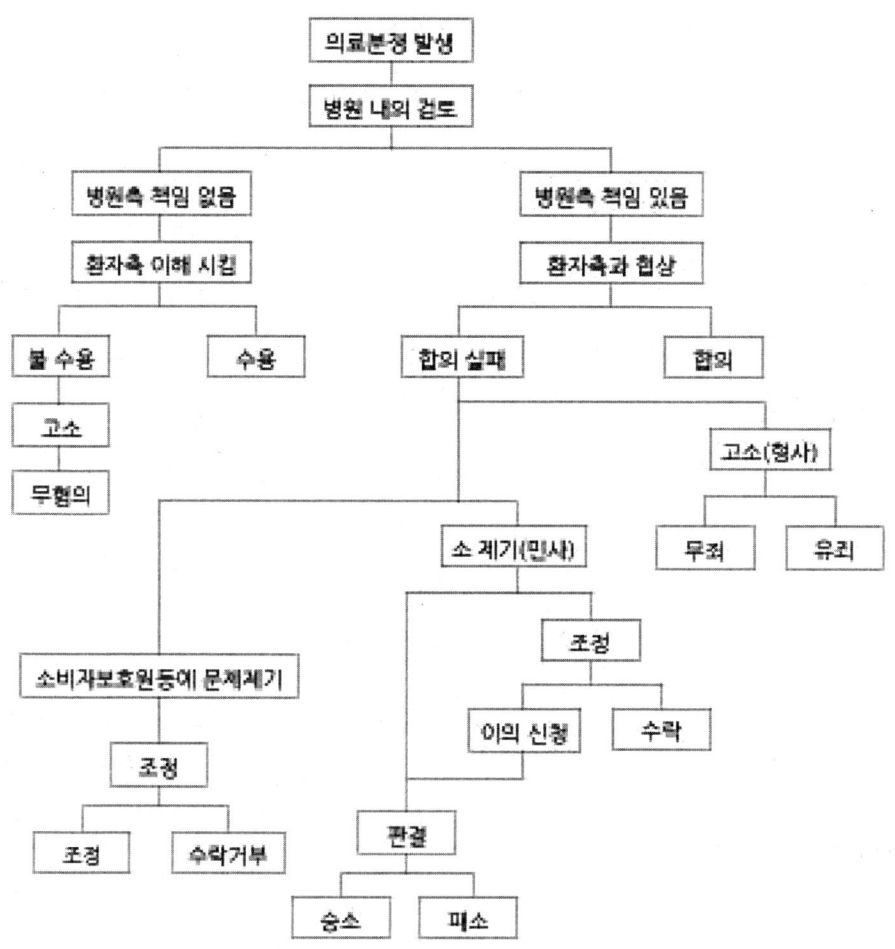

의료사고 발생 시 분쟁해결의 과정

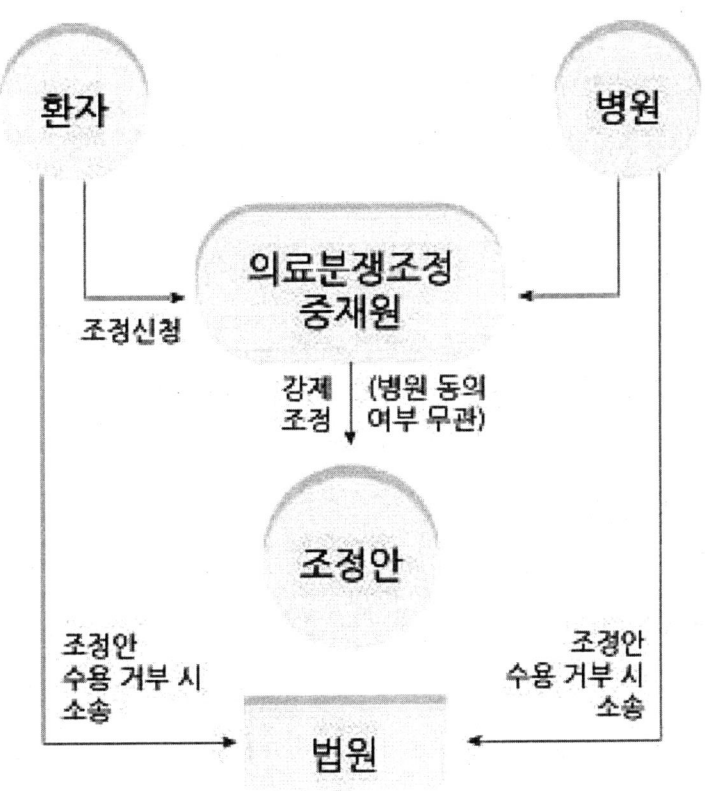

가 있다.

첫째, 장기의 진단이 틀리는 경우.

따지고 보면 어처구니없는 일이지만, 실제로 종종 있는 일이다. 예컨대 폐렴인데 충수염 (맹장염) 수술을 하는 경우가 그것. 왜냐하면, 특히 어린이들에게는 우측 폐렴으로 맹장부위가 아플 때가 가끔 있기 때문이다.

둘째, 장기는 맞았지만 병명을 오진하는 경우

예컨대 만성 신염으로 진단했는데 시체 해부 결과 만성 신우신염으로 판명되는 경우가 그것이다.

셋째가 악성 종양

이른바 암의 경우에도 X-ray 판독 소견이나 임상증세는 위암으로 나타났는데 시체 해부 결과는 원발소原發巢가 간에 있는 경우이다.

2) 의료사고 대처법

의료사고 대처 8가지

1. 의료사고 전문 변호사와 상의하라
2. 병원 옮길 때는 의사 추천이 아닌 환자 스스로 결정
3. 사인을 밝히기 위해서 부검을 꼭 해야 한다.
4. 담당의사에게 설명을 요구하라
5. 환자의 의무기록을 확보하라
6. 신중한 합의를 해라

---

9) 의료소비자 시민연대의 홈페이지 주소는 www.medioseo.or.kr, 전화번호는 02-525-7233번이다.
10) 의료사고연합가족회의 홈페이지 주소는 www.malpractice.co.kr , 전화번호는 02-3462~4043번이다.

7. 사고 경위서를 작성하라

8. 소멸시효에 주의하라

오진 판례
(1) 대법원 1973. 1. 30 선고 72다 2319 판결
오진과 사망 간과 인과관계가 없고 또 오진이 일반의학 상식으로 예측하기 곤란한 경우에는 의사에게 과실을 인정하기 어렵고 오진이라 하여 반드시 의사에게 과실이 있다고 할 수 없다. 일반적으로 의사가 오진하였다 하여 바로 고의나 과실이 있다고는 할 수 있는 것이 아니고 고의나 과실 때문에 오진하였다는 사실에 관한 증명이 있어야 한다. 오진이라 하여 반드시 의사에게 과실이 있다고는 할 수 없다.

(2) 대법원 1980. 3. 25 선고 79다 2280 판결
복부에 촉수진단으로 달걀크기의 종양을 위 종양이나 위궤양으로 진단하여 개복수술 결과 대장 장결핵성 림프절염의 질환으로 판명된 것은 비록 오진하였다 하여도 과실이라 볼 수 없다.

(3) 대법원 1989. 7. 11 선고 88다카26246
교통사고환자에서 방사선상의 우측두부 선상골절을 발견하지 못하여 뇌실내출혈로 사망한 것은 의사의 과실이다.

(4) 대법원 1989. 9. 8. 선고 86다카2095 판결
장기출혈을 확인하는 방법은 개복수술밖에 없고 환자를 수술할 것인지 관망할 것인지는 의사의 재량에 속한다. 장기출혈의 정도를 확인하는 방법으로는 개복 수술밖에 없었고 환자의 경과가 수술할 수도 있고 관망할 수도 있는 상태였다. 의사가 수술하지 않고 관망하던 중 환자가 그 이튿날 간 손상에 의한 복강 내 출혈 때문인 쇼크로 사망하게 되었다면 사후에 혹시 수술하였더라면 살릴 수 있을지 모르겠다는 판단이 일어났다고 하더라도 그때의 처치는 의사로서 선택할 수 있는 재량에 속하는 행위 혹은 보통의 사로서 피하기 어려운 오진의 범위에 속하는 것이 아니고 손해배상책임을 져야 할 행위라고 할 수 없다.

(5) 대법원 1987. 9. 29 선고 86다카2780 판결

비록 의사가 오진하였다 하더라도 오진과 환자의 사망 사이와 상당한 인과관계가 없으면 책임을 물을 수 없다. 오진에 대한 의사의 과실을 인정한 다음 종합병원으로 전원조치 하였고 의사가 위 환자를 치료하는 동안 계속 항생제 등의 투여를 하였음으로 뇌기저부 복잡골절 등을 조기 진단했더라도 현대의학상 취할 수 있는 조치를 의사는 결과적으로 한 셈이 될 뿐만 아니라 위 망인의 직접사인이라 할 수 있는 뇌막염 및 뇌농양 등의 증세도 전원한 지 20여 일 경과 후에 발병되었으므로 의사의 잘못과 망인의 사망과의 사이에 법률상 상당인과관계가 있다고 보기 어렵다.

(6) 대법원 1995. 2. 10 선고 52402 판결

의사의 설명의무는 환자가 진료를 받을 것인가에 대한 선택권을 부여하는 것이며 위자료만 청구 시 설명부족으로 선택의 기회를 상실하였다는 사실만 입증하면 된다. 의사는 환자에게 수술 등 인체에 위험을 가하는 행위를 함에서 그에 대한 승낙을 얻기 위한 전제로서 환자 또는 그 가족에게 그 질병의 증상, 치료방법의 내용 및 필요성, 발생이 예상되는 위험 등에 관하여 당시의 의료수준에 비추어 상당하다고 생각되는 사항을 설명하여 환자가 필요성이나 위험성을 충분히 비교하여 그 의료행위를 받을 것인가의 여부를 선택할 수 있도록 하여야 할 의무가 있고 의사가 위 의무를 위반한 채 수술 등을 하여 환자에게 사망 등의 중대한 결과가 발생하면 환자 측에서 선택의 기회를 잃고 자기결정권을 행사할 수 없게 된데 대한 위자료만을 청구하는 경우에는 의사의 설명결여나 부족으로 선택의 기회를 상실하였다는 사실만을 입증함으로써 충분하고 설명을 받았더라면 사망 등의 결과는 생기지 않았을 것이라는 관계까지 입증할 필요는 없으나 그 결과 때문인 모든 손해를 청구하는 경우에는 그 중대한 결과와 의사의 설명의무위반이나 승낙취득 과정에서의 잘못과의 사이에 상당인과관계가 존재하여야 하며 그때의 의사 설명의무위반은 환자의 자기결정권이나 치료행위에 대한 선택의 기회를 보호하기 위한 점에 비추어 환자의 생명, 신체에 대한 구체적 치료과정에서 요구되는 의사의 주의의무위반과 동일시할 정도의 것이어야 한다.

(7) 서울민사지방법원 1991. 4. 3 선고 90가합42898 판결

오진으로 조기 수술을 받지 못하여 사망한 경우 조기 수술을 시행하였더라면 생명을 구했거나 연명할 수 있었다는 입증이 없는 한 진료의사의 과실이 아니다.

(8) 대법원 1997. 04. 026 선고 76다694 판결

간암환자를 확진하는 데 필요한 통상방법을 거치지 않고 개복수술을 하였다가 치료불능이라고 그대로 봉합하여 퇴원시킨 뒤 사망한 사건에서 의사의 환자진단이나 개복수술과정 등에 명백한 과실을 발견할 수 없고, 환자의 병증이 이미 치료불능의 중태에 있었으므로 의사의 조치가 환자의 사망원인이 되었다고 볼 수 없다. 의사는 자신의 진료에 대해 확신을 하고 책임을 지되 정당하고 온 힘을 다한 진료에 대해서는 떳떳한 자세로 임할 것.

(9) 일본 후쿠오카 고등재판소 1974. 11. 5 판결

전형적인 파상풍의 증상을 보이는 환자는 문진에 대한 자세하고 정확한 정황의 설명이 중요함을 주지(周知)시키지 않아 오진한 것은 의사의 잘못이다.

2. 특징(特徵)

(1) 의료행위(醫療行爲)의 특징(特徵)

의료사고의 해결과 관련하여 여러 가지 문제가 발생하는 이유는 의료행위 자체가 특수한 성질을 가지기 때문이다. 예를 들어 누군가의 운전상의 과실로 피해자가 발생하여 이에 대한 다툼을 해결하는 경우와 비교하여 보면 그 특징이 쉽게 드러난다.

 우선 의료행위는 매우 전문적인 행위이다. 운전행위 때문인 손해배상을 청구하기 위해서는 가해자의 운전에 어떠한 문제가 있었고 그 때문에 재산상, 정신상의 손해가 발생하였다는 것은 상식적으로 이해가 가능한 일이다. 그러나 의료행위는 고도의 전문성을 가지고 있기 때문에 어떠한 치료행위가 무슨 의미가 있는지, 또 어떠한 결과를 발생시킬 수 있는지를 일반인은 쉽게 알 수 없다고 하겠다.

또한, 의료행위는 병원이라는 한정적인 공간과 시스템 내에서 일어나는 행위이기 때문에 일반적으로 공개되지 않는다는 특징을 가진다. 즉, 수술실 안에서 무슨 일이 일어나고 있는지, 환자의 치료가 구체적으로 어떤 과정을 통하여 이루어지는지 등을 환자로서는 쉽게 알 수 없다.

 또한, 의료행위는 'A라는 질병을 해결하는 방법 = B라는 의료 행위'와 같은 공식이 성립하지 않는다. 즉, 의사로서는 구체적인 사안에 따라 B, C, D…. 라는 치료방식 중 한 가지를 자신의 판단으로 선택할 수 있다. 따라서 어떠한 의료행위가 질병의 치료를 위하여 정당한 것이었는지는 다양한 각도에서 판단되어야만 한다.

(2) 의료과오(醫療過誤)의 특징(特徵)

의료과오를 판단하기 위해서는 두 가지 측면에서의 검토가 필요하다고 한다.[8] 그 중 하나는 현재의 의학 수준과 의료수준이라는 측면에서이고 또 하나는 환자에 대한 설명의무라는 측면이다. 즉, 의료과오라고 하기 위해서는 우선 의료 기술적인 판단이 필요하며 또한 환자에게 설명을 다하였느냐는 규범적인 판단 역시 필요한 것이다.

(3) 의료분쟁(醫療分爭) · 의료소송(醫療訴訟)의 특징(特徵)

의료사고에 대하여 다툼이 생긴 경우, 위에서 살펴본 것과 같은 의료행위, 의료과오의 특징 때문에 다른 법적 분쟁과 비교되는 특징이 나타난다. 특히, 민사소송이 제기될 경우, 의료행위의 전문성 때문에 환자가 의사의 과실이나 인과관계 등을 다른 소송의 수준으로 입증하는 것은 거의 불가능하여서 증명책임을 완화해 주는 노력이 해지고 있다. 이에 관해서는 이후에 자세히 살펴보도록 한다.

제2절 의료사고 발생 시 일반적 대처 방법

1. 환자 측(患者 側)

(1) 섣부른 감정적 대응(感情的 對應)을 자제(自制)하라

---

11) 석희봉, 법률연구(연세대), 1983, 165면.
12) 김천수, 진료계약, 민사 법학 한국민 사법학회 제15호, 1997, 170면
13) 이렇게 이해하면 의료계약은 수단채무가 아니라 특정 결과를 반드시 달성해야 하는 결과 채무가 된다.
14) 서광민, 민사 법학, 1990, 8, 330면
15) 이에 대해서는 이후 민법 제750조 요건 중 '과실' 부분에서 더 자세히 검토한다.
16) 대법원은 1988.12.13. 선고 85다카1491 판결에서 「의사가 환자에게 부담하는 채무는 질병의 치유와 같은 결과를 반드시 달성해야 하는 결과채무가 아니라 환자의 치유를 위하여 선량한 관리자의 주의의무를 가지고 현재의 의학 수준에 비추어 필요하고 적절한 진료를 다해야 할 채무 이른바 수단채무라고 보아야 하므로 진료의 결과를 가지고 바로 진료 채무불이행 사실을 추정할 수는 없으며」라고 판시하였다.

우선, 의료사고가 발생하면 환자나 그 보호자로서는 매우 놀라고 당황하여 감정적으로 대처하게 되기 쉽다. 그러나 사고 발생 직후의 섣부른 대처는 이후 계속되는 합의나 소송과정에서 환자 측에 불리하게 작용하는 경우가 많으므로 일단 냉정하고 침착한 자세를 유지하는 것이 무엇보다 환자 측에게 필요한 일이다.

따라서 억울한 자신의 상황을 알리고자 하는 마음에 병원 측을 비방하는 전단을 돌린다거나, 병원 앞에서 시위한다거나, 담당 의사를 찾아가 욕설을 하며 주먹을 쓰는 일은 결코 해서는 안 될 일이다. 이러한 행동들은 의료사고 자체의 해결을 어렵게 함은 물론 환자 측이 다른 범죄(예를 들어 업무방해죄, 명예훼손죄, 폭행죄 등)의 가해자가 되는 불상사를 낳을 수 있기 때문이다.

(2) 전문가(專門家)를 찾아가라

우리나라 사회에서는 법조인이나 법조 관련 기관이 일상과는 멀리 있는 것으로 느끼는 것이 일반 정서이다 보니 의료사고가 발생하여도 전문가를 찾기보다는 주변 사람들을 위주로 조언을 구하는 경우가 많다. 그러나 사고의 성격상 의료사고에 대한 분쟁을 해결하기 위해서는 전문적인 지식이 반드시 필요하므로 자체적으로 해결하려고 노력할 것이 아니라 관련 전문가를 찾아야 할 것이다.

가장 대표적으로 생각해 볼 수 있는 것이 변호사 사무실을 찾는 것이다. 요즘에는 변호사의 업무도 특화되어 의료사고를 전문적으로 다루는 변호사들이 많으므로 이들을 찾아 사건을 상담해 보는 것이 사건 해결을 위한 **빠른** 방법이 될 것이다.

또한, 의료사고 관련 단체를 찾는 방법도 생각해 볼 수 있다. 대표적인 기관으로 '의료소비자 시민 연대'[9]를 들 수 있는데 이 기관은 의료사고와 관련한 의료적, 심리적, 법적 상담을 하고 있다. 그리고 '의료사고 가족 연합회'[10]는 의료사고를 당한 피해자를 중심으로 하여 형성된 단체로 의료사고와 관련한 기본적인 상담을 하고 있으며, 피해자 측에서 도움이 될 만한 자료를 안내하고 있다. 그 외에도 필요한 경우 각종 의료자료 분석을 전문으로 하는 회사 등을 이용할 필요도 있을 것이다.

(3) 진료기록(診療記錄)을 확보(確保)하는 데에 온 힘을 다하여라

이후 의료사고에 대한 다툼이 소송으로 진행되는 경우는 말할 것도 없고 의사와의 합의를 통하여 문제를 해결하고자 할 때에도 환자로서는 진료기록을 확보하는 것이 가장 기본적인 조치이다.

환자가 진료기록부를 확보하는 방법으로는 첫째, 병원 측에 진료기록에 대하여 복사신청을 하는 것을 생각해 볼 수 있다. 의료법 제20조 제1항 단서는 '환자, 그 배우자 그 직계존비속, 또는 배우자의 직계존속(배우자, 직계존비속과 배우자의 직계존속이 없는 경우에는 환자가 지정하는 대리인)이 환자에 관한 기록의 열람 및 사본교부 등 그 내용확인을 요구한 때에는 환자의 치료 목적상 불가피한 경우를 제외하고는 이에 응하여야 한다.'고 규정하고 있다.

만약, 병원이 이를 이행하지 않으면 의사는 환자의 고소로 3년 이하의 징역 1천만 원 이하의 벌금을 물릴 수 있다.

또, 법원에 증거보전신청을 해 두는 방법도 생각해 볼 수 있다. 민사소송법 제375조에 의하면 판결절차에서 지정된 기간까지 증거조사의 시기를 늦추면 증거를 조사하기 불가능하거나 곤란하여질 염려가 있을 때에는 미리 그 증서를 조사하여 그 결과를 보전하도록 하는 증거보전을 신청할 수 있다.

그리고 소비자원에 조정 신청을 하는 경우, 소비자원에서는 의료기관에 진료기록 등의 자료 및 정보를 제공하여 달라고 요청할 수 있다. (소비자보호법 제52조의6)

---

17) 대법원 1993.5.25. 선고 92다54753 판결.

2. 의사 측(醫師 側)

(1) 과실(過失)이 인정(認定)되면 원만한 합의(合議)를 위해 노력하라

'정당한 합의'라면 이는 반드시 의사뿐 아니라 환자 측에게도 가장 효과적인 해결수단이 될 수 있다. 소송이라는 절차는 다른 수단을 통하여 해결할 수 없으면 택하게 되는 방법으로 시간적으로나 경제적으로 많은 에너지가 있어야 하는 일이다. 물론 의사 자신의 책임을 회피하기 위해서 무리한 합의를 시도할 것을 권하는 것은 결코 아니며, 전문가와 상담 후 적절한 조건에서 합의할 것을 전제로 한다는 의미이다. 만약, 합의가 제대로 이루어지지 않았다면 소송에 앞서 조정을 신청하는 것도 생각해 볼 수 있다.

(2) 함부로 진료기록(診療記錄)에 손을 대지 마라

일단은 진료도표를 포함한 각종의 진료기록이 의사의 수중에 있으므로 문제가 발생하면 여기에 손을 대고 싶은 유혹을 느끼게 되는 것은 사실이다. 그러나 함부로 여기에 손을 댔다가는 자신의 과실 이상에 관해서까지 책임을 져야 하는 불상사가 발생할 수도 있다.

민사소송법 제350조에 의하면 '당사자가 상대방의 사용을 방해할 목적으로 제출의무가 있는 문서를 폐기하거나 이를 사용할 수 없게 하면 법원은 그 문서에 관한 상대방의

> 민법 제390조 (채무불이행과 손해배상) 채무자가 채무의 내용에 좇은 이행을 하지 아니한 때에는 채권자는 손해배상을 청구할 수 있다. 그러나 채무자의 고의나 과실 없이 이행할 수 없게 된 때에는 그러하지 아니하다.

---

18) 이후 민법 제750조에서의 '과실상계'에서 자세히 살펴본다.
19) 김형배, 민법학 강의, 신조사, 2003, 1,159면
20) 대법원 1982.9.14. 선고 82다125 판결, 대법원 1993.11.12. 선고 93다36882 판결 참조.

주장을 진실한 것으로 인정할 수 있다'고 규정하고 있다.

(3) 역시 전문가(專門家)를 찾아가라!!!

대형 병원의 경우, 의료사고에 관한 전담 부서가 있고 병원 측의 변호사도 있으므로 이 부분이 크게 문제가 되지 않는다. 그러나 개인 개업의의 경우, 환자 측에서 전문가를 찾지 않고 지인들의 조언을 구하는 것처럼 의사 측에서도 주변의 의사들에게 자문하여 이를 해결하려는 경우가 있다. 특히 의사로서는 법적인 분쟁으로 나아가는 것을 꺼려 변호사를 만나는 일을 주저하게 된다. 그러나 '의료' 소송이라 하여도 역시 '소송'과 관련한 전문가는 변호사이다. 의료사고에 관하여 전문적으로 다뤄온 변호사들과의 상담을 통해 사고에 대한 정확한 법적 판단을 기초로 하여 해결방법을 모색하는 것이 가장 빠르고 효과적인 방법이 될 것이다.

(4) 환자의 폭력행사 시 적극 대처하라

의료사고가 발생하면 환자 측이 병원시설에서 시위하거나 담당 의사를 폭행, 협박하는 경우가 종종 있다. 이러면, 병원 측은 병원이 소란해 지고 진료에 방해된다고 하여 경찰에 신고할 것이 아니라, 의료진을 폭행한 데 대한 진단서를 끊거나 시위 때문인 기물 파손의 사진을 찍어 증거를 확보한 후 고소하도록 한다. 그렇지 않다면 경찰도 적극 개입하지 않고 여기에 환자는 더욱더 과격한 방법으로 대응하게 되어 환자 측과의 감정의 골만 깊어지게 될 뿐이다.

---

21) 이재상, 형법 각론, 박영사, 2003, 80면
22) 김영규, 의료사고의 생활법규, 제일법규, 1997, 45면

제3절
의사(醫師)와 환자(患者)의 법적 지위(法的 地位)

1. 의사(醫師)와 환자(患者)의 의료계약상 법률관계 (醫療契約上 法律關係)

(1) 의료계약의 의의

환자가 의사에게 진료를 의뢰하고 의사가 그 요청에 응하여 치료행위를 개시하는 경우에 의사와 환자 사이에는 일정한 법률관계가 성립한다. 따라서 의사는 이 법률관계에 근거하여 환자에 대한 의료행위를 할 수 있게 되며, 보통 의사의 환자에 대한 의료행위에서 계약관계가 성립한 것으로 본다.[11] 이러한 의사와 환자 사이의 계약을 의료계약 혹은 치료계약이라고 한다.

(2) 법적 성질

의료계약의 법적 성질에 대해서는 견해가 대립하고 있다. 현재 우리나라의 다수설은 위임계약(당사자의 일방이 상대방을 신뢰하여 어떠한 일의 처리를 수탁하고 이를 상대방이 수락함으로 성립되는 계약)설을 취하고, 소수설은 무명계약(우리 민법이 명문으로 규정하지 않은 특수한 성질을 가진 계약)설을 취하면서 의료계약을 하나의 전형계약으로 하는 입법론(민법전에 '의료계약'이라는 명문의 계약형태를 규정하자는 주장)을 검토하자는 의견이 있다.[12]

우리 대법원은 1988. 12. 13. 선고 85다카1491 판결에서 '의사가 환자에게 부담하는 채무는 질병의 치유와 같은 결과를 반드시 달성해야 하는 결과채무가 아니라 환자의 치유를 위하여 선량한 관리자의 주의의무를 가지고 현재의 의학 수준에 비추어 필요하

---

[23] 구체적인 법조문은 부록 중 의료법 부분을 참고 한다.

고 적절한 진료를 다해야 할 채무 이른바 수단채무'라고 판시하여 의료계약을 위임계약으로 보고 있다.

그러나 일반적으로 성형수술, 치과 치료 혹은 특정 수술 등에서 치료계약은 치료행위로 일정한 결과의 직접적 발생을 그 내용으로 하므로 도급계약(당사자 일방이 어느 일을 완성할 것을 약정하고 상대방이 그이의 결과에 대한 보수지급을 약정하는 계약)으로 이해[13]하고 있다.[14]

(3) 계약상(契約上) 의사(醫師)의 의무(義務)

① 진료의무

가. 진료의무와 주의의무[15]

의료계약의 중심적 내용은 의사의 환자에 대한 진찰·처치·주사·투약·수술·마취 등 진료행위의무이다. 그러나 의사는 진료 당시 합리적인 의사가 갖는 의학지식과 기술로써 적절한 진료를 해야 할 의무를 부담할 뿐이지 병을 완치시켜야 할 의무까지 부담하는 것은 아니다.[16] 따라서 만일 의사가 필요한 주의의무를 다하여 의료행위를 하였다면 비록 예기치 않은 나쁜 결과가 발생하였다 할지라도 의사는 책임을 지지 아니한다. 여기서 바로 의사의 '주의의무'가 문제 되는데, 주의의무는 먼저 인적으로 의사 자신의 개인적 사정에 따라서 결정되는 것이 아니고, 통상의 일반적인 의사가 할 수 있는 정도의 주의를 기준으로 결정된다. 또한, 의사의 주의의무의 범위는 그 당시의 의학지식 및 기술에 의하여 정하여지는 것이다.

의사의 주의의무에 대해 대법원은 1998.2.27. 선고 97다38442 판결에서 「의사가 진찰·치료 등의 의료행위를 함에는 사람의 생명·신체·건강을 관리하는 업무의 성질에 비추어 환자의 구체적인 증상이나 상황에 따라 위험을 방지하기 위하여 요구되는 최선의 조치를 하여야 할 주의의무가 있고, 의사의 이와 같은 주의의무는 의료행위를 할 당시 의료기관 등 임상의학 분야에서 실천되고 있는 의료행위 수준을 기준으로 판단하여야 하며, 특히 진단은 문진·시진·촉진·청진 및 각종 임상결과 등의 결과에 터 잡아 질병 여부를 감별하고 그 종류, 성질 및 진행 정도 등을 밝혀내는 임상의학의 출발점으로서 이에 따라 치료법이 선택되는 중요한 의료행위이므로 진단상의 과실 유무를 판단하면서는 그 과정에서 비록 완전무결한 임상진단의 시행은 불가능하다고 할지라도 적어도 임상의학 분야에서 실천되고 있는 진단 수준의 범위 내에서 그 의사가 전문 직업인으로서 요구되는 의료상의 윤리와 의학지식 및 경험에 터 잡아 신중히 환자를 진찰하고 정확히 진단함으로써 위험한 결과발생을 예견하고 그 결과 발생을 회피하는 데에 필요한 최선의 주의의무를 다하였는지를 따져보아야 하고, 아울러 의사에게는 만일 당해 의료기관의 설비 및 지리적 요인 기타 여러 가지 사정 때문에 진단에 필요한 검사를 할 수 없는 경우에는 특별한 사정이 없으면 당해 환자로 하여금 그 검사를 받을 수 있도록 해당 의료기관에 전원을 권고할 의무가 있다.」 판시하였다.

나. 계약 자유의 원칙 적용 여부

진료 계약 역시 사적인 계약이므로 사법의 대원칙이라 할 수 있는 '계약 자유의 원칙'을 그대로 적용할 수 있을지 문제 된다. 다시 말하면 의료계약을 체결하면서 의사와 환자가 '어떠어떠한 상황에서만 치료한다.'라던가 '의사가 치료만 해주면 발생하는 문제에 대해서는 절대로 묻지 않는다.' 등과 같이 진료의무를 제한할 수 있는가 하는 문제이다. 그런데 이후 살펴보는 것처럼 의료법 제16조는 진료의 요구를 정당한 이유 없이 거부할 수 없도록 하고 있으므로 이 범위 안에서는 의사와 환자가 사적인 합의를 하였더라도 그 합의의 법적인 효과는 제한된다고 하겠다. 이것은 진료계약이 다른 사적 계약들과 달리 사람의 생명과 신체라는 중대한 법익을 다루기 때문에 특별히 법률에서 사적 자치의 범위를 제한하고 있는 것이다.

② 설명의무
이는 아래에서 목차를 바꾸어 설명한다.

(4) 계약상 환자의 의무

① 환자의 진료협조의무

의사가 환자를 진료하는 데는 환자의 협조는 필수적이다. 따라서 환자는 의사가 최선의 진료를 할 수 있도록 그 지시에 따르고 협조하여야 할 의무가 있으며 이러한 의무를 환자의 진료협조의무라 한다. 이는 의료계약상 당연한 법정 의무며, 만일 환자가 이 의무를 이행하지 아니하면 의사는 환자와의 의료계약을 해지할 수도 있다. 그리고 의료사고가 발생하였다 하더라도 환자의 진료협조의무 위반 때문이라면 의사는 손해배상책임을 부담하지 아니하거나 손해배상부담이 감경될 수도 있다.

그리고 의사의 진료에 협조하여야 하는 것은 환자 본인뿐 아니라 보호자도 마찬가지이다. 대법원[17]도, 「민법 제763조·396조에 의하여 불법행위 때문인 손해배상의 책임 및 그 금액을 정함에서 피해자의 과실을 참작하도록 한 취지는 불법행위 때문에 발생한 손해를 가해자와 피해자 사이에 공평하게 분담시키고자 함에 있다고 할 것이므로 피해자의 과실에는 피해자 본인의 과실뿐 아니라 그와 신분상, 사회생활상 일체를 이루고 있다고 볼 수 있는 관계가 있는 자의 과실도 피해자 측의 과실[18]로서 참작되어야 한다.」라고 판시하여 보호자가 의사에게 협조하지 않은 경우에도 환자가 협조하지 않은 것과 같은 효과를 인정하였다.

② 환자의 진료비 지급의무

일반적으로 환자 측은 의사에게 진료비를 지급할 의무를 부담한다. 원래 민법상 위임계약은 돈을 지급하지 않는 무상인 것이 원칙이지만, 의료계약은 일반적인 관행상 돈을 지급하는 유상으로 이루어진다.[19] 판례 역시 「사회통념 또는 거래 관행상 보수를 지급하기로 되어 있을 때에 보수지급 및 그 액수에 관하여 명시적 약정을 하지 아니하였다 하더라도 무보수로 한다는 등 특별한 사정이 없으면 응분의 보수를 지급할 묵시적 약정이 있는 것으로 보아야 한다」고 판시하였다.[20]

(5) 의무 위반 시 효과

의사가 진료의무를 제대로 수행하지 않거나 설명의무를 소홀히 한 경우, 민법 제390조에 의하여 손해배상을 청구할 수 있다.

그러나 환자의 진료협조의무는 이를 위반하였다고 하여 의사가 손해배상을 청구할 수 있는 것이 아니라 이를 위반하여 손해가 생기면 의사의 책임을 깎아주거나 없애주는 역할을 한다.

2. 의사의 법률상 의무

(1) 형법상의 주의의무

> 형법 제268조 (업무상과실·중과실치사상죄) 업무상과실 또는 중대한 과실 때문에 사람을 사상에 이르게 한 자는 5년 이하의 금고 또는 2천만 원 이하의 벌금을 물린다.

① 의의

업무상 과실을 쉽게 설명하면 '의사로서 해야 할 주의의무를 다하지 않는 것'이라고 할 수 있다. 특히 의사의 치료 경우에는 사람의 생명과 신체에 대한 중대한 결과가 뒤따를 수 있고 환자는 의사의 판단에 따를 수밖에 없다는 점에서 엄격한 주의의무가 인정[21]되는 것이다.

② 내용

주의의무는 민사책임상에서도 요구되는 것이므로 형사상의 주의의무와 어떻게 다른지 의문이 생길 수 있다.

이 두 가지 주의의무 모두 의사로서 요구되는 주의를 다하지 아니하여 이를 알지 못하고 행위를 하는 심리상태[22]을 말한다.

그러나 민사상 책임에는 '손해의 배상'을 위한 것이고 형사상 책임은 '형벌 부과의 필요성'을 위한 것이라는 차이를 생각해 보았을 때에 형사책임에서 더욱 고도의 주의의

---

24) 설명이 법적으로 문제 되는 경우도 주로 이러한 위험설명에 관해서이다.

무위반이 요구된다고 볼 수 있을 것이다.

따라서 형사상 주의의무 위반이 인정되면 민사상 주의의무 위반이 인정되는 경우가 많을 것이나 그[23)] 반대로는 항상 그러한 것이 아니라 하겠다.

(2) 의료법상 의무

① 진료의무

> 제16조 (진료의 거부금지 등) ①의료인은 진료 또는 조산의 요구를 받은 때에는 정당한 이유 없이 이를 거부하지 못한다.

② 진단서 작성·교부의무

제18조 (진단서 등) ①의료업에 종사하고 자신이 진찰 또는 검안한 의사·치과의사 또는 한의사가 아니면 진단서·검안서·증명서 또는 처방전[의사 또는 치과의사가 전자서명법에 의한 전자서명이 기재된 전자문서의 형태로 작성한 처방전(이하 "전자처방전"이라 한다)을 포함한다]을 작성하여 환자에게 내주거나 발송(전자처방전에 한한다.)하지 못한다. 다만, 진료 중이던 환자가 최종 진료 시부터 48시간 이내에 사망한 경우

---

25) 의사로서 설명이 단지 구두로 이행될 때에는 그것을 환자기록부에 상세히 기록하는 것이 법적으로 문제 될 때를 대비하여 바람직하다. 기록 시에는 특수한 건강상의 문제를 지닌 구체적인 환자에 대한 설명을 기록하는 것이 중요하다. 그러나 설명 대화를 녹음 또는 녹화하는 것은 신뢰하고 충분한 대화를 나누는데 심리적으로 부적절하고, 비밀유지에 위반될 수 있으므로 추천할 만한 것이 아니라고 하겠다.
26) 이에 대한 자세한 예는 제4장 판례 부분에서 살펴본다.

에는 다시 진찰하지 아니하더라도 진단서 또는 증명서를 내줄 수 있으며, 환자를 직접 진찰 또는 검안한 의사·치과의사 또는 한의사가 부득이한 사유로 진단서·검안서 또는 증명서를 내줄 수 없을 때에는 같은 의료기관에 종사하는 다른 의사·치과의사 또는 한의사가 환자의 진료기록부 등에 의하여 이를 내줄 수 있다. ②의료업에 종사하고 자신이 조산한 의사·한의사 또는 조산사가 아니면 출생·사망 또는 사산의 증명서를 교부하지 못한다. 다만, 직접 조산한 의사·한의사 또는 조산사가 부득이한 사유로 증명서를 교부할 수 없을 때에는 같은 의료기관에 종사하는 다른 의사·한의사 또는 조산사가 진료기록부등에 의하여 증명서를 교부할 수 있다. ③의사·치과의사 또는 한의사는 그가 진찰 또는 검안한 것에 대한 진단서·검안서 또는 증명서의 교부요구를 받은 때에는 정당한 이유 없이 이를 거부하지 못한다. ④의사·한의사 또는 조산사는 그가 조산한 것에 대한 출생·사망 또는 사산의 증명서의 교부요구를 받은 때에도 제3항과 같다.

③ 비밀 준수 의무

제19조 (비밀누설의 금지) 의료인은 이 법 또는 다른 법령에서 특히 규정된 경우를 제외하고는 그 의료·조산 또는 간호에서 알게 된 타인의 비밀을 누설하거나 발표하지 못한다.

④ 기타 의무

---

27) 법률의 규정이 건강진단, 예방접종, 검역조치, 격리치료 등을 강제하고 있는 때에는 환자 기타 그 대상자의 승낙은 배제된다. 형사소송법, 모자보건법, 검역법, 가축전염병예방법, 결핵예방법, 마약법, 사회보호법 등이 그 예이다.
28) 그렇지만 합병증 발생률과 설명의무 사이에 확정적인 상관관계가 인정되는 것은 아니므로, 합병증 발생률이 1% 미만이거나 극히 희소하다고 하여 설명의무가 원칙적으로 면제되는 것은 아니다. 권오승, 의사의 설명의무 352~353면
29) 치료의 실제에서 환자가 일반적 승낙을 하고 모든 일을 완전히 의사에게 위임하는 경우와 환자가 스스로 자신의 병과 치료 방법에 대해 알고 있어 언어적 설명을 들을 필요가 없는 경우를 들 수 있다.
30) 환자의 생명과 건강에 중대한 위험이 절박하고 치료의 필요성이 긴급하여 의사가 환자의 승낙을 얻고자 노력할 때 치료의 유효성과 가능성 등이 중대한 위협을 받을 경우
31) 미국의 판례에 의하면 의사가 두려움이 많은 환자에게 주사가 3,800대 1의 치사율의 위험이 있다는 사실을 알리지 않고 부작용이 발생한 사건에서 법원은 진료상의 특권이라는 관점에서 의사의 조치를 타당한 것으로 보았다.
(Nisei v Hartwell, 473, 2d 116)

이 외에도 태아의 성감별행위금지 의무, 진료기록 보존의무, 변사체 신고의무, 과대광고 금지 의무 등 의료제도 및 의료행위 일반에 관하여 의료법상 각종 의무가 부과되고 있다.

3. 의사의 설명의무

(1) 의의 및 기능

설명의무란 의사가 환자에게 진단결과나 치료방법, 예후, 부작용 등을 충분히 설명해주고, 환자는 이를 제대로 이해한 후에 자율적인 스스로 결정으로 자신에 대한 의료행위를 승낙한 경우에만 의료행위가 정당성을 가질 수 있다는 이론이다. 즉, 사람은 누구나가 스스로 자기의 행위를 결정할 수 있는 권리가 있는데, 만약 충분한 의사의 설명이 없다면 자기의 행위를 결정하는 전제조건이 모자란 것이어서 의사의 행위가 정당하지 못하게 된다는 것이다.

의료소송에서 설명의무이론은 위와 같이 윤리적, 헌법적 근거가 있으며 실무상으로는 환자 측이 부담하는 입증상의 어려움을 줄이기 위해서 판례상 형성, 발전되어왔다.

(2) 법적 성질

설명의무가 환자의 유효한 승낙을 얻기 위한 단순한 윤리적인 의무인가 또는 법률상 의무인가에 대해 학설의 다툼이 있다.

일부의 견해는 의사의 설명은 환자의 동의 유효조건이라고 보고, 따라서 의사의 불충분한 설명은 환자의 동의를 무효로 하여 의사는 민사상 책임을 부담한다고 한다.

또 하나의 견해는 설명의무위반을 불법행위 또는 채무 불이행상의 주의의무로 파악하는 설이다. 즉, 설명의무를 다하지 않으면 과실이 있다고 보아 배상책임을 인정하게 되는 것이다. 대법원의 태도도 이러한데, 이에 관해 살펴보면 다음과 같다.

대법원은 '의사로서는 성형수술이 그 성질상 긴급히 필요하지 아니하고 성형수술을 하더라도 외관상 다소간의 호전이 기대될 뿐이며 다른 한 편으로는 피부이식수술 때문인 피부제공 처에 상당한 상처 때문에 후유증이 발생할 가능성이 있음을 고려하여 수술 전에 충분한 검사를 거쳐 환자에게 수술 중 피부이식에 필요하거나 필요하게 될 피부의 부위 및 정도와 그 후유증에 대하여 자세한 설명을 하여 준 연후에 그의 사전 동의를 받아 수술에 임하였어야 할 업무상 주의의무가 있음에도 이에 이르지 아니한 채 막연한 두피이동설 및 식피술 등의 수술에 대한 동의만 받았을 뿐 양 넓적다리부의 피부이식에 관한 내용 및 그 후유증에 대하여 구체적으로 설명하지 아니하고 수술에 이르렀다면 이 사건 성형수술로 피해자가 입은 피해는 의사의 위와 같은 주의의무를 다하지 아니한 과실 때문이라고 할 것이다.'라고 판시하였다. (대판 1987. 4. 28, 86다카1136)

(3) 설명의 범위

설명의 범위나 그 필요성은 의사의 재량에 달린 것이 아니라, 의사는 처치수단의 선택이나 처치에 따른 위험, 그리고 질병에 대한 진단과 예후 등에 대해 모두 설명하여야 한다. 설명의 대상은 크게 치료설명, 진단 설명, 경과설명, 위험설명의 네 가지로 나눌 수 있다.

치료설명이란 의사가 건강관리, 행위준칙, 식이요법 및 일정한 약품의 효능 등 치료에 대해 설명하는 것을 말한다.

그리고 진단 설명이란 진단소견에 대하여 환자에게 정보를 주는 것을 말한다.

또한, 경과설명이란 치료에 대한 대략적인 설명이다. 즉 치료행위의 종류, 중요성, 범위, 실행, 고통에 대하여 주지시키는 것이다. 환자에게 질병을 치료하지 않고 내버려두면 어떤 결과가 가져오게 되고 치료를 받는다면 어떠한 상태로 치유될 수 있는가에 대한 설명도 경과설명에 속한다. 의사가 수술 시 잘못을 범할지도 모른다는 가능성에 대한 설명에 속한다. 의사의 수술 시 잘못을 범할지도 모른다는 설명은 불필요로 하지만, 성공의 가능성은 설명의 대상이 된다. 또한, 처치방법에 선택의 여지가 있는 경우, 예컨대 수술요법, 약물치료, 방사선치료 중 어느 것을 선택할 것이냐는 점이 문제 되면 각 방법의 결과나 성공률에 대하여도 설명하여야 한다.

의사는 치료수단에 부수하여 나타나는 위험에 대해서도 설명하여야 한다. 이를 위험설명이라고 하는바, 계획된 치료수단이 확실하고 가능한 결과, 일어날 수 있는 부작용, 실패의 위험 및 치료실험의 위험에 대한 설명을 그 내용으로 한다. 위험설명은 특히 구체적인 상황에서 실제로 결정적이기 때문에 중요하다.[24]

(4) 설명의 형식

① 설명의 주체

설명의 주체는 원칙적으로 자기 책임으로 치료행위를 하게 되는 의사이다. 반드시 처치의사가 직접 환자에게 할 필요는 없으나, 적어도 처치하기 전에 환자가 충분한 설명을 들었는가를 확인하여야 한다. 그러나 예컨대 어려운 수술에서와같이 의사와 환자 사이에 신뢰관계가 중요시되는 경우에는 다른 동료의사를 통해서 설명하는 것보다는 시술자가 직접 설명할 필요가 있다.

② 설명의 시기와 방법

환자에 대한 설명은 특별한 형식이 필요하지는 않다. 말[25]로 해도 되고 글로 써도 된다. 최근에는 서면에 의한 양식 서를 통하여 설명을 대신하기도 하지만 서면에 의한 설명은 환자 개개인의 구체적 정황을 맞추기가 어려워서 우선 서면으로 알리더라도 이후에 말로써 다시 확인하는 것이 바람직하다. 소송 실무상으로도 환자로부터 양식 서에 의한 동의를 받더라도 적절한 시기에 그에 따른 설명이 이루어졌다는 입증이 없는 한, 반드시 의사에게 유리한 증거로 인정되지 않는다. 성공적이고 만족스러운 치료의 결과를 위해서는 무엇보다도 의사와 환자 간에 대화를 통해 신뢰관계를 형성하는 것이 필요하므로 의사의 구두에 의한 설명은 그만큼 의미가 있기 때문이다.

 설명은 적절한 시기에 하면 되고, 너무 일찍 설명하여 환자에게 과중한 심적 부담을 줄 필요는 없다. 설명의 시기는 무엇보다도 처치방법의 긴급성과 처치에 따른 위험도에 따라 결정하여야 하고 미리 행해진 승낙 또는 거부도 원칙도 유효하다. 말하자면 수술 도중 수술부위의 확대 등이 필요한 경우, 의사가 이러한 상황에 대해서도 미리 설명하고 이에 대해서 환자의 승낙을 받아 두었다면 이것도 유효한 설명행위이다.

(5) 환자의 동의

① 동의의 주체

동의의 주체는 원칙적으로 의사의 설명을 듣는 환자이다. 그러나 환자가 동의하기 위해서는 의사의 설명을 이해할 수 있는 일정한 능력이 필요하다. 따라서 구체적인 치료행위의 의미와 범위를 알고 그 치료행위에 대하여 찬성과 반대를 할 수 있는 능력이 미성년자나 정신질환자에게도 있다면 스스로 동의하는 것도 가능할 것이다.

② 동의의 방법

원칙적으로 환자의 동의는 치료행위 전에 이루어져야 한다. 동의의 형식은 중요치 않으며, 외부에서 인식할 수 있는 방식이면 된다. 동의는 원칙적으로 담당의사에게 해야 하며, 철회할 수도 있다.

(6) 설명의무 위반의 효과

설명의무를 게을리한 채 시행된 의료행위는 의학적, 의료기술상의 관점에서 보는 평가와는 무관하다. 예를 들어 의사가 행한 치료행위가 의학적, 의료기술상으로는 아무런 문제가 없더라도 환자의 동의를 받지 않고 치료를 하면 환자의 인격권을 침해한 의료행위라 하여 그 자체로 위자료 청구에서 손해배상책임이 인정되는 것이다.

그러나 실제의 의료과오소송에서는 환자가 설명의무 위반의 문제를 의료기술상의 문제와 함께 주장하는 형태로 나타나는 경우가 많다.

따라서 법원은 판결에서 설명의무 자체 때문인 위자료의 문제와 설명의무 위반을 전제로 한 의사의 과실에 의한 전 손해의 배상 문제라는 두 관점 모두를 판단하고 있다.[26]

이에 대한 대법원의 판시를 살펴보면 "의사가 설명의무를 위반한 채 수술 등을 하여 환자에게 사망 등의 중대한 결과가 발생하면 환자 측에서 선택의 기회를 잃고 자기결정권을 행사할 수 없게 된 때에 위자료를 청구할 수 있고, 이 경우에는 의사의 설명결여나 부족으로 선택의 기회를 상실하였다는 사실만을 입증함으로써 충분하고, 설명을 받았더라면 사망 등의 결과는 생기지 않았을 것이라는 관계까지 입증할 필요는 없으나, 그 결과 때문인 모든 손해를 청구하는 경우에는 그 중대한 결과와 의사의 설명의무 위반이나 승낙취득과정에서의 잘못과의 사이에 상당인과관계가 존재하여야 하고, 그 경우 의사의 설명의무 위반은 한자의 자기결정권이나 치료행위에 대한 선택의 기회를 보호하기 위한 점으로 보아 환자의 생명, 신체에 대한 의료적 침해과정에서 요구되는 의사의 주의의무 위반과 동시할 정도의 것이어야 한다."고 하였다.

(7) 설명의무의 면제

그렇다면 의사는 어떠한 특수 경우라도 설명의무를 지는 것인가? 학설과 판례 등에서는 다음과 같은 경우에 설명의무의 면제를 인정해 주고자 한다.

① 제정법에 따라 의사에게 강제치료의 권한을 준 경우
② 위험성이 가볍거나 발생 가능성이 적은 경우
③ 환자가 의사의 설명을 들을 기회를 포기한 경우
④ 긴급사태로 승낙을 얻을 수 없는 경우
⑤ 설명하는 것이 환자에게 악영향을 미쳐서 치료상 불합리가 발생하는 경우

제2장
의료사고와 민사소송

제1절 민사상 손해배상의 전체 체계

1. 개관

민사상의 책임을 크게 둘로 나누어 보면 채무불이행책임(민법 제390조)과 불법행위책임(민법 제750조)이라고 할 수 있다.

이 중 채무불이행책임은 앞에서 살펴본 '진료계약'과 같이 당사자 사이의 계약으로 발생한 채권, 채무를 제대로 이행하지 않을 때 발생하는 책임이다.

또 한편, 불법행위책임은 계약 관계에 있지 않더라도 가해자가 고의, 과실을 가지고 한 행위가 손해를 일으켰을 때 발생하는 책임이다.

그렇다면 의료과오는 어떠한 책임이 문제 될까?

의료과오의 경우, 진료계약이라는 계약 관계가 있었기 때문에 채무불이행책임이 인정되는 예도 있으며, 의료과실 때문에 환자에게 손해가 발생하였기 때문에 불법행위책임이 인정되는 예도 있다. 그리고 이 두 가지 모두에 해당하면 판례는 두 청구권의 경합을 인정하고 있다. 그런데 의료사고의 실제에서 일반적인 경향을 살펴보면 아직도 채무불이행책임보다는 불법행위책임으로 손해배상을 청구하는 경우가 훨씬 많다.

이 책에서는 채무불이행책임과 불법행위책임에 관한 자세한 내용은 생략하기로 하며,

실제 의료사고에서 문제 되는 요건들을 중심으로 하여 민사상의 손해배상책임에 대한 대략의 내용을 이해해 보도록 한다.

2. 민사상 손해배상책임의 성립요건 (민법 제750조 위주로)

> 민법 제750조 (불법행위의 내용)의 또는 과실 때문인 위법행위로 타인에게 손해를 입힌 자는 그 손해를 배상할 책임이 있다.

의료사고 때문인 손해배상책임의 발생요건을 살펴보는 데에 채무불이행 책임과 불법행위책임을 굳이 나누어야 할 필요는 없을 듯하다. 따라서 대체로 의사의 과실, 위법성, 손해의 발생, 인과관계를 요건으로 한다고 할 수 있다.

(1) 의사의 과실(주의의무 위반)

의사의 주의의무에 관해서는 '의사의 계약상 의무' 부분과 관련하여서 대체로 살펴본 바 있다. 불법행위에서 요구되는 의사의 주의의무도 크게 다르지 않다. 의사 주의의무의 내용은 크게 결과를 예견할 의무와 그 예견한 의무를 회피할 의무로 나뉜다.

의사의 과실을 판단하기 위해서는 의학의 수준이나 의료제도, 의료 환경이나 환자의 특이체질 등 여러 가지 자료를 종합적으로 검토하여 '사회생활상 의사에게 요구되는 주의의무를 게을리하였는지'를 결정하여야 할 것이다.

(2) 손해의 발생

의료사고에서의 손해란 환자가 기대하였던 치료 효과에 반하여 나타나는 결과를 말하는 것으로 환자의 부상이 더욱 악화하였다던가, 이 때문에 사망하였다던가 하는 결과이다.

(3) 인과관계

의사의 과실에 의한 치료행위가 있고 환자의 상해, 사망이라는 결과가 발생하였다고 해서 항상 의사에게 책임이 있는 것은 아니다. 즉, 환자에게 안 좋은 결과가 발생했지만, 그것이 의사의 과실에 의한 것이 아니라면 그 손해를 의사로 하여금 부담하게 해서는 안 되는 것이다. 여기에서 대법원은 '상당한 인과관계가 있을 것'을 요구한다.

그런데 특히 의료사고에는 이 인과관계를 입증한다는 것이 쉬운 일이 아니므로 인과관계의 입증과 관련된 특수한 입증이론이 도입되고 있는바, 이는 '민사소송제기 시 주의하여야 할 점'에서 자세히 알아본다.

3. 사용자책임과 이행보조자책임

> 민법 제756조 (사용자의 배상책임) ① 타인을 사용하여 어느 사무에 종사하게 한 자는 피용자가 그 사무집행에 관하여 제3자에게 사한 손해를 배상할 책임이 있다. 그러나 사용자가 피용자의 선임과 그 사무 감독에 상당한 주의를 한 때 또는 상당한 주의를 하여도 손해가 있으면 은 그러하지 아니하다.

> ② 사용자에 갈음하여 그 사무를 감독하는 자도 전항의 책임이 있다.
> ③ 전 2항의 경우에 사용자 또는 감독자는 피용자에 대하여 구상권을 행사할 수 있다.
> 민법 제391조 (이행보조자의 고의, 과실) 채무자의 법정대리인이 채무자를 위하여 이행하거나 채무자가 타인을 사용하여 이행하는 경우에는 법정대리인 또는 피용자의 고의나 과실을 채무자의 고의나 과실로 본다.

병원 또는 의사는 환자에 대한 의료행위를 위하여 의사, 간호사, 의료기사 등 의료인이나 의료요원을 피용자 또는 이행보조자로 사용할 수 있다.

병원 또는 의사가 사용자로서 불법행위에 의한 책임을 부담하는 경우에는 민법 제756조 제1항 후단에 의하여 면책 가능성이 인정되는 반면에, 계약적 의사책임에서는 이행보조자의 고의, 과실이 채무자인 병원 또는 의사의 고의, 과실로 되고 면책 가능성이 인정되지 않는다.

4. 전원책임과 공동불법행위책임

> 민법 제760조 (공동불법행위자의 책임) ① 수인이 공동의 불법행위로 타인에게 손해를 입힌 때에는 연대하여 그 손해를 배상할 책임이 있다.
> ② 공동 아닌 수인의 행위 중 어느 자의 행위가 그 손해를 입힌 것인지를 알 수 없는 때에도 전항과 같다.

전원이라는 것은 담당의가 동일 의료기관 내의 의사가 아닌 다른 의료기관 소속의 의사로 변경되는 경우를 의미한다. 전원은 전의와 후의가 소속하는 기관이 달라서 담당의의 개인 책임이 문제가 되는 경우뿐만 아니라 그 사용자책임이 문제 되면 전의와 후의 어느 의사의 의료행위 범위 내에서 의료과오가 야기되었는지 문제 된다.

전의가 후의에 환자를 전송한 경우는 전의에게 일정한 정보제공의무가 인정되는 동시에 후의에도 환자에 대한 문진의무의 내용으로 전의의 존재나 치료내용에 관하여 확인하여야 할 의무를 인정할 수 있다.

환자에게 손해를 일으킨 의료과오가 전의와 후의 가운데 어느 의사의 의료행위에 기인하는지를 확인할 수 없는 경우에 전의와 후의는 민법 제760조에 의형 연대하여 손해배상책임을 부담한다.

제2절 손해배상의 내용

1. 손해의 의의 및 종류

(1) 재산적 손해

일단 의료 사고가 발생하면 금전적인 손해가 발생하게 된다. 그리고 재산적 손해 중에서도 사고 때문에 피해자의 재산이 '직접' 감소하게 된 손해 - 예를 들어 장례비 등-을 '적극적 손해'라고 하고, 사고 때문에 원래 얻을 수 있었던 이익을 얻지 못하여 발생하는 손해 - 예를 들어 장래에 받을 임금 등-을 '소극적 손해'라고 한다. 이 소극 손해를 보통 '일실이익'이라고도 한다.

(2) 정신적 손해

의료 사고가 발생하여 생긴 손해 중에 금전으로 평가할 수 없는 손해를 정신적 손해라고 한다. 우리가 흔히 위자료라고 알고 있는 것이 바로 이 정신적 손해이다. 그런데 우리 민법은 손해배상을 금전으로 하도록 하고 있으므로 결국 이 정신적 손해도 금전으로 배상 되게 된다.

즉, 의료 사고로 손해를 입은 피해자는 적극 손해, 소극손해(일실이익), 위자료라는 3개의 손해를 합산한 금액을 배상받게 된다.

2. 의료사고 때문인 사망에 대한 손해의 산정 방법

(1) 적극 손해

① 사망 시까지 치료비 · 입원비

의료사고 때문에 병이 악화하여 치료를 받다가 사망한 경우, 그 치료에 들어간 비용은 적극 손해에 해당한다.

② 장례비

사망사고에서 특히 문제 되는 적극적 손해는 장례비이다. 장례와 관련하여서는 묘지비, 묘 비석, 매장비용, 사망광고비 등 다양한 비용이 지출될 수 있는데 이는 피해자와 유족의 사회적 지위, 생활 형편 등 여러 가지 상황에 따라 달라질 수 있다. 따라서 손해배상청구가 가능한 것은 이 여러 가지 상황을 고려하여 상당한 금액 내로 한정되게 된다.
장례와 관련하여서는 '건전 가정의례의 정착 및 지원에 관한 법률'이 규정하고 있는데 이 법률에 벗어난 범위의 비용에 대해서는 보통 상당성이 없다고 보는 것이 판례의 태도이다. 그래서 실무상으로는 실제 지출된 금액의 여하를 불문하고 사회적 상당성의 범위 내로 제한하여 점차 그 금액이 정액화되고 있는 현실이다.

(2) 소극손해(일실이익)

① 일실이익의 의의

일실이익은 피해자가 살아 있었다고 가정했을 때 얻을 수 있었던 예상 이익이라고 할 수 있다. 의료사고 손해에서 적극적 손해는 실제로 지출된 비용이므로 이를 산정하는 데에 큰 어려움이 없는 편이다. 그런데 '장래에 얻을 수 있었던 이익'인 일실이익을 어떻게 산정하는가 하는 문제는 여러 가지 요소들이 복잡하게 고려, 참작되어야 하므로 그 산정이 좀 더 복잡하다.

② 산정방법

> 사망은 일실이익 = (월평균 현실소득액 − 생계비) × 취업가능월수

기본적으로 일실이익은 월평균 현실소득액에서 생계비를 제외한 금액을 취업할 수 있는 월수에 곱하면 산출된다. 즉, 이 사람이 살아 있었다면 취업 가능한 기간 돈을 벌었겠지만, 또 그 기간 생계비로 지출하기도 하였을 것이므로 생계비를 제외하는 것이다.

이 계산에 필요한 소득액, 취업 가능 기간(가동기간) 등의 구체적인 계산은 아래에서 살펴본다.

③ 가동기간

가. 의의

일실이익을 산정하는 데에 가장 중요한 요소는 이 사람이 언제부터 언제까지 이 직업에 종사하여 평균 월급을 받을 수 있었는가 하는 점이다. 이것이 가동기간의 문제로 가동기간을 확정하는 데에는 직업별 상황이 고려된다.

나. 가동 개시 연령

사망한 사람이 어린아이라면 이때부터 일실이익을 산정하여서는 안 된다. 왜냐하면, 그 아이가 실제로 소득활동을 하는 것은 일정한 나이에 이르러서야 가능하기 때문이다. 그래서 원칙적으로는 만 20세 성인이 된 시기부터 가동 개시 나이로 본다. 하지만 우리나라 남자는 성인이 되어서 2년 이상의 기간 군 복무를 하여야 하므로 명백한 면제 판정을 받을만한 사유가 있지 않은 한 만 22세를 가동 개시 나이로 보면 될 것이다.

다. 가동 연한

몇 살까지를 가동연한으로 보느냐에 대해서 명백하게 정하고 있는 법률 규정이나 통계자료는 없다. 그러나 실무상으로는 그동안의 판례에 의해서 인정된 가동연한을 근거[32]로 하여 구체적 사안에서 가동연한을 정한다.

과거에는 일반적인 육체노동자나 농촌 노동자에 대하여 경험칙상 만 55세 정도를 가동연한이 끝나는 시기로 보았다. 그러나 현재에는 평균 수명이 연장되면서 만 60세 정도를 가동연한으로 보는 것이 일반적인 판례의 태도다.

그리고 정년이 정해져 있는 공무원이나 회사원 등은 법령, 회사의 사규 등에서 정해진

정년까지를 가동 연한으로 본다. 그러나 정년을 넘어서도 사실상 취업하여 근무하고 있었다면 정년이 연장되었다고 보고 일실이익을 계산하는 것이 판례의 태도이다.

또한, 특수한 직업은 같거나 유사한 직종의 일반적인 가동기간의 종료 시기까지를 소득 활동이 가능한 것으로 보고 있다.

지금까지 대체로 판례가 인정하여 온 직업별 가동연한은 다음과 같다.

라. 가동 일수

---

32) 실무상 쓰이는 자료로는 재경원조사통계국에서 발표한 '한국인의 생명표', '각 세대 별기 대여 자량표', '한국통계연감' 등이 있다. (신은주, 의료과오사건의 손해배상액산정 실무, 행법사,1996)

기존 판례에서의 직업군별 가동연한	
만 60세까지 인정	거의 대부분의 직업군 (디자이너, 특수자동차운전원, 다단계판매원, 행정서사, 암자 경영자, 건설회사 기술사, 목공, 양말제조업자, 개인사업자, 개인회사 전무, 개인회사 이사, 배차원, 식품소매업자, 보험모집인, 가스도소매업자 등)
만 35세까지 인정	다방종업원, 유흥주점종업원(대법원 91다9596판결) 골프장캐디 (서울고법2002나24906판결)
만 40세까지 인정	프로야구선수, 프로운동선수(대법원 91다7385판결) 가수(서울고법 87나1236)
만 55세까지 인정	채탄광부(대법원 67나933) 사진사(대법원75다2278) 건축보조사(대법원80다54) 미용사(대법원81다35) 중기 정비업자(대법원 83다카 1297)
만 55세까지 인정	치과의사(대법원 94다 26677) 한의사(대법원96다54560) 의사(대버원93다3158, 97다58491) 간호학원강사(대법원79다1861) 약사(대법원80다934) 법인 대표이사(대법원 92다24431) 소설가(대법원92다43722)
만65세까지 인정	63세까지 인정(대법원 2003다20176) 65세까지 인정(대법원 36다46491) 63세까지 인정(대법원 36다49360)

월급을 받으면 문제가 되지 않으나 일용 노동자와 같이 일당을 받는 경우 이를 월급으로 환산할 때 가동 일수가 문제 된다. 대법원은 농업 노동 및 일반 노동은 월 30일 중 25일을 가동할 수 있다고 본다.

④ 소득액
가. 의의
일실이익을 산정하기 위해서는 '사건 당시'를 기준으로 하여 실제 소득을 산정하여야 한다. 그러나 장래에 수익이 증가할 것이 상당한 정도로 확실하게 예측되는 객관적인 자료가 있으면 장차 증가할 수익도 일실이익을 산정하는 데에 고려된다고 보는 것이 판례의 태도이다.

나. 일정한 급여 소득자
일정한 월급을 받는 급여 소득자는 '임금'이 소득액이 된다. 그런데 이 '임금'의 범위에 대하여 근로기준법은 '사용자가 근로의 대상으로 근로자에게 임금, 봉급, 기타 여하한 명칭으로든지 지급하는 일체의 금품'이라고 하고 있으므로 기본급뿐만 아니라 각종 수당이나 상여금 등 모두가 임금에 포함된다고 볼 수 있

다. 다만, 기본급을 제외한 수당이나 상여금 등은 실제 성격이 사실상 계속적, 정기적, 일률적으로 지급되는 것이어야 한다. (대판 1976.10.16, 76다502)
즉, 상여금 지급이 일종의 후불임금적 성격을 띠는 것이라면 임금으로 볼 수 있으나 회사가 경영실적 등을 참작하여 호의로 제공하는 것이라면 장래에 발생할 것이 확실한 것이 아니므로 임금에서 제외되는 것이다.
  몇 가지 판례를 살펴보면 다음과 같다.

> □ 경찰관은 대민활동비, 시간 외 수당은 외근 및 파출소 경찰관에게만 지급되는 것으로 이는 대외근무활동에 실제 소요되는 경비의 성격을 가지므로 월보수액에서 제외하였다. (대판 1990.7.24, 89다카14639)
>
> □ 한국전력공사 직원의 시간외근무수당, 휴일근무수당, 연월차 휴가보상금은 계속 정기적으로 지급되는 것이 아니라는 이유로 일실이익 산정의 기초로 하지 않는다. (대판 1990.8.28, 89다카25110)

만약, 승진이 예상되는 경우, 이것도 일실이익에 고려하여야 할 것인지 문제 된다. 대법원은 '불법행위 때문에 노동능력을 상실한 급여소득자의 일실이익은 원칙적으로 노동능력상실 당시의 임금수익을 기준으로 산정할 것이지만 장차 그 임금수익이 증가할 것이 상당한 정도로 확실하게 예측할 수 있는 객관적인 자료가 있을 때에는 장차 증가할 임금수익도 고려되어야 한다.'고 하여 회사의 정해진 급여 체계 등을 참작하도록 하였다.

이에 관한 판례는 다음과 같다.

> ☐ 피해자가 주한 미군 한국인 여자 직원으로 근무하다가 사고를 당하면 사고 후 변론종결일 이전에 주한 미군 직원들의 급료가 일률적으로 인상된 경우 그 인상된 임금을 기준으로 일실이익을 산정하였다. (서울고법 1990.4.26, 89나29575)
>
> ☐ 원고는 사고 당시 경찰공무원으로 근무하고 있었는데 사고 후 공무원의 보수규정과 수당규정이 개정되어 봉급 및 제반 수당이 인상되었거나 새로운 수당이 신설된 경우 그러한 증가도 임금을 기준으로 일실수입을 산정함이 타당하다. (서울고법 19990.7.24, 89다카14639)

또한, 급여소득자라면 퇴직 시 퇴직금을 받게 되어 있으므로 이를 일실이익에 포함할 것인가 하는 문제가 제기된다. 물론 퇴직금도 일실이익의 대상이 된다. 일실이익에 포함되는 퇴직금은 정년퇴직금(사고 당시의 직장에서 입사 시로부터 정년에 이르기까지의 기간에 대한 총 퇴직금을 사고 당시 기준으로 현시가로 계산한 것)에서 사상 때문에 현실로 받은 퇴직금을 제하고, 거기에 법정이자를 합산하여야 한다. 이 경우에도 중간이자는 **빼야** 한다.

다. 사업자

사업소득자의 일실이익 산정은 급여소득자보다 어렵다. 왜냐하면, 총매출액 자체도 정확하게 확정하기 어려울 뿐 아니라 확정한다 하더라도 뺄 경비가 많기 때문이다. 따라서 구체적 사례에서는 소득액을 담당 세무서에 신고한 소득 금을 기초로 계산하거나 대체고용비를 기초로 계산하거나 통계소득을 기초로 계산하는 등의 다른 방법 등이 사용된다. 각각의 예에 대한 판례의 태도를 보면 다음과 같다.

> ☐ 세무서 신고 소득금 기초 – 12평 정도의 사무실을 임차하여 구청 앞에 설계보조사 등을 두고 10여 년간 설계도면의 작성 등 건축설계 사무 처리를 하였는데 사고 전 3년간의 담당세무서에 신고한 소득 금을 기초로 한 사례 (서울고법 1987.4.30, 87나330)
>
> ☐ 대체고용비 기초 – 약 7년간 용산 청과물시장에서 채소판매상에 고용되어 있다가 약 7평의 점포에서 채소도매상을 개설, 가락동 농산물센터에서 야채류를 사 부근 주민 또는 음식점에 배달해 주는 방법으로 영업하고 월평균 매출액이 10,000,000원 정도 되는 사안에서 대체고용비 월 700,000원을 인정한 사례 (서울고법 1988.5.4, 87나4821)

라. 전문직 연수생의 경우

현재 직업을 가지고 있지 않거나 혹은 매우 박한 월급을 받고 있다 하더라도 장래 전문가로서의 직업을 가지는 것이 확실한 경우, 일실이익을 산정할 때 어떻게 고려하여야 할 것인지 문제 된다. 예를 들어 의과대학을 졸업하고 인턴이나 레지던트 과정에 있다던가, 사법시험에 합격하여 사법연수원에 다니고 있는 사람의 경우가 그러하다. 이러한 경우는 단순히 장래의 고수익을 기대할 수 있는 의과대학생이나 고시준비생과는 달리 객관적으로 그것이 확실히 기대되므로 이를 당연히 고려한다. 이 경우 일반적으로 그 전문직의 초임보수 또는 직종별 임금실태조사 보고서상의 통계소득을 인정한다.

> □ 사고일부터 레지던트 과정까지는 레지던트 종사자로 얻을 수 있는 수임을 기준으로 하여 산정하고, 이후 군복무기간 동안은 군의관으로서 얻을 수 있는 수입을 기준으로 하여 산정하고, 군 복무를 마친 후에는 비록 전문의가 될 가능성이 100%에 가깝다 하더라도 이를 인정하지 않고 의사면허 취득 이후부터 군 복무를 마칠 때까지의 기간 의사로 얻을 수 있는 수입을 기초로 하여 일실이익을 산정하며 65세까지의 기간 동안 의료업에 종사할 수 있다. (대판 1988.4.12, 87다카1129)

마. 무직자, 미성년자, 가정주부

우선 무직자나 미성년자는 현재 소득이 있다고 할 수 없지만 그렇다고 장래에도 수입이 없다고 단정 지을 수 없다. 그렇다고 막연하게 그의 장래 희망직업이나 학력 등을 기초로 예상수입을 계산할 수도 없는 노릇이다. 따라서 원칙적으로 도시지역에 거주하는 사람은 대한건설협회에서 발간하고 있는 월간 건설물가 상의 도시 일용노동자노임을, 농촌 지역에 거주하는 사람은 농협중앙회에서 발간하고 있는 농협 조사 월보 상의 농촌 일용노동자노임을 기준으로 한다. (대판 1990.4.10, 88다카22315) 미성년자, 학생 등에 대하여도 무직자와 마찬가지로 장래의 최저수입이라 할 수 있는 노동임금 상당의 수입은 인정하여야 하므로 도시 일용노동자노임 또는 농촌 일용임금을 기초로 산정한다. 다만, 실업계 고등학생이나 재학 중 국가기술고시 합격자에 대해서는 예외적으로 관련 기술 직종의 통계임금을 적용할 수도 있다.

가정주부의 경우, 대법원은 보통 노임 정도의 수입이 있을 것으로 추정한다. 즉, 무직자나 미성년자와 같이 농촌 일용임금이나 도시 일용노동자노임을 기초로 하고 있다. 그러나 전업주부가 아닌 겸업 주부는 임금 외에도 가사 노동에 대한 대가를 따로 가산해줘야 할 것이나 실무상은 이를 따로 인정하는 경우가 거의 없다.

⑤ 공제액

피해자가 사망한 경우, 사고 때문에 살아 있었더라면 얻을 수 있었던 소득을 잃게 되었지만, 살아 있었더라면 지출했어야 할 비용 등은 지출하지 않게 되었다. 따라서 일실이익 산정에는 일정 비용을 빼야 한다.

가. 생활비

기본적인 생활비는 공제되어야 한다. 그 기준에 대해서 대체로 재판 실무에서는 수입의 30% 또는 3분의 1 정도를 생활비로 보고 있다. 그러나 이는 구체적인 사안에 따라서 조금씩 차이가 있을 수 있다.

일체의 세금 역시 공제되어야 하는지 문제 된 바 있으나 대법원이 소득세 등 각종 세금액을 빼지 아니한 금액이라고 판단한 이래 세금은 빼지 않고 있다.

나. 중간이자

중간이자 공제란 피해자가 예상되는 총 수입액을 일시금으로 배상받을 때 이 금액에 대해 일정한 이자가 발생하여 오히려 이득을 보는 것이 되므로 이를 일실이익에서 빼는 것을 뜻한다.

중간이자를 빼는 방식으로는 라이프니츠[33] 방식과 호프만 방식 두 가지가 있는데, 라이프니츠 방식은 복리계산이고 호프만 방식은 단리계산이다.

> ☐ 라이프니츠 방식 : $X = A(1-r)$
>
> ☐ 호프만방식 : $X = A(1-nr)$
>
> * X =공제 후 금액 A =일실이익 n =년 수 r =이율

실제로 법원은 호프만 방식에 의하는 경우가 많으나 라이프니츠 방식에 의하여도 문제는 없다.

(3) 위자료

위자료는 불법행위 때문인 정신상의 손해를 금전으로 보상하는 것이다. 의료사고로 환자가 사망한 경우 우리 판례는 피해자에 대하여 위자료가 인정되면 이것이 상속인들에게 상속된다고 본다. 그리고 민법 제752조에 의하여 피해자의 직계존속, 직계비속과 배우자는 자신 고유의 위자료청구권을 가진다.

또한, 민법 제752조 범위의 친척이 아니더라도 피해자와 긴밀한 관계에 있었던 사람은 자신의 정신적 고통을 입증하면 위자료를 배상받을 수 있다.

(4)신체장애 등급과 노동능력 상실률

제1급 (노동능력 상실률)

제1급 (100%)

1. 두 눈이 실명된 자

2. 씹는 것과 언어의 기능이 고칠 수 없는 자

3. 정신에 현저한 장해가 남아 항상 간호가 있어야 하는 자

4. 흉복부 장기에 현저한 장해가 남아 항상 간호가 있어야 하는 자

5. 반신불수가 된 자

6. 두 팔을 팔꿈치 관절 이상에서 상실한 자

7. 두 팔의 기능이 고칠 수 없는 자

8. 두 다리를 무릎관절 이상에서 상실한 자

9. 두 다리의 기능이 고칠 수 없는 자

제2급 (100%)

1. 한 눈이 실명되고 다른 눈의 시력이 0.02 이하로 된 자

2. 두 눈의 시력이 0.02 이하로 된 자

3. 두 팔을 손목관절 이상에서 상실한 자

4. 두 다리를 발목관절 이상에서 상실한 자

제3급 (100%)

1. 한 눈이 실명되고 다른 눈의 시력이 0.06 이하로 된 자

2. 씹는 것 또는 언어의 기능이 고칠 수 없는 자

3. 정신에 현저한 장해가 남아 종신토록 노무에 종사하지 못하는 자

4. 흉복부 장기의 기능에 현저한 장해가 남아 종신토록 노무에 종사하지 못하는 자

5. 두 손의 수지를 모두 상실한 자

제4급 (90%)

1. 두 눈의 시력이 0.06 이하로 된 자

2. 씹는 것과 언어의 기능에 현저한 장해가 남은 자

3. 고막 전부의 결손이나 그 외의 원인 때문에 두 귀의 청력을 전혀 상실한 자

4. 한쪽 팔을 팔꿈치 관절 이상에서 상실한 자

5. 한 다리를 무릎관절 이상에서 상실한 자

6. 두 손의 수지가 모두 폐용된 자

7. 두 발을 "리스프랑" 관절 이상에서 상실한 자

제5급 (80%)

1. 한 눈이 실명되고 다른 눈의 시력이 0.1 이하로 된 자

2. 한쪽 팔을 손목관절 이상에서 상실한 자

3. 한 다리를 발목관절 이상에서 상실한 자

4. 한쪽 팔의 기능이 고칠 수 없는 자

5. 한 다리의 기능이 고칠 수 없는 자

6. 두 발의 발가락을 모두 상실한 자

제6급 (70%)

1. 두 눈의 시력이 0.1 이하로 된 자

2. 씹는 것 또는 언어의 기능에 현저한 장해가 남은 자

3. 고막 대부분이 결손이나 그 외의 원인 때문에 두 귀의 청력이 귓바퀴에 접하지 아니하고서는 큰 말소리를 해득하지 못하는 자

4. 척추에 현저한 기형이나 현저한 운동장애가 남은 자

5. 한쪽 팔의 3대 관절 중의 2개 관절이 폐용된 자

6. 한 다리의 3대 관절 중의 2개 관절이 폐용된 자

7. 한 손의 5개의 수지 또는 무지와 시지를 포함하여 4개의 수지를 상실한 자

제7급 (60%)

1. 한 눈이 실명되고 다른 눈의 시력이 0.6 이하로 된 자
2. 고막의 중등도의 결손이나 그 외의 원인으로 두 귀의 청력이 40센티미터 이상의 거리에서는 보통 말소리를 해득하지 못하는 자
3. 정신에 장애가 남아 경이한 노무 이외에는 종사하지 못하는 자
4. 신경계통의 기능에 현저한 장해가 남아 경이한 노무 이외에는 종사하지 못하는 자
5. 흉복부 장기의 기능에 장애가 남아 경이한 노무 이외에는 종사하지 못하는 자
6. 한 손의 무지와 시지를 상실한 자 또는 무지나 시지를 포함하여 3개 이상의 수지를 상실한 자
7. 한 손의 무지와 시지를 상실한 자 또는 무지나 시지를 포함하여 3개 이상의 수지를 상실한 자
8. 한 발을 "발목뼈관절" 이상에서 상실한 자
9. 한쪽 팔에 가관절이 남아 현저한 운동장애가 남은 자
10. 한 다리에 가관절이 남아 현저한 운동장애가 남은 자
11. 두 발의 발가락이 모두 폐용된 자
12. 외모에 현저한 추상이 남은 자
13. 양쪽의 고환을 상실한 자

제8급 (50%)

1. 한 눈이 실명되거나 한 눈의 시력이 0.02 이하로 된 자

2. 척추에 운동장애가 남은 자

3. 한 손의 무지를 포함하여 2개의 수지를 상실한 자

4. 한 손의 무지와 시지가 폐용된 자 또는 한 손이 무지나 시지를 포함하여 3개 이상의 수지가 폐용된 자

5. 한 다리가 5센티미터 이상 단축된 자

6. 한쪽 팔의 3대 관절 중의 1개 관절이 폐용된 자

7. 한 다리의 3대 관절 중의 1개 관절이 폐용된 자

8. 한쪽 팔에 가관절이 남은 자

9. 한 다리에 가관절이 남은 자

10. 한 발의 5개의 발가락을 모두 상실한 자

11. 비장 또는 한쪽의 신장을 상실한 자

12. 전신의 40퍼센트 이상에 추상이 남은 자

제9급 (40%)

1. 두 눈의 시력이 0.6 이하로 된 자

2. 한 눈의 시력이 0.06 이하로 된 자

3. 두 눈에 반맹증·시야 협착 또는 시야 이상이 남은 자

4. 두 눈의 눈꺼풀에 현저한 결손이 남은 자

5. 코가 결손나 그 기능에 현저한 장해가 남은 자

6. 씹는 것과 언어의 기능에 현저한 장해가 남은 자

7. 고막 전부가 결손이나 그 외의 원인 때문에 한 귀의 청력을 전혀 상실한 자

8. 한 손의 무지를 상실한 자 또는 시지를 포함하여 2개의 수지를 상실한 자 또는 무지와 시지 외의 3개의 수지를 상실한 자

9. 한 손의 엄지손가락을 포함하여 2개 이상의 죽지를 상실한 자

10. 한 발의 엄지발가락을 포함하여 2개 이상의 죽지를 상실한 자

11. 한 발의 발가락이 모두 폐용된 자

12. 생식기에 현저한 장해가 남은 자

13. 정신에 장애가 남아 종사할 수 있는 노무가 상당한 정도로 제한된 자

14. 신경계통의 기능에 장애가 남아 종사할 수 있는 노무가 상당한 정도로 제한된 자

제10급 (30%)

1. 한 눈의 시력이 0.1 이하로 된 자

2. 씹는 것 또는 언어의 기능에 장애가 남은 자

3. 14개 이상의 치아에 대하여 치과 보철을 가한 자

4. 고막 대부분 결손이나 그 외의 원인 때문에 한 귀의 청력이 귓바퀴에 접하지 아니하고서는 큰 말소리를 해득하지 못하는 자

5. 한 손의 시지를 상실한 자 또는 무지와 시지 이외의 2개의 수지를 상실한 자

6. 한 손의 무지가 폐용된 자 또는 시지를 포함하여 2개의 수지가 폐용된 자 또는 무지와 시지 바깥귀 3개의 수지가 폐용된 자

7. 한 다리가 3센티미터 이상 단축된 자

8. 한 발의 엄지발가락 또는 그 외가 4개의 발가락을 상실한 자

9. 한쪽 팔의 3대 관절 중의 1개 관절이 기능에 현저한 장해가 남은 자

10. 한 다리의 3대 관절 중이 1개 관절의 기능에 현저한 장해가 남은 자

제11급 (20%)

1. 두 눈의 안구에 현저한 조절 기능장애나 현저한 운동장애가 남은 자

2. 두 눈의 눈꺼풀에 현저한 운동장애가 남은 자

3. 한눈의 눈꺼풀에 현저한 결손이 남은 자

4. 고막의 중등도의 결손이나 그 외의 원인 때문에 한 귀의 청력이 40센티미터이상의 거리에서는 보통 말소리를 해득하지 못하는 자

5. 척추에 기형이 남은 자

6. 한 손의 중지 또는 약지를 상실한 자

7. 한 손의 시지가 폐용된 자 또는 무지와 시지 이외에 2개의 수지가 폐용된 자

8. 한 발의 엄지발가락을 포함하여 2개 이상의 죽지가 폐용된 자

9. 흉복부 장기에 장해가 남은 자

제12급 (15%)

1. 한 눈의 안구에 현저한 조절기능장해 또는 현저한 운동장애가 남은 자

2. 한 눈의 눈꺼풀에 현저한 운동장애가 남은 자

3. 7개 이상의 치아에 대하여 치과 보철을 가한 자

4. 한 귀의 귓바퀴의 대부분이 결손난 자

5. 빗장뼈·앞가슴뼈·늑골·어깨뼈나 엉덩뼈에 현저한 기형이 남은 자

6. 한쪽 팔의 3대 관절 중이 1개 관절의 기능에 장애가 남은 자

7. 한 다리의 3대 관절 중의 1개 관절의 기능에 장애가 남은 자

8. 장관골에 기형이 남은 자

9. 한 손의 중지 또는 약지가 폐용된 자

10. 한 발의 둘째발가락을 상실한 자 또는 둘째발가락을 포함하여 2개의 발가락을 상실한 자 또는 셋째발가락 이하의 3개의 발가락을 상실한 자

11. 한 발의 엄지발가락 또는 그 외의 4개의 발가락이 폐용된 자

12. 국부에 완고한 신경증상이 남은 자

13. 외모에 추상이 남은 자

제13급 (10%)

1. 한 눈의 시력이 0.6 이하로 된 자

2. 한눈에 반맹증·시야 협착 또는 시야 이상이 나온 자

3. 두 눈의 눈꺼풀이 일부에 결손이 남거나 속눈썹에 결손이 남은 자

4. 한 손의 소지를 상실한 자

5. 한 손의 무지의 지골의 일부를 상실한 자

6. 한 손의 시지의 지골이 일부를 상실한 자

7. 한 손의 시지의 말관절을 굴신할 수 없는 자

8. 한 다리가 1센티미터 이상 단축된 자

9. 한 발의 셋째발가락 이하의 1개 또는 2개의 발가락을 상실한 자

10. 한 발의 둘째발가락이 폐용된 자 또는 둘째발가락을 포함하여 2개의 발가락이 폐용된 자 또는 셋째발가락 이하의 3개의 발가락이 폐용된 자

제14급 (5%)

1. 한 눈의 눈꺼풀 일부에 결손이 남거나 EH는 속눈썹에 결손이 남은 자

2. 3개 이상의 치아에 대하여 치과 보철을 가한 자

3. 팔의 노출면에 손바닥 크기의 추한 흔적이 남은 자

4. 다리의 노출면에 손바닥 크기의 추한 흔적이 남은 자

5. 한 손의 소지가 폐용된 자

6. 한 손의 무지와 시지 외의 수지의 지골의 일부를 상실한 자

7. 한 손의 무지와 시지 외의 수지의 말관절을 굴신할 수 없는 자

8. 한 발의 셋째발가락 이하의 1개 또는 2개의 발가락이 폐용된 자

9. 국부에 신경증상이 남은 자

3. 의료 사고에 따른 손해 배상

(1) 의료사고로 말미암은 전체 손해액의 확정

1) 의료사고로 말미암은 손해배상금 도는 합의금을 산출하기 위해서는 먼저 외형상의 손해액 확정

2) 의료사고 때문에 발생하는 민법상의 손해배상 형태는 적극적 손해, 소극적 손해: 위자료 등으로 나누어진다.

3) 전체 손해배상액을 계산하는 방식은 다음과 같다.

(적극적 손해 + 소극적 손해) * (1-환자의 과실 비율) +위자

(2) 치료비 개호비 장례 등 (적극적 손해)

-적극적 손해라 함은 의료사고 때문에 존재하던 이익이 없어지거나 감소하는 것으로

서, 치료비의 지급을 위하여 재산이 감소하거나 부담하게 된 채무

(예: 치료비, 개호비, 장례비 등)

-적극적 손해를 계산하는 방식은 다음과 같다.

치료비+개호비+장례비

의료사고를 당해 의료인에게 손해배상 청구를 할 때에는 치료비 · 개호비 · 장례비 등의 적극적 손해 부분과 일실이익 · 일실 퇴직금 등 소극적 손해, 위자료 등을 합산하여 손해배상금을 계산하게 됩니다.

환자가 재판에서 승소하더라도 환자가 주장하는 손해배상금 전부가 인정되는 것은 아닙니다. 재판장은 환자의 과실비율, 환자의 노동능력 상실률 등을 포함하여 전체 손해배상금을 조정합니다.

의료사고로 말미암은 전체 손해액의 확정

치료비 개호비 장례비 등(적극적 손해)

일실이익 일실 퇴직금 등(소극적 손해)

위자료 의료사고로 말미암은 전체 손해액의 확정

손해액의 산정

의료사고로 말미암은 손해배상금 또는 합의금을 산출하기 위해서는 먼저 외형상의 총 손해액을 확정해야 합니다.

의료사고 때문에 발생하는 민법상의 손해배상 형태는 적극적 손해, 소극적 손해, 위자료 등으로 나눕니다.

전체 손해배상액을 계산하는 방식은 다음과 같습니다.

손해배상액의 산정 전체 손해배상금

{(적극적 손해 + 소극적 손해) X (1 — 환자의 과실비율)} + 위자료

4. 의료사고로 상해를 입으면 손해배상액의 산정

피해자 상해의 경우에도 기본적으로 손해액을 산정하는 방법은 사망의 경우와 유사하다. 다만, 적극 손해에서는 장례비가 없는 대신 치료비가 포함되고, 소극손해에서는 가동연한 전 기간이 아니라 치료 때문에 소득활동을 하지 못한 기간의 일실수익만을 인정한다. 그리고 만약, 치료가 끝난 후에도 후유증이 남아 과거와 같은 수익활동을 할 수 없다면 '노동능력 상실률' 이라는 것을 계산하여야 하는 점이 다르다.

(1) 치료비, 개호비(가정병간호비)

① 치료비

의료사고 때문에 발생한 상해에 드는 치료비는 당연히 재산적 손해 중 적극 손해에 해당하여 배상액에 포함된다. 그러나 모든 진료비가 그런 것은 아니고 사고와 상당인과관계가 있는 치료를 위한 비용만을 사고 때문인 적극적 손해로 본다. 따라서 사안마다 판단해 보아야 하겠으나 대체로 일반적인 입원비, 진단비, 통원치료비, 약값 등은 배상액에 포함되겠지만, 특실 입원료, 특진료 등에서 일반 치료비와의 차액만큼은 배상액에 포함되지 않는다.

② 개호비

가. 의의

의료사고 때문에 환자가 혼자서 거동이 불편한 경우 다른 사람의 도움이 있어야 하는데 이런 일 다른 사람으로부터 받는 간호 및 도움을 개호라고 하고 여기에드는 비용을 개호비라고 한다. 일반적으로 간호인이나 호스피스라고 하는 사람이 대표적인 간호인이다.

나. 인정 여부

누군가가 환자를 간호하였다고 하여 항상 개호비가 손해액으로 인정되는 것은 아니다. 대체로 거동할 수 없는 착수마비 환자, 식물인간, 어린아이 등에게는 개호비를 쉽게 인정해 주며, 이런 경우가 아니더라도 부상의 정도에 따라 개호비가 인정된다.

또 과거에는 가족이 개호인인 경우, 이는 가족으로서의 당연한 의무라 하여 개호비를 인정해 주지 않는 경우가 있었으나 오늘날에는 개호의 필요성이 인정된다면 가족이 개호[34]하였어도 개호비를 인정하고 있다.

구체적으로 개호가 필요한가에 대한 유무 및 그 정도는 상해 또는 후유장해의 부위, 정도, 피해자의 연령, 치료기간 등을 종합하여 판단[35]한다.

다. 산정기준

개호인 비용은 특별한 사정이 없으면 개호를 필요로 하는 기간의 통상 도시(또는 농촌) 여성 일용 임금으로 인정된다. (대판 1982.11.23, 82다카1079) 그 이상의 일당을 주고 전문 개호인의 개호를 받았다 하더라도 사실상 법원에서 인정되는 개호비는 여성 일용 임금에 한정되는 경우가 대부분이다.

또한, 특별한 사정이 없다면 개호인은 성인 여자 1인으로 충분하다고 본다. 그러나 감정인의 특별한 의견이 있다면 성인 여자 2인, 또는 성인 남자 2인의 개호를 인정할 수도 있다.

(2) 일실수익

① 일반적일 때
일반적인 부상사고는 일실이익의 산정방법은 사망사고의 방법과 같다. 즉, 치료기간 동안 수익활동을 하지 못하여 생긴 평균 월 소득액에 소득이 불가능하였던 기간을 곱하여 산출하면 된다.

② 후유증이 남은 경우

가. 노동능력 상실의 의미

일정 기간 치료를 받고 완전하게 완쾌가 되어 사고 전과 다름없이 모든 활동이 가능하다면 일실손해의 계산은 간단하게 끝날 수 있다. 그러나 만약, 치료가 끝난 후에도 후유증이 남아 전과 같은 정도의 직업 활동을 할 수 없다거나 아니면 아예 아무런 노동을 할 수 없게 되었다면 단지 치료 기간의 일실수익 배상만으로 끝나서는 안 된다. 따라서 이러면 사고 전과 대비한 노동력상실률을 계산하여 일실이익을 산정하여야 한다.

나. 노동능력상실률의 산정 및 결정

얼만큼의 노동력 상실이 있었느냐는 사안에 따라 전문가인 의사의 감정을 받아 정해지지만, 일반적으로 맥브라이드 표[36]나 산재보험법상의 신체장애등급표 등 객관화된 자료를 이용한다.

법원이 노동능력상실률을 결정하면서 대법원은 '감정인의 감정 결과는 법관이 사실인정에 관하여 특별한 지식과 경험이 필요한 경우 이를 이용하는 데 불과한 것이고, 궁극적으로는 피해자의 제조건과 경험칙에 비추어 규범적으로 상실률을 결정하여야 하는 것'이라고 밝히고 있다. (대판, 1989.3.14, 86다카2731)

(3) 위자료

의료사고 때문에 정신적인 고통을 입은 피해자에 대해서는 위자료가 인정된다. 그리고 위자료를 산정하는 데는 피해자의 재산상태, 피해자의 생활상태, 피해자의 직업, 사회적 지위, 연령, 피해자의 과실 유무 등이 종합적으로 고려되어야 할 것이다.

5. 손익 상계

(1) 의의

의료과오로 말미암아 피해자가 손실을 봄과 동시에 이익을 받는 수가 있다. 이를 손해배상에서 제하고 배상하는 것을 손익상계라고 한다.

(2) 대상

손익상계 대상의 가장 대표적인 예는 생활비이다. 즉, 의료과오로 사망한 경우에 피해자는 장래 얻어야 할 수입을 잃게 되지만 그 반면 장래 생활비의 지출을 면하게 된다. 이 경우 얻을 수 있는 수입에서 생활비를 뺀 나머지 금액이 손해가 되는 것이다.

이 외에도 환자의 상해나 사망으로 각종 보험금이나 사회보장제도 상의 급여(예를 들면 산재 보험급여, 유족연금, 유족보상금 등)를 받은 경우, 이 금액을 손해배상액에서 빼야 하느냐가 문제 된다. 이에 대해서는 보험금 및 각종 사회보장제도 상의 급여가 법적으로 어떠한 성질의 것이냐에 따라 공제 여부가 각각 달라진다. 판례 중에는 산업재해보상보험법상 지급된 요양보상, 유족보상, 장례비 등에 대하여는 근로기준법 제81조의 규정취지로 보아 손익상계가 불가하다고 판시한 것이 있다.

6. 과실상계

(1) 의의

의사의 과실뿐만 아니라 거기에 환자의 과실도 겹쳐서 손해가 발생하거나 확대된 경우 손해부담의 공평이라는 입장에서 가해자가 부담할 배상액을 낮추게 된다. (민법 제396조) 이를 과실상계라고 한다.

(2) 피해자의 과실

여기서 말하는 피해자의 과실이란 손해배상책임의 성립요건의 경우와 같이 엄격한 의무위반이 아니고 부주의 때문에 손해의 발생을 조장할 정도면 충분하다.
 또 피해자 본인에게 과실이 없는 경우에도 피해자의 과실과 동일시할 수 있을 정도로 밀접한 관련이 있는 사람(예를 들어 부모)의 과실을 '피해자 측의 과실'이라고 하여 과실상계를 할 수도 있다.

(3) 법원의 판단

과실상계에 관한 것은 법원의 전권사항으로 당사자가 이를 주장하지 않더라도 피해자 측에 과실이 있을 때에는 법원은 이를 참작해야 한다. 그리고 피해자의 과실 여부 및 그 정도에 관하여는 사실심의 전권사항이므로 그 비율 등에 불만이 있다고 하여 그것만을 이유로 상고할 수는 없다.[37]

7. 구체적 실례

위에서 살펴본 손해의 종류를 기초로 하여 실제로 손해배상액을 산정한 예는 다음과 같다.

사례1 광주고법 2003.1.8. 선고 2001나3848

1. 사건 개요

제왕절개수술로 태아를 분만한 산모가 마취회복과정에서 폐혈전 색전증으로 사망한 사안에서, 산부인과와 마취과 수련의 등이 수술 후 마취회복과정에 있는 산모를 내버려둠으로써 폐혈전 색전증의 발병사실 또는 그 가능성을 감지하지 못하고, 그에 대한 조속한 진단 및 응급치료의 시기를 놓쳐 산모가 사망하였다고 하여 해당 수련의와 이들을 지휘, 감독할 사용자인 담당 과장의 공동불법행위책임을 인정한 사례. 이때 제왕절개수술 자체의 위험도, 망인의 발병이 갑자기 진행되어 의사들이 이를 예상하거나 방지하는 데 어려움이 있었던 점 등 제반 사정을 고려하여 피해자 측의 요인을 30%로 보아 의사들이 배상해야 할 책임의 범위를 70%로 제한했음.

2. 일실 수입

(1) 성별: 여자

· 사고 당시 나이: 32세 11월

· 가동연한 및 가동 일수: 60세가 될 때까지 324개월. 매월 23일씩.

(2) 생계비 공제: 수입의 3분의 1

(3) 가동능력에 대한 금전적 평가: 1996년 기준 성인 여자의 보통 인부의 도시 일용노동자노임인 1일 금 34,005원.

(4) 계산: 34,005원×23×2/3×204.7727 호프만 수치

= 금 106,770,533원

3. 책임의 제한 (책임비율: 70%)

(1) 망인의 일실수입손해 금 106,770,533원×0.7 = 금 74,739,373원

(2) 장례비 금 2,000,000원×0.7=금 1,400,000원

4. 위자료

(1) 망인: 금 20,000,000원

(2) 원고 김재홍: 금 10,000,000원

(3) 나머지 원고들: 각 금 3,000,000원

5. 상속관계

(1) 상속인 및 상속비율

· 원고 김재홍: 3/11

· 나머지 원고들: 2/11

(2) 상속재산: 금 94,739,373원(망인의 재산상 손해금+위자료)

(3) 상속금액의 계산

· 원고 김재홍: 금 25,838,010원(금 94,739,373×3/11)

· 나머지 원고들: 금 17,225,340원(금 94,739,373×2/11)

6. 결론

피고들은 각자 원고 김재홍에게 금 37,238,010원(상속분 금 25,838,010원 +장례비 금 1,400,000원+위자료 금 10,000,000원), 나머지 원고들에게 각 금 20,225,340원(상속분 금 17,225,340원+위자료 금 3,000,000원) 및 위 각 금액에 대하여 이 사건 사고일인 1996.7.21부터 피고들이 그 의무이행의 존재 여부와 범위에 관하여 항쟁함이 상당하다고 인정되는 이 판결 선고일인 2003.1.8까지는 민법에서 정한 연 5%의, 그 다음 날부터 모두 갚는 날까지는 소송촉진 등에 관한 특례법 소정의 25%의 각 비율에 따른 금액을 지급할 의무가 있다.

사례2 서울중앙지방법원 2000.9.27 선고 98가합62447 손해배상 (의)

1. 사건개요

2. 일실수입

(1) 성별: 남자

· 사고 당시 나이: 34세 4개월

· 가동연한: 60세가 될 때까지.

(2) 가동능력에 대한 금전적 평가: 주식회사 일과 여객 자재과 대리로 근무 월 평균수입은 금 1,715,000원, 퇴직 이후는 도시일용 보통 인부로서 월 금 733,106원

(3) 가동능력상실률: 51%(우안의 실명을 고려)

(4) 계산: 사고일인 1998.1.9부터 입원, 치료 종결일인 1998.7.4까지 5개월간 금 1,715,000원×4.9384 호프만 수치 = 금 6,352,017원

· 그 다음 날부터 만 55세가 되는 2019.12.31까지 258개월간

  금 1,715,000원×(177.3271−4.9384 호프만 수치)×51%

  = 금 150,779,776원

· 그 다음 날부터 만 60세가 되는 2024.9.5까지 56개월간

  금 733,106원 ×(202.6374−177.3271 호프만 수치)×51%

  = 금 9, 463,117원

  (합계=금 166,594,910원)

3. 개호비

· 일상생활에 적응하기까지는 1인 개호, 그 이후에는 1/2개호 인정

· 1999.5. 기준 도시 일용 노임 1일 금 33,323원

· 2000.9.9부터 위 적응기간인 입원, 치료 종결일 다음 날부터 3년째 되는 2001.7.4까지 9개월간

  금 33,323원×30×(37.7789−29.9804 호프만 수치)

= 금 7,796,082원

· 그 다음 날부터 위 생존기대기간까지 412개월간

금 33,323원×30×1/2×(240-37.7789 호프만 수치)

= 금 101,079,655원 (합계=금 101,859,257원)

4. 기타 손해

(1) 기왕 치료비: 금 6,864,191원

(2) 보조 구비손해: 금 92,946원

5. 책임 제한(책임 비율: 60%)

(일실수입손해 금 166,594+기왕 치료비 금 6,864,191원+보조 구비손해 금 92,946원+개호비 금 101,859,257원)×60%= 금 165,246,782원

6. 위자료

금 20,000,000원

7. 결론

피고는 원고에게 합계 금 185,246,781원(책임제한에 의한 손해 금 165,246,782원+위자료 금 20,000,000원) 및 이에 대하여 이 사건 불법행위일인 1998.1.9부터 이 사건 판결 선고일인 2000.9.27까지는 민법에서 정한 연 5%, 그 다음 날부터 모두 갚는 날까지는 소송촉진법에 관한 특례법 소정의 연 25%의 각 비율에 따른 지연손해금을 지급할 의무가 있다.

사례3 서울중앙지방법원 서부지원 2000.9.21. 선고 99가합5828 손해배상(의)

1. 사건개요

2. 일실수입
(1) 성별: 남자
- 사고 당시 나이: 41세 8개월
- 가동연한: 60세가 될 때까지.

(2) 가동능력에 대한 금전적 평가: 1998. 현재 5년 경력의 상점 및 시장 판매인의 노임 상당 월 금 1,444,651원.

(3) 가동능력상실률: 39%(감정일로부터 3년간 좌측 표재성엉덩이 신경손상 및 좌측요배부 근육위축)

(4) 계산: 금 1,444,651원×0.39×82.0328 호프만 수치
= 금46,218,418원

3. 위자료
금 2,000,000원

4. 결론
피고는 원고에게 위 금 48,218,418(일실수입손해 금 46,218,418원+위자료 금 2,000,000원) 및 이에 대하여 불법행위일 다음 날로 원고들이 구하는 1995.1.20부터 이 판결 선고일인 2000.9.21까지는 민법에서 정한 연 5%, 그 다음 날부터 모두 갚는 날까지는 소송촉진 등에 관한 특례법 소정의 연 25%의

각 비율에 따른 지연손해금을 지급할 의무가 있다.

사례4 서울민사지방법원 1994.6.8. 선고, 92가합71883

1. 사건개요
2. 일실수입
(1) 성별: 남자
- 사고 당시 나이: 20세 8개월
- 기대여명: 43년(평균 기대여명은 45.58~50년이나 원고는 이 사건 후유장해로 약 5년 정도의 기대여명 단축이 예상된다.)
- 가동연한: 대학교를 졸업하고 군 복무를 마치는 26세가 돼는 때부터 60세가 될 때까지.

(2) 가동능력에 대한 금전적 평가: 사고 당시 고려대학교 법학과 3학년 1학기 재학 중. 1991년도 직종별 임금실태주사보고서 기준 대졸 이상 학력, 경력 1년 미만, 나이 25세 또는 29세인 남자의 소득수준인 월 금 630,208원.

(3) 가동능력상실률: 58%

(맥브라이드 장해등급표 Head. Brain. Spinal cord IX-3항에 해당)

(4) 계산: 26세가 되는 1994.11.14부터 60세가 될 때까지 408개월

금 630,208원×0.58×(260.6542-56.6281 호프만 수치)

= 금74,575,750원

3. 위자료

금 15,000,000원

4. 결론

피고는 원고에게 금 89,575,750원(일실수입 금 74,575,750원+위자료 금 15,000,000원) 및 이에 대한 이 사건 사고일인 1989.7.25부터 이 사건 판결 선고일인 1994.6.8까지는 민법 소정 연 5%, 그 다음 날부터 모두 갚는 날까지는 특례법 소정의 연 25%의 각 비율에 따른 지연손해금을 지급할 의무가 있다.

사례5 서울중앙지방법원 1995.6.14. 선고, 93가합31417

1. 사건개요

2. 일실수입

(1) 성별: 남자
- 사고 당시 나이: 36세
- 기대여명: 34.50년

(2) 경력 및 직업: 1983.9.5. 학교법인 K 학원의 전신인 학교법인 S학원소속의 D고등학교 체육교사로 임용되어 재직하다가 1988.3.23. 위 K학원(당시 S학원) 소송의 S대학교(당시 K대학) 교직원으로 임용되어 이 사건 사고 당시 위 S대학교 행정직 8급으로 재직하고 있었다.

(3) 정년: 6급 이하 행정직의 정년은 K 대학 인사규정 제32조 제2항, 제33조

에 의해 55세가 되는 날이 속하는 해의 학기 말인 2011.8.13이 되나 원고들이 구하는 바에 따라 2011.3.3까지로 인정한다.

(4) 정년까지의 기대수입

· 본봉, 각종 수당, 보조비의 합계 금 1,066,725원

· 가족수당: 배우자 및 18세 미만의 자녀 등 부양가족 1인당 월 금 15,000원씩을 받는다.

· 기여금의 공제: 사립학교 교직원은 사립학교교원연금법 제2조 제1항 제4호, 제44조, 같은 법 시행령 제3조 제1항 제2호, 제4항의 규정에 따라 그 보수월액(월 급여에 기말수당, 정근수당, 장기근속수당, 직무수당의 연 지급 합계액을 12월로 평균한 금액을 합한 금액)의 1,000분의 55에 해당하는 기여금을 내야 하는바, 위 인정 사실에 의하면 위 망인의 사망 당시 위 보수월액은 금 832,100원이므로 그 55/1000인 금 45,766원을 위 급여액에서 뺀다.

(5) 정년 이후의 기대수입

· 1994년 기준 도시 일용노동에 종사하는 보통 인부의 노임

· 1일 금 22,300원, 2011.3.4부터 60세가 될 때까지 월 25 일씩.

(6) 가동능력상실률: 15%

(7) 생계비 공제: 수입의 1/3

(8) 계산: 사망일인 1992.10.27부터 2002.5.31까지 115개월간

(금 1,066,725+45,000−45,788)×85/100×2/3×93.7931

= 금 56,655,106원

그 다음 날부터 2011.3.3.까지 57개월간

(1,066,725+15,000−45,766)×85/100×2/3×155.9021−124.1894)

= 금 18,616,732원

그 다음 날부터 60세가 되는 2016.3.3.까지 60개월간

22,300원×25×85/100×2/3×(185.2966−155.9021)

=금 9,280,525원

(합계: 금 102,654,679원)

3. 일실퇴직금

금 9,745,049원(사립학교교원연금법 제42조 및 이에 의하여 준용되는 공무원연금법, 같은 법 시행령에 따름.)

4. 위자료

(1) 망인: 금 15,000,000원

(2) 원고 박○숙: 금 10,000,000원

(3) 원고 김○은, 김○아: 각 금 2,500,000원

5. 상속관계

(1) 상속인 및 상속비율

· 원고 박○숙: 3/7

· 원고 김○은, 김○아: 각 2/7

(2) 상속재산: 금 127,399,728원(일실수입+일실퇴직금+위자료)

(3) 상속금액의 계산

· 원고 박○숙: 금 54,599,883원(금 127,399,728×3/7)

· 원고 김○은, 김○아: 금 36,399,922원 (금 127,399,728×2/7)

관찰반응	반응	점수
개안반응	통증자극에도 전혀 눈을 뜨지 못한다	1
	통증자극에 눈을 뜬다	2
	불러서 눈을 뜬다	3
	자발적으로 눈을 뜬다	4
구음반응	통증자극에도 전혀 소리를 내지 않는다	1
	자극에 의미가 없는 소리를 낸다(신음소리 등)	2
	문장으로 이야기하지 못하고 부정확한 단어를 사용한다.	3
	말을 하지만 정확하지 않은 말을 한다.	4
	정확한 의사표현을 한다	5
운동반응	통증자극에도 전혀 움직임이 없다.	1
	통증자극에 통증부위와 상관없이 팔을 쭉 편다	2
	통증자극에 통증부위와 상관없이 팔을 구부린다	3
	통증자극에 통증부위를 피하려 한다	4
	통증자극에 정확한 통증부위를 찾아 뿌리치려 한다	5
	지시에 따라 팔 다리를 움직이는 상태	6
* 3개 항목의 합산 점수		
1~8점 : 중증 뇌손상, 9~12점 : 중등도 뇌손상, 13~15점 : 경증 뇌손상		

6. 결론

피고는 원고에게 박○숙에게 금 66,099,883원(금 54,599,883원+위자료 금 10,000,000원+장례비 금 1,500,000원), 원고 김○은, 김○애에게 각 금 38,899,922원(금 36,399,922원+위자료 금 2,500,000원) 및 위 각 금액에 대하여 이 사건 사고일인 1992.10.27부터 피고들이 그 의무이행의 존부 밑 범위에 관하여 항쟁함이 상당하다고 인정되는 이 판결 선고일인 1995.6.14까지는 민법에서 정한 연 5%의, 그 다음 날부터 모두 갚는 날까지는 소송촉진 등에 관한 특례법 소정의 25%의 각 비율에 따른 금액을 지급할 의무가 있다.

사례6 대구지방법원 2013. 9. 27.선고, 2011가단64222

1. 피고는 원고 윤○○에게 11,886,477원, 원고 ○○성, ○○민, ○○숙, ○○영, ○○화에게 각 4,576,923원 및 위 각 금원에 대하여 2011. 6. 8.부터 2013. 9. 27.까지는 연 5%, 그 다음날부터 다 갚는 날까지는 연 20%의 각 비율로 계산한 금원을 각 지급하라.
2. 원고들의 각 나머지 청구를 각 기각한다.
3. 소송비용 중 1/3은 피고가, 나머지는 원고들이 각 부담한다.
4. 제1항은 가집행할 수 있다.

청구취지

피고는 원고 윤○○에게 29,108,771원, 나머지 원고들에게 각12,692,307원 및 위 각 금원에 대하여 2011. 6. 8.부터 이 사건 소장 부본 송달일까지는 연

5%, 그 다음날부터 다 갚는 날까지는 연 20%의 각 비율로 계산한 돈을 지급하라.

이유

1. 기초사실

가. ○○열은 아래에서 보는 바와 같이 피고가 운영하는 병원(이하 '피고 병원'이라한다)에 내원하여 치료를 받던 중 사망한 자(이하 ○○열을 '망인'이라 한다)이고, 원고 윤○○는 망인의 처, 나머지 원고들은 망인의 자녀들이다.

나. 망인은 2011. 6. 1. 16:00경(이하, 날짜는 생략하고 시각만 표시한다) 경남 창녕군 대지면 대창주유소 앞길에서 오토바이를 타고 가다가 넘어지는 사고를 당하여 18:31경 창녕서울병원 응급실을 경유하여 20:10경 피고 병원 응급실에 내원하였다. 내원 당시 망인의 활력징후는 혈압 147/95mmHg, 맥박 94회/분, 호흡 20회/분, 체온 37.1℃, 산소포화도 95%로서 안정적이었다.

다. 망인의 의식수준에 관하여 창녕서울병원 의료진은 혼미상태(stupor, 의식은 있으나 말을 걸어온 외부에서의 자극에 대해서는 반응하지 않는 상태. 상당히 강한 자극에만 반응하며 능동적 신체적, 정신적 움직임은 부족)로 평가하였고, 피고 병원의 응급의학과, 흉부외과 의료진은 기면상태(drowsy, 수면 상태에 빠지려는 경향이 심한 것으로서 상당히 강한 자극을 주면 깨어남)로 평가하였다. 한편, 피고 병원 신경외과 의료진이 평가한 망인의 글래스고 혼수 척도(Glasgow Coma Scale, 이하 'GCS'라 한다)

1) 점수는 E2V1M4로서 통증자극을 주면 눈을 뜨거나 몸을 움츠리나, 소리는 내지 못하는 상태였다.

라. 피고 병원 의료진은 20:30경 망인의 뇌, 안면부, 흉부 및 복부에 대한 CT 검사를 통해 우측전두엽 대뇌고량 지주막하 출혈, 이마, 안검, 좌측 턱 부위 연조직 부종과 피하공기증, 사골, 양측상악골과 비골강 출혈, 다수의 안면골 골절 등이 있음을 확인하였다. 당시 망인의 뇌출혈은 소량이었고, 부종도 경미하였으나 안면부 골절, 혀 열상 등으로 인하여 코와 입에서 다량의 피를 계속 흘리는 상태였다. 이에 피고 병원 의료진은 지혈을 위하여 망인의 비강에 거즈로 패킹을 하고, 비강캐뉼라를 통해 분당 4ℓ 의 산소를 주입하였다. 한편, 망인에 대하여 20:50경 실시한 동맥혈가스분석결과 혈중이산화탄소는 40.7%, 혈중산소는 64.0%, 산소포화도는 92.5%이었다.

마. 피고 병원 성형외과 의사는 22:43경 에피네프린과 1% 염산리도카인을 혼합하여 국소 마취를 한 후 망인의 찢어진 왼쪽 이마 부위와 턱 부위 봉합 수술을 시행하였고, 이어 피고 병원 이비인후과 의사는 23:25경 2% 염산리도카인으로 국소마취를 하고 혀열상 봉합수술을 하였다.

바. 한편, 망인이 호흡곤란 및 통증으로 인하여 힘들어하며 몸을 심하게 뒤척이자 피고 병원 의료진은 망인을 진정시키기 위하여 전신마취유도제인 etomidate-lipuro 10mg을 23:31경 1회, 23:45경 1회 각 주사하였다.

사. 그런데, 23:00경 혈압 160/80mmHg, 맥박 130회/분, 호흡 25회/분이었던 망인의 활력징후가 23:50경 혈압 100/60mmHg, 맥박 47회/분으로 떨어지더니 23:52 망인에게 심정지가 발생하였다. 이에 피고 병원 의료진은 망인에 대하여 심장마사지를 실시하고, 23:54경 교감신경흥분제인 에피네프린을 투여하는 등 심폐소생술을 실시하였다. 망인은 심정지가 일어난 지 8분 정도 지난 후인 6. 2. 00:00경 혈압 100/60mmHg, 맥박 150회/분으로 회복되었고, 피고 병원 의료진은 망인의 심장박동이 재개되자 00:03경 기관 삽관을 하고,

00:14경 인공호흡기를 연결하였으며, 22:30경 기관절개술을 시행하였다.

아. 그러나 망인에게 이미 저산소성 뇌손상이 발생하여 망인은 2011. 6. 8. 11:00 사망하였다.

[인정근거] 다툼 없는 사실, 갑 1, 2, 6, 7호증, 을 1 내지 7호증(각 가지번호 포함), 이 법원의 ○○대학교 병원장, 대한의사협회장에 대한 각 진료기록감정촉탁결과, 변론 전체의 취지

2. 손해배상책임의 발생

가. 기도 확보 미조치 과실

(1) 당사자들의 주장

가) 원고들의 주장

망인은 입과 코의 계속적인 다량 출혈로 호흡곤란증세를 보였고 의식이 저하되어 스스로 기도를 유지하는 데 어려움이 있었고, 더군다나 호흡저하를 유발할 수 있는 진정제까지 주사되었으므로, 피고 병원 의사들로서는 망인에게 기관 삽관을 하는 등 기도 확보 조치를 철저히 취했어야 하는데, 이를 제대로 하지 아니한 과실이 있다.

나) 피고의 주장

당시 망인의 구강 및 비강에서 출혈이 다량으로 일어나고 있는 상황이어서 지혈조치가 가장 우선적으로 필요하였기 때문에 피고 병원 의료진은 거즈로 비강을 패킹하고 출혈이 일어나는 열상에 대한 봉합술을 먼저 시행하였고, 망인의 의식은 지속적으

로 대화 가능한 수준이었고 산소포화도가 정상수치여서 심정지가 발생할 때까지 응급으로 기도를 확보하여야 할 필요가 없었으며, 다량의 출혈로 인해

기도 확보를 위한 시야확보가 어려웠고, 망인은 뇌출혈 있는 고혈압 환자로서 기관을 삽입하거나 기관절개술을 할 경우 혈압 상승으로 인한 재출혈, 뇌압상승 가능성이 있었으므로, 피고 병원의료진이 망인에게 기관 삽관이나 기관 절개술을 하지 아니한 것은 의사의 합리적 재량 범위를 벗어나지 아니한 것으로서 과실이라 할 수 없다.

(2) 판단

위 인용증거들과 갑 8호증의 1, 2, 을 8, 9호증의 각 기재에 변론 전체의 취지를 종합하여 인정되는 다음과 같은 사정들, 즉 ① 기관 삽관이 필요한 경우는 의식저하, 기도분비물의 증가, 기도 내 출혈, 이물질, 종괴, 부종 등으로 인해 기도가 유지되지 않아 숨을 쉬기 어려운 경우인데, 망인의 경우처럼 안면부 골절로 인한 비강출혈이 코뒤로 넘어가 구강으로 흐르고, GCS가 7점에 지나지 않을 정도로 의식이 저하되어 기도를 스스로 보호할 수 있는 능력이 감소되어 있는 경우에는 출혈이 구강을 통해 식도로 넘어가면서 기도를 막거나 폐로 흡인이 될 수 있으므로, 기관 삽관과 같은 전문적인 기도유지술을 적극적으로 시행해야 할 필요성이 있는 점, ② 그런데 피고 병원 의료진은 망인의 심정지 발생시까지 비강캐뉼라를 통해 산소를 공급하는 것 이외에 기도확보를 위한 다른 조치는 하지 않았는데, 망인의 안면부골절 및 비강출혈 때문에 비강캐뉼라를 통한 지속적인 산소공급에도 불구하고 망인에게 산소가 효율적으로 공급되지않았을 가능성이 많은 점, ③ 중증의 외상성 뇌손상이 있는 경우 의식저하로 인한 혀나 후두개의 기능 저하로 기도 폐쇄가 발생할 가능성도 높고, 혀 열상 봉합술을 위한 혀 부위 국소마취가 그 위치에 따라 기도유지에 영향을 줄 수도 있는 점, ④ 더군다나, 피고 병원 의료진이 혀 열상 부위의 국소마취 이후 망인에게 추가로 주사한 etomidate-lipuro는 의식을 저하시킬 수 있는 진정치료제로서 망인과 같이 중증 외상성 뇌손상이 동반된 고령의 환자에게 투여하게 되면 의식이 더 저하되어 호흡조절기능의약화로 인해 무호흡상태가 발생할 수 있으므로 이 같은 약을 투여할 경우에는 환자의 의식 상태와 호흡 상태를 평가한 후 기도유지를 위한 조치를 반드시 시행하여야 하는데, 망인에 대하여 내원 직후 GCS가 중증 뇌손상에 해당하는 7점으로 평가되었음에도 불구하고 피고 병원 의료진은 위 진정치료제를 주사하면서 망인에 대한 의식 상태나 호흡 상태에 관한 객관적 평가를 다시 한 바 없는 점, ⑤ 망인은 2차례에 걸쳐 etomidate-lipuro를 투여받았는데, 첫 번째 투여시에는 정상적으로 깨어났으나 두 번째 투여 후 몇 분 지나지 않아 혈압이 감소하면서 심정지가 발생한 점, ⑥ 당시 호흡곤란이나 심정지를 유발할 정도의 심각한 뇌부종 기타 심정지의 원인이 될 만한 다른 증상은 없었던 점, ⑦ 기관 삽관은 기도유지를 위한 튜브를 구강을 통해 성대를 지나 기관에 삽입하는 것이기 때문에 안면부골절, 아래턱뼈골절 등이 있는 경우 상대적으로 어렵고, 망인은 비강출혈, 혀 열상 등으로 구강 내에 혈액이 고여 있을 가능성이 있고 이는 시술자의 시야를 막아 삽관을 어렵게 할 수도 있기는 하지만, 그렇다고 하여 망인의 상태가 기관을 삽관하는 것이 불가능한 것이 아니었고, 실제로도 망인에게 심정지가 일어난 이후인 6. 2. 00:03경 망인에게 기관을 삽관한 사실, ⑧ 기관 삽관의 합병증으로는 기도 삽관의 실패로 인한 기도유지확보의 실패, 구역반사자극으로 인한 심한 서맥, 무수축 발생, 구토와 폐흡인 발생, 치아 및 구강손상, 뇌출혈 등으로 인해 뇌압이 상승되어 있는 환자의 경우에는 뇌압 상승, 뇌출혈의 악화 등이 문제될 수 있으나, 이러한 문제점들은 적절한 전 처치 및 뇌압을 증가시키지 않고 평균 동맥압을 감소시키지 않는 약물의 사용을 통해 해결 가능할 뿐만 아니라, 이러한 합병증

주요항목	주요내용
의료사고의 정의	보건의료인이 환자에 대하여 실시하는 진단 · 검사 · 치료 · 의약품의 처방 및 조제 등의 행위로 인하여 사람의 생명, 신체 및 재산에 대하여 피해가 발생한 경우
해외환자적용	대한민국 국민이 아닌 자도 보건의료기관에 대하여 의료사고로 인한 손해배상을 구하는 경우에도 이 법을 적용
한국의료분쟁조정중재원 설립	형태: 법인 / 주요업무 : 의료분쟁 조정 · 중재 · 상담, 의료사고검정, 손해배상금대불, 의료분쟁관련연구, 교육, 홍보 등 / 임원 : 원장 및 의료사고 감정단의 단장포함 9인 이내의 이사와 감사 1인 / 운영재원 : 정부출연금, 중재원의 운영에 따른 수익금
조정중재원에 의료분쟁조정위원회 설치	조정위원 구성 : 위원장 및 위원 50명 이상 100명 이내 (5분의 2는 판사 검사 변호사, 5분의 1은 보건의료단체 또는 보건의료기관단체에서 추천한 사람, 5분의 1은 비영리 민간단체에서 추천한 사람, 5분의 1은 대학이나 공인된 연구기관에서 부교수급 이상 또는 이에 상당하는 직에 있는 사람 (보건의료인 제외)
조정위원회에 조정부 설치	5인의 위원으로 구성된 분야별 대상별 · 지역별 조정부를 둠 / 구성 : 판사, 검사, 변호사 중 2인 (1명은 반드시 판사), 나머지 3인은 의료분쟁조정위원 자격과 동일/업무:의료분쟁의 조정결정 및 중재판정, 의료사고로 인한 손해액 산정, 조정조서 작성 등 ※조정위원이 사건 당사자와 친족관계에 있는 등 관련 있는 경우 위원 자격에서 제척됨)
조정중재원에 의료사고감정단 설치	감정위원 구성: 50명 이상 100명 이내 (의사전문의 자격 취득 후 2년 이상 경과하거나 치과의사 또는 한의사 면허 취득 후 6년 이상 경과한 사람, 변호사 자격 취득 후 4년 이상 경과한 사람, 외국의 자격 또는 면허 취득 후 5년 이상 경과한 사람, 비영리민간단체의 임원직에 2년이상 있거나 있었던 사람) / 업무 : 의료분쟁의 조정 중재에 필요한 사실조사, 의료행위를 둘러싼 과실 유무 및 인관관계 규명, 후유장애 발생 여부 등 확인, 다른 의료기관에서 의뢰한 의료사고에 대한 감정 / 감정단 내 분야별 · 대상별,지역별 감정부 설치
조정 신청 및 결정 기간	분쟁 조정신청은 의료사고 원인행위가 종료된 날부터 10년 이내에 해야 함 / 감정부는 조정신청이 있는 날부터 60일 이내에 감정서 작성해 조정부에 송부 / 조정부는 사건의 조정신청이 있는 날부터 90일 이내에 조정결정 완료 / 중재원장은 조정결정서를 7일 이내 신청인과 피신청인에 송달, 신청인과 피신청인은 15일 이내 동의 여부 통보 / 신청인은 조정절차 진행 중에 피신청인과 합의할 수 있음

조정의 효력	재판상 '화해'와 동일한 효력이 있음
임의적 조정전치주의	의료분쟁에 관한 소송은 이 법에 따른 조정절차를 거치지 않고도 제기할 수 있음
의료배상공제조합 설립 운영	보건의료인단체 및 보건의료인기관단체는 의료사고에 대한 배상을 목적으로 하는 의료배상공제조합을 보건복지부장관의 인가를 받아 설립·운영할 수 있음
불가항력 의료사고 보상	조정중재원은 보건의료인이 충분한 주의의무를 다했음에도 불구하고 불가항력적으로 발생했다고 의료사고보상심의위원회에서 결정한 분만에 따른 의료사고로 인한 피해를 보상하기 위한 사업(의료사고 보상사업)을 실시함 / 의료사고 보상 재원의 부담 주체와 분담 비율, 보상범위는 대통령령으로 정함
손해배상금 대불제도	의료사고로 인한 피해자가 그에 따른 금원을 지급받지 못했을 경우 미지급금에 대해 조정중재원에 대불을 청구할 수 있음 / 대불은 국민건강보험공단이 요양기관에 지급해야 할 요양급여비용의 일부를 조정중재원에 지급하는 방법으로 할 수 있음. / 조정중재원은 보건의료기관 등 관계기관에 대해 대불금 구상 및 결손처분 등을 위해 필요한 자료의 제공을 요청할 수 있음.
형사처벌 특례	의료사고로 인해 형법 제 286조의 죄 중 업무상과실치상죄를 범한 보건의료인에 대해서는 이 법에 따른 조정이 설립하거나 조정절차 중 합의로 조정조서가 작성된 경우 피해자의 명시적 의사에 반하여 공소를 제기할 수 없음 / 다만 피해자가 신체의 상해로 인해 생명에 대한 위험이 발생하거나 장애 또는 불치나 난치의 질병에 이르게 된 경우는 예외로 함.
벌칙	조정위원, 감정위원, 조사관 및 조정중재위원의 임직원이 업무 중 알게 된 비밀을 누설한 경우 : 3년 이하의 징역 또는 1천만원 이하 벌금 / 감정위원·조사관의 업무를 거부·방해·기피한 사람 : 3천만원 이하 벌금 / 의료사고 조사와 관련된 참고인으로 출석요구를 받고 출석하지 않은 신청인 또는 피신청인 : 과태료 500만원 / 의료사고와 관련된 소명요구를 받고 정당한 사유없이 응하지 않은 보건의료인 또는 보건의료기관 개설자: 과태료 500만원
법률 시행일	공포 후 1년이 경과한 날 부터 시행 / 형사처벌 특례와 무과실 의료사고 보상 규정은 공포 후 2년이 경과한 날 부터 시행

의료사고 관련 도표정리

보다 기도유지가되지 않았을 때 발생하는 호흡부전으로 인한 저산소성 뇌손상 등의 문제점이 더욱 심각한 점 등을 종합하면, 망인에 대한 혀 열상 봉합술 시행 당시 망인의 의식이 상당히 저하되어 스스로 기도를 유지하기가 어려운 상태여서 기도유지를 위한 적극적 조치가 필요하였음에도 불구하고, 피고 병원 의료진은 비강캐뉼라를 통해 산소를 주입하는 것 이외에 기도확보를 위한 다른 조치를 취하지 아니하였을 뿐만 아니라 망인의 의식수준을 고려하지 않고 호흡부전을 초래할 수 있는 진정치료제를 투여한 과실로, 망인에게 호흡부전 및 그에 따른 심정지를 유발하여 망인을 저산소성 뇌손상으로 사망에 이르게 하였다고 봄이 상당하다.

나. 경과관찰을 소홀히 한 과실

1) 원고들의 주장

피고 병원 의사들은 혀 열상 봉합술 중 모니터 계기에 나타나는 망인의 혈압 수치를 수시로 관찰하고 혈압 이상 시 이에 대한 적절한 조치를 하여야 함에도 이를 소홀히 하여 망인의 혈압이 감소하는 것을 인식하지도 못하는 등 경과관찰을 소홀히 하여 혈압감소, 호흡부전에 대한 적절한 조치를 조기에 하지 못한 과실이 있다.

2) 판단

23:00경 혈압 160/80mmHg, 맥박 130회/분, 호흡 25회/분이었던 망인의 활력징후가 23:50경 혈압 100/0mmHg, 맥박 47회/분으로 떨어지더니 23:52 망인에게 심정지가 일어난 사실은 위에서 본 바와 같고, 을 1호증의 10의 기재에 의하면, 23:00부터 23:50 사이에 망인의 활력 징후가 기록되지 않은 사실은 인정되나, 갑 2호증, 을 1 내지 5호증(각 가지번호 포함)의 각 기재에 변론

전체의 취지를 종합하여 인정되는 바와 같이 피고 병원 의료진이 이마와 혀 열상 봉합술을 시행하면서 망인의 활력 징후에 대하여 계속 점검하였고, 망인의 혈압이 갑자기 떨어지며 심정지가 오자 바로 심장마사지를 시행하고, 에피네프린을 주사하는 등 응급조치를 시행한 점에 비추어 위와 같은 사실만으로는 피고 병원 의료진에게 망인의 경과관찰을 소홀히 한 과실이 있다고 보기 어렵고, 달리 이를 인정할 증거가 없다.

따라서 원고들의 이 부분 주장은 이유 없다.

다. 심 정지 발생 직후 기관 삽관 등 응급조치를 지연한 과실

1) 원고들의 주장

망인에게 심 정지가 발생된 이후에도 그 즉시 기관 삽관 등 응급조치를 바로 시행하지 아니한 과실로 망인의 저산소성 뇌손상이 심화되었다.

2) 판단

망인의 심 정지는 23:52에 발생하였고, 피고 병원 의료진은 그로부터 11분이 지난 6. 2. 00:03경 망인에 대하여 기관 삽관을 시행하였고, 22:30 기관절개술을 시행한 사실은 위에서 본 바와 같다.

그러나, 이 법원의 대한의사협회장에 대한 진료기록감정촉탁결과에 의하면, 심폐소생술에서 가장 중요한 것은 흉부압박을 통해 심박동을 회복시키는 것이기 때문에 통상심폐소생술 중 호흡보조는 앰뷰배깅으로 하고 기관 삽관은 자발혈액순환이 회복된 후에 시행되는 점, 피고 병원 의료진은 망인에 대하여 심정지를 발견하자 바로 심장마사지와 에피네프린 주사 등을 통해 심장박동 회복을 시도하였고, 자발적 심박동이 회복되자 바로 기관 삽관을 시행한 사실 등이 인정되는바, 위 인정사실에 의하면 피고 병원 의료진이 망인의 심 정지

발생 직후 기관 삽관을 하지 않은 것에 어떠한 잘못이 있다고 보기 어렵다. 따라서, 원고들의 이 부분 주장도 이유 없다.

라. 망인의 사망 원인과 관련한 피고의 주장에 대한 판단

1) 피고의 주장

피고는 망인의 심정지 발생원인은 뇌출혈 및 뇌부종이었고, 심정지로 인하여 저산소성 뇌손상이 발생한 것이므로, 피고 병원 의료진이 망인에 대한 기도확보조치를 제대로 하지 못한 과실이 있다고 하더라도 그 과실과 망인의 저산소성 뇌손상 사이에는 인과관계가 없다는 취지의 주장을 한다.

살피건대, 갑 2호증, 을 1 내지 5호증의 각 기재, 이 병원의 ○○대학교 병원장, 대한의사협회장에 대한 각 진료기록감정촉탁결과에 변론 전체의 취지를 종합하여 인정되는 다음과 같은 사정들, 즉 당시 망인의 뇌출혈은 소량이고, 부종은 경미하여 호흡부전이나 심정지를 유발할 정도는 아니었던 점, 망인의 심정지의 원인으로 추정되는 호흡부전은 망인의 뇌손상의 진행으로 인한 의식 저하로 인하여 생겼을 가능성도 있지만, 위에서 본 바와 같이 진정치료제 투여, 출혈 및 안면부골절로 인한 기도 폐쇄 등으로 인하여 발생될 수 있는 상황이었던 점, 피고 병원 의료진은 etomidate-lipuro를 2차례에 나누어 주사하였는데, 두 번째 주사한 직후 망인의 활력징후가 떨어지며 심정지가 온 점 등을 종합하면, 피고 병원 의료진의 기도확보 미조치 과실과 망인의 호흡부전, 그로 인한 심정지 사이에 상당인과관계가 존재한다고 할 것이다. 따라서, 피고의 위 주장은 이유 없다.

마. 책임의 제한

다만, 앞서 본 증거들에 의하여 인정되는 다음과 같은 사정들, 즉 망인은 이

미 뇌손상으로 인하여 의식 저하가 있었고, 망인의 이러한 상태가 호흡부전으로 인한 심정지 및 그로 인한 저산소성 뇌손상에 상당히 기여하였을 것으로 보이는 점, 당시 망인의 안면부 다발성 골절 등으로 인하여 구강 및 비강으로 다량의 출혈이 있어 기도 확보가 매우 어려운 상태였던 점, 심정지 이후 피고 병원 의료진이 나름대로 최선의 응급조치를 다한 것으로 보이는 점 등은 이 사건 의료사고의 경위 등과 함께 피고가 배상하여야 할 손해액을 산정함에 있어 참작하는 것이 손해의 공평, 타당한 분담을 그 지도원리로 하는 손해배상제도의 이념에 부합한다고 할 것이므로 이를 참작하기로 하여 피고의 책임비율을 30%로 제한한다.

3. 손해배상의 범위

가. 기왕치료비

· 원고 윤○○가 2,570,310원 지출

나. 장례비

· 장례비로 지출한 것으로 인정되는 14,335,700원 중 원고 윤○○가 청구하는 범위 내인 500만 원

다. 책임의 제한

1) 피고의 책임 : 30%(위 2.의 마.항 참조)

2) 계산 : 2,271,093원(= 7,570,310원 x 30%)

라. 위자료

1) 참작사유 : 망인의 나이 및 원고들과의 관계, 이 사건 의료사고의 경위 및 결과, 이 사건 변론에 나타난 제반 사정

2) 결정금액 : 망인 2,000만 원, 원고 윤○○ 500만 원, 원고 ○○성, ○○민, ○○

숙, ○○영, ○○화 각 150만 원

마. 상속관계

원고 윤○○가 3/13, 나머지 원고들이 2/13의 비율로 망인의 재산을 상속

[인정근거] 다툼 없는 사실, 갑 4, 5호증(각 가지번호 포함)의 각 기재, 변론 전체의 취지

바. 소결론

피고는 원고 윤○○에게 재산상 손해 및 위자료 합계 11,886,477원 = 재산상 손해 2,271,093원 + 망인의 위자료 상속분 4,615,384원(= 2,000만 원 x 3/13) + 본인 위자료 5,000,000원, 나머지 원고들에게 각 4,576,923원 M= 망인의 위자료 상속분 각 3,076,923원(= 2,000만 원 x 2/13) + 본인 위자료 1,500,000원 및 위 각 금원에 대하여 이 사건

의료사고 발생일 이후로서 원고들이 구하는 망인 사망일인 2011. 6. 8부터 피고가 이행의무의 존부 및 범위에 대하여 항쟁함이 상당한 이 판결 선고일인 2013. 9. 27.까지는 민법이 정한 연 5%, 그 다음날부터 다 갚는 날까지는 소송촉진 등에 관한 특례법이 정한 연 20%의 각 비율로 계산한 금원을 지급할 의무가 있다.

4. 결론

그렇다면, 원고들의 청구는 위 인정 범위 내에서 이유 있어 일부 인용한다. - 판사 김수영-

제3절
소송에 의하지 않는 민사 분쟁 해결방법

1. 합의(화해)

사실 모든 유형의 분쟁에서 당사자 간의 의견 교환을 통하여 일정한 결론을 이루어 내는 방법은 양 당사자 모두에게 가장 좋은 해결 방법이다. 의료사고는 화해가 이루어지는 비율이 다른 사건에 비해 높은 편[38]이라고 한다.

 그러나 상당수는 이해관계가 충돌하고 분쟁 해결 과정에서 악감정이 심화하여 합의에 따른 문제 해결을 하지 못하고 다른 수단을 찾게 되는 것이다.

2. 조정

(1) 조정의 의의

① 조정이라는 것은 분쟁의 당사자가 아닌 공정한 처지에 있는 제3자가 협상을 이끌어 결론을 내리도록 하는 분쟁 해결 방법이다. 그러나 이는 민사소송과 같은 법적 구속력이 없어서 당사자들이 이에 따라주지 않을 때 결국은 소송의 단계로 나아가게 된다. 소송은 분쟁을 명확히 해결해주는 장점이 있지만, 패소하는 쪽의 손실이 크고 시간도 오래 걸릴 뿐만 아니라 비용도 많이 드는 단점이 있다. 이에 비해 조정제도는 당사자 간에 감정 대립을 줄일 수 있고 시간과 비용을 절약하는 장점이 있으나, 이미 말한 바와 같이 강제성이 없다는 단점이 있다.

② 의료사고분쟁조정

  1. 목적 (제 1조)

  2. 적용대상 (제3조)

  3. 한국의료분쟁 중재원의 설립 (제6조)

  4. 조정중재원의 업무 (제8조)

1)의료분쟁의 조정. 중재. 및 상담

2)의료사고감정

3)손해배상금 대불

4)의료분쟁과 관련된 제도와 정책의 연구, 통계작성 교육 및 홍보

5)그 밖의 의료분쟁과 관련 대통령으로 정하는 업무

5,조정 중재원에 의료분쟁 조정위원회설치 (제19조), (제23조)

6,의료사고 감정단의설치 (제25조), (제 26조)

7,조정의 신청자격 (제27조 제1항, 2항)

1)당사자의 법정대리인 ,배우자, 직계존비속 또는 현제자매

2)당사자인 법인의 임직원

3)변호사

4)당사자로부터 서면으로 대리권을 수여받은 자(단,1호에 해당하는 자가 없는 경우 한정)

8,조정신청이 각하(부적법하여 신청이 그 내용 판단 없이 받아들여지지 않음을 의미)되는 경우

1)이미 해당(제27조3항)

2)제27조7항

3)제27조 8항

9,의료사고의 조사 (제28조1항, 2항, 3항)

10,조정결정 (제33조)

11,배상금의 결정 (제35조,36조3항)

12,조정의 효력 (제36조4항)

13,의료분쟁 소송과의 관계 (제40조)

14. 중재절차 (제43조, 44조)

15. 손해배상금의 대불 제도 (제47조1항)

16. 업무상 과실 치상죄에 대한 특례(제 중재법 제31조, 51조)

- 판사, 검사등 법률가들로 구성된 의료분쟁조정위원회를 도입 이를 준사법절차화하고, 피해자가 소송과 조정을 선택적으로 활용할 수 있도록 규정했다.
- 중재원산하에는 사고의 과실유무와 인과관계를 규명하는 의료사고 감정단과, 실질적인 조정역할을 담당하는 의료분쟁조정 위원회가 함께 설치된다
- 감정부에는 법조인 2명(검사1명은 필수) 의사 2명 그리고 소비자 단체 1명으로 구성한다, 감정 부는 사고가 발생한 병, 의원을 방문해문서나. 물건, 조사를 하고 열람 복사할 수 있다,
- 열람조사를 방해하거나 기피할 경우 에는 3,000만원의 벌금을 물게 된다,

③ 의료분쟁 조정법

취지 및 목적

1) 형사 처분 특례도입

2) 무과실 의료사고 보상도입

3) 입증책임 의료인에게 전가

(2) 법원에 의한 조정

우선 민사조정법에 따라 법원이 조정하는 경우를 생각해 볼 수 있다. 민사 조정은 당사자의 신청이나 법원의 직권에 의하여 절차가 개시되며 당사자가 합의하게 되면 조서를 작성하고, 그 효력은 확정판결과 같이 된다. 민사조정에는 조정판사에 의한 강제조정 결정이 인정되는데 이에 대한 이의신청이 있으면 사건은 소송으로 진행하게 된다.

(3) 의료심사위원회의 조정

1981년 의료법 개정으로 설립된 것으로 설립목적은 의료분쟁이 법적 문제(소송제기)로 확대되기 이전에 객관적이고 공정한 입장에서 분쟁을 조정한다는 것이었다. 따라서 환자 측은 경제적 시간상으로 어려움이 많은 소송절차를 거치지 않고도 피해를 보상받을 수 있고, 의료인은 병원점거 때문인 명예손상이나 복잡한 소송절차를 거치지 않고 의료분쟁을 해결할 수 있다는 점에서 바람직한 제도로 평가되었다. 그러나 조정이 강제되어 있지 않을 뿐만 아니라 국민의 신뢰성도 낮고 조정기간도 길어 거의 이용이 안 되고 있다.

(4) 한국소비자보호원의 조정

환자 역시도 의료 서비스를 이용하는 소비자로서 소비자보호법에 따른 적용을 받을 수 있다. 한국소비자보호원에서는 소비자(환자 측)의 피해구제청구가 있으면, 당사자에 대하여 피해보상에 대한 합의를 권고할 수 있으며(소비자보호법 제42조), 피해구제청구를 받은 날로부터 30일 이내에 합의가 이루어지지 아니할 때에는 바로 조정위원회에 조정을 요청하고 그 결정에 따라 처리하여야 한다(소비자보호법 제43조 ①항). 또한, 관계당사자도 합의권고에 따른 합의가 이루어지지 아니할 때 조정위원회에 조정을 신청할 수 있다(소비자보호법 제43조 ②항).

조정으로 합의가 성립되면 조서가 작성되고 이 역시 확정판결과 같은 효력을 가진다.

제4절
민사소송 제기 시 알아두어야 할 점

1. 주의점

결국, 합의나 조정이 성립하지 않으면 민사소송을 제기하게 된다. 이러한 소송은 당사자가 손해배상성립 또는 불성립에 필요한 사실을 얼마나 잘 입증하느냐 하는 문제로 요약할 수 있다.

따라서 소송 진행 과정에 필요한 절차를 지키면서 자신에게 유리한 증거를 확보할 수 있는 적절한 조치들을 해야 하므로 아래에서는 이를 살펴보도록 한다.

한 가지 민사소송 제기 시 주의하여야 할 점은 환자로서는 아무리 소송을 잘 수행하여 결국 승소판결을 받더라도 의사에게 재산이 없거나 재산을 미리 은닉, 처분해두었다면 집행 과정에서 굉장한 곤란을 겪을 수 있다는 점이다. 따라서 환자 측이 민사소송을 제기할 때 본안소송 전에 의사의 재산에 대하여 가압류를 해 두는 것이 현명한 방법이라 하겠다.

2. 진행과정에 따른 소송서류 작성하기

(1) 환자 측

민사소송은 환자 측이 손해배상소장[39]을 법원에 제출함으로써 개시된다. 손해배상소장을 작성할 때에는 사고의 개요 및 피고의 과실을 잘 적시하고 앞서 살펴본 방법으로 손해배상액의 범위를 산정하여 기재하여야 한다. 소장이 접수되면 법원은 변론기일을 잡기에 앞서서 당사자 사이에 문제 되는 점을 서면으로 주고받아 쟁점을 정리하도록 하고 있다. 따라서 법원으로부터 준비서면 서가 도착하면 환자 측은 의사 측의 답변서를 검토하여 준비서면을 작성하게 된다. 그런데 민사소송에서 가장 중요한 것은 자신의 주장에 맞는 증거를 얼마나 정확하게 댈 수 있느냐 하는 점이다. 따라서 의사 측에 주로 집중된 증거자료를 얻기 위해서 다음과 같은 서류를 작성하여 증거를 확보하여야 한다. 우선 (진료기록에 대한) 문서제출명령신청서[40]을 법원에 제출하여 진료기록부 일체를 확보할 수 있다. 그리고 사고 때문인 환자의 피해 정도를 알아보기 위해서는 신체감정촉탁신청서[41]을 작성하여 제출하여야 한다. 이 절차는 손해의 정도를 입증하는 데에 반드시 필요한 절차이다.

또한, 의료사고의 내용은 의학적인 지식이 있어야 하는 전문적인 내용이 많으므로 의사협회나, 의과대학, 연구소 등에 사실조회신청[42]을 할 필요가 있다.

(2) 의사 측

환자 측이 제기한 손해배상청구소송에 대한 소장이 도달하면 의사 측에서는 이 소장이 송달된 날로부터 30일 이내에 답변서를 제출하여야 한다. 만약 이를 제출하지 않으면 스스로 과실을 인정한 것으로 보아 법원은 그대로 판결을 내릴 수 있다.

앞서 본 환자의 경우와 마찬가지로 의사 측도 변론기일에 앞서 준비서면을 통하여 자기 뜻을 정리하게 된다.

그리고 환자 측의 주장에 대하여 의사 역시 자신에게는 과실이 없다는 점을 입증하여야 하므로 진료기록감정신청, 사실조회신청, 신체감정신청 등을 할 수 있다.

3. 입증활동의 문제

(1) 증명책임의 의의

앞에서 언급한 것처럼 민사소송에서 승패를 좌우하는 것은 어느 쪽이 얼마만큼 자신의 주장을 뒷받침할 수 있는 증거를 대서 이를 입증하였는가 하는 점이다. 그런데 이러한 입증을 누가 하여야 하는가, 즉, 적극적인 입증이 없다면 불이익을 당하게 되는 것이 어느 쪽인가 하는 문제가 생기게 되며 이를 '입증책임(증명책임)'이라고 한다.

증명책임을 누가 지느냐에 관해서는 채무불이행 책임을 주장하느냐 불법행위책임을 주장하느냐에 따라 달라진다. 그런데 증명책임에서 제일 문제가 되는 불법행위에서 '과실'에 대한 증명책임은 원칙적으로 피해자가 지게 된다.[43]

(2) 증명책임의 완화

그런데 의료사고의 특성상 환자 측이 의사의 과실을 입증한다는 것은 결코 쉬운 일이 아니다. 특히, 가해행위와 손해 사이와 인과관계가 있다는 점은 전문적이고 비공개적으로 행해진 의료행위의 특징에 비추어 환자 측에서 입증하기가 매우 곤란한 것이다.

여기에서 등장한 것이 의료사고는 인과관계의 입증을 완화해 주는 대법원이 취하고 있는 방법이다. 즉, 의료사고와 관련하여서는 환자 측이 여러 가지 정황사실의 종합에 의한 추정을 통하여 의사 측의 과실과 인과관계에 대하여 그 개연성이 있다는 점을 입증하면 일단 과실과 인과관계가 있다고 추정되고, 의사 측에서는 적극 과실과 인과관계가 없음을 입증하지 못하는 한 책임을 인정하게 하는 것이다.

(3) 입증방해의 문제

의료사고에는 소송에서의 증거로 삼을 수 있는 대부분 진료자료를 의사 측이 가지고 있기 때문에 의사 측에서는 이를 환자 측이 증거로 삼을 수 없도록 방해할 수 있다. 이를 입증방해라고 한다.

우리 대법원 판례는 이러한 입증방해는 공평과 신의성실에 어긋남으로 '법원은 이를 하나의 자료로 하여 자유로운 심증에 따라 의사 측에 불리한 평가를 할 수 있다'고 판시하고 있다.

따라서 입증방해가 있는 경우 그 사실만으로는 증명책임이 의사 측에게 전환되는 등의 효과는 없지만, 판사가 자유로운 심증을 통하여 이를 의사 측에 불리한 자료로 삼을 수 있다.

4. 사실오인 주장에 대하여

1) 의료법 제 82조에 규정된 안마는 '국민의 건강증진을 목적으로 손이나 특수한 기구로 몸을 주무르거나, 누르거나, 잡아당기거나, 두드리거나 하는 등의 안마·마사지 또는 지압등 각종 수기요법과 전기기구의 사용, 그 밖의 자극요법에 의하여 인체에 대한 물리적 시술을 하여 혈액의 순환을 촉진시킴으로써 뭉쳐진 근육을 풀어주는 등에 이를 '정도의 행위'라고 풀이하여야 한다(대법원 2009. 5. 14. 선고 2007도5531 판결, 2004. 2. 13 선고 2002도3518 판결 참조)

2) 의료법 제 90조, 제22조 제2항은 "의료인이나 의료기관 개설자"를 범죄의 주체로 하는 신분범이다. 또한, 의료법 제22조에서 진료기록부 등의 작성 및 보존의무를 규정하고 있는 취지는 진료를 담당하는 의사 자신으로 하여금 환자의 상태와 치료의 경과에 관한 정보를 빠뜨리지 않고 정확하게 기록, 보존하여 이를 계속되는 환자의 치료에 이용하도록 함과 아울러 다른 의료관련 종사자들에게도 그 정보를 제공하여 환자로 하여금 적정한 의료를 제공받을 수 있도록 하고, 의료행위가 종료된 후에는 그 의료행위의 적정성을 판단하는 자료로 사용할 수 있도록 함에 있다.

제3장
의료사고(醫療事故) 형사소송

제1절 형사책임의 전체 체계

1. 개관

지금까지 살펴본 민사상의 책임은 환자에게 발생한 손해를 어떻게 배상할 것인가 하는 문제였지만 앞으로 볼 형사상의 책임은 의사의 행위에 대한 법적인 비난이 형벌을 부과할 정도의 것인가 하는 문제이다.

우선, 형법은 원칙적으로 '고의'를 가지고 범한 범죄를 벌하지만, 예외적으로 당연히 해야 했을 주의의무를 소홀히 하여 바람직하지 못한 결과를 발생시킨 경우 '과실범'의 경우에도 벌하는 경우가 있다. 바로 업무상 과실치사상죄가 그 예이며 의료사고 때문인 의사의 형사책임은 대부분 이 죄가 문제 된다.

또한, 의료법에서도 일정한 의사의 의무 위반에 대하여는 형벌을 부과하는 규정을 두고 있다.

2. 업무상 과실치사상죄

형법 제268조 (업무상과실·중과실치사상죄) 업무상과실 또는 중대한 과실 때문에 사람을 사상에 이르게 한 자는 5년 이하의 금고 또는 2천만 원 이하의 벌금을 물린다.

(1) 의사의 주의의무위반(업무상 과실)
이에 대해서는 앞서 의사의 의무와 관련하여 살펴본 바 있다. 따라서 자세한 설명은 생략한다.

(2) 상해, 사망의 결과
이 범죄는 사람의 생명과 신체를 보호법익으로 하는 범죄이다. 따라서 의료과오가 있었다고 하더라도 특별한 상해나 사망의 결과가 발생하지 않았다면 이 죄는 문제 되지 않는다.

(3) 인과관계와 객관적 귀속
피해자의 사망이나 상해라는 결과는 가해자의 의료행위로 '인한 것'이어야 한다. 따라서 의사에게 의료과실이 있었어도 다른 원인으로 피해자가 사망한 경우와 같이 인과관계가 인정되지 않으면 의사에게는 업무상 과실치사상죄가 성립하지 않는다.

3. 기타 의료법상의 형사책임

의사의 의무에 관하여 규정하고 있는 의료법에서도 이 의무를 위반하였을 때 형벌에 처하도록 하는 규정을 두고 있다.[44]

(1) 5년 이하의 징역 또는 2천만 원 이하의 벌금(의료법 제66조)
면허증 대여나 진료방해행위, 무면허 진료행위 등을 하였을 때 이에 해당한다.

(2) 3년 이하의 징역 또는 1천만 원 이하의 벌금(의료법 제67조)

환자의 비밀을 누설하거나 과대광고를 하면 등이 이에 해당한다.

(3) 1년 이하의 징역 300만 원 이하의 벌금 (의료법 제68조)

정당한 이유 없이 진료를 거부하거나 의료인 아닌 자가 진단서를 내주는 행위 등을 한 때에도 형벌이 부과된다.

(4) 300만 원 이하의 벌금 (의료법 제69조)

의료 세탁물 처리를 제대로 하지 않았거나 진단서 교부를 거부한 경우, 변사체 신고를 소홀히 하면 등이 이에 해당한다.

제2절
형사소송 제기 시 알아두어야 할 점

1. 주의점

형사소송은 민사소송과 달리 피해자와 가해자 사이의 소송이 아니라 검사와 가해자 사이의 소송이다. 즉, 형사소송에서 피해자는 소송의 당사자가 아니라 의사와 검사만이 소송의 당사자가 되는 것이다.

따라서 민사소송과 같이 피해자 측이 소송에 대비하여 준비해야 할 부분이 많지 않다. 다만, 형사고소를 통하여 수사의 단서를 제공할 수 있을 뿐이다.

그러나 의사 측에서는 형벌의 부과로 전과자가 될 수도 있는 문제이기 때문에 형사소송 절차를 잘 알고 적절한 대처 방법을 알아 두어야 할 필요성이 매우 크다고 하겠다. 그러나 대부분 절차와 관련하여서는 전문가인 변호사의 도움을 기초로 하여야 할 것이다.

따라서 아래에서는 형사 절차의 진행 과정을 간단하게 살핀다.

2. 형사 절차의 진행 과정

(1) 수사단계

① 고소

고소란 범죄의 피해자나 일정한 관계에 있는 고소권자가 수사기관에 대하여 범죄 사실을 신고하여 범인의 처벌을 구하는 의사표시를 말하는 것이다. 의료사고의 피해자는 고소장[45]을 작성하여 검찰에 제출하면 된다. 그러나 고소만으로는 특별한 법률적 효력이 있는 것이 아니고 수사기관에 대하여 수사를 촉구하는 의미가 있다.

일단 고소장이 접수된 이후, 환자 측과 의사 측이 원만한 합의를 하게 되면서 환자 측이 의사를 처벌하기를 원하지 않는 경우가 있다. 이때에는 고소를 취하한다는 내용의 고소취하서[46]을 작성하여 검찰청에 제출하면 된다.

② 피의자 신문 · 참고인 조사

수사단계에서 수사기관은 피의자를 불러서 진술을 들을 수 있는데 이를 피의자 신문이

---

45) 부록 중 서식 참조
46) 부록 중 서식 참조

라고 한다. 또한, 피의자 아닌 자에 대하여도 진술을 들을 수 있는데 이를 참고인 조사라고 한다. 이 두 절차는 임의수사의 방법이다.

③ 구속과 구속적부심사청구 · 보석허가청구

피의자(또는 피고인)가 죄를 범하였다고 의심할 만한 타당한 이유가 있고 주거가 불명확하거나 도망칠 우려가 있을 때에는 구속할 수 있다.

그리고 구속영장에 의하여 구속된 피의자는 이 구속의 적부에 대하여 법원에 심사를 청구할 수 있다. (구속적부심사청구서)

또한, 피의자 측에서는 보증금의 납부를 조건으로 구속의 집행을 정지하고 석방하도록 보석을 청구할 수 있다. (보석허가청구서)

(2) 공판단계

① 공소의 제기

수사결과 검사가 범죄의 혐의가 상당하다고 판단하여 공소를 제기하게 되면 법원은 이를 판단하여야 하므로 형사재판 절차가 진행된다.

② 피고인신문 · 증인신문

피고인신문은 피고인에 대하여 범죄가 공소한 사실과 그에 관련된 사항에 대하여 법정에서 신문하는 절차이다. 그리고 증인신문이란 피고인 이외에 어떤 사실을 체험한 증인에게서 그에 관한 진술을 얻는 증거조사 절차이다.

③ 최종변론과 판결의 선고

피고인신문과 증거조사가 끝나면 검사의 구형과 피고인의 최후진술이 있게 되며, 이를 종합하여 법원에서는 판결을 선고하게 된다.

(3) 항소와 상고

제1심판결에 대하여 승복할 수 없는 경우에는 판결 선고로부터 7일 이내에 제1심법원에 항소장을 제출하여 항소를 제기할 수 있다.

그리고 제2심판결에 대하여도 승복할 수 없는 경우에는 7일 이내에 상고장을 원심법원에 제출하면 된다. 대법원은 상고이유서에 포함된 사유[47]에 관해서만 심판한다.

---

[47] 1, 2심과 같이 사실관계에 관한 모든 문제를 다룰 수 있는 것이 아니라 법적인 문제가 형사소송법의 상고이유에 해당할 때에 이에 대하여만 다룰 수 있다. 그래서 1, 2심을 사실심이라고 하고 상고심을 법률심이라고 한다.

제4장
의료배상책임보험제도

제1절 의료배상책임보험제도의 개념

1. 의의

의료배상책임보험은 손해보험사에서 판매하고 있는 상품으로 의료행위 중 또는 이후에 의사의 과실 때문인 제3자(환자)의 신체나 생명에 대하여 피보험자인 의사가 법률적 손해배상책임을 부담함에 따라 입게 되는 손해를 보상하는 보험을 의료배상책임보험이라고 한다. 여기서 제3자는 입원환자와 외래환자이며, 피보험자는 의사, 간호사, 레지던트, 인턴, 의료기사 및 기타 의료 관련 종사자이다.

2. 의료배상보험제도의 등장 배경과 현황

(1) 의료사고에 대한 주요 환경 변화

우선, 의료기술 및 의료서비스 고급화와 의료사고의 증가[48]을 의료배상책임보험이 필요하게 된 첫 번째 요인으로 들 수 있다.

최근 의료기술의 발달로 환자의 생명을 구하는 사례가 증가하는 것과 더불어서 이전에는 없던 부작용이나 위험 역시 증가하여 불상사를 가져올 가능성이 높아지고 있기 때문이다.

다음으로 국민의 권리의식 향상[49]을 그 등장 배경으로 들 수 있다. 현대 민주사회에서 국민의 권리의식이 고양됨에 따라 환자들도 진료 중 발생한 사고에 대해서는 팔자소관이라는 식의 안이한 생각에서 벗어나 이에 대해서도 법 제도에 호소할 필요가 있다는 생각을 하게 되었다. 이러한 의식의 변화는 사소한 권리침해에 관한 문제도 법에 호소하여 보상받고자 하는 경향과 함께 급격히 의사의 책임을 강화는 방향으로 확산하고 있는 것이다.

최근 대법원 판례에서도 이러한 경향을 반영하여 "의사가 환자에게 적절한 조처를 하지 않아 치료시기를 놓치거나 잘못된 조처를 했을 때 의사는 의료 환경, 환자의 특이체질 등 이해할 만한 이유를 제시해야 한다."고 밝히고 있다.

그리고 의료배상책임보험 등장의 가장 큰 원인으로 위험관리의 부재[50]을 들 수 있겠다. 현재 대부분의 국내 의료기관에서는 의료사고위험에 대비한 적절한 배상방안이 강구되어 있지 않아서 실제 의료사고 발생 시 일관된 대책인 마련되지 못하고 있다. 의료사고에 대한 대책으로 아래에서 살펴볼 대한의사협회에서 운영하고 있는 공제제도가 있기는 하나, 보상한도의 비현실성(1계좌당 1,000만 원, 최대 3계좌)으로 인해 급격히 고액화하고 있는 판결금액 및 피해자들의 보상 욕구를 충족시키지는 못하고 있을 뿐만 아니라 작은 위험은 보상하고 큰 위험은 병원과 의사 개인 부담으로 남겨두어 공제사업의 기본취지에 맞지 못하고 있는 것이 현실이다.

(2) 대한의사협회의 공제사업

대한의사협회 의사공제회는 의료법 제28조에 따라 1981년 11월부터 병·의원 개설의사,

근무의사(봉직의) 등을 대상으로 의사배상책임 공제사업을 운영하고 있다.

공제회는 보상금액 1,000만 원을 1계좌로 하여 최대 3계좌까지 가입할 수 있도록 하고 있고, 공제회 전체 회원 수 대비 공제가입률은 약 40% 정도이고, 연간 사고처리 건수는 약 300여 건 정도이다.

그런데 의료사고 때문인 1건당 평균 배상액은 약 15,000,000원 정도지만, 공제회의 건당 평균 보상금액은 배상액의 약 5분의 1 수준인 3,000,000원인 것으로 알려졌다. 이는 공제회가 보험사와 재보험처리 등과 같은 위험의 분산 및 전가를 위한 수단을 지니고 있지 않고, 의료사고 발생 시에도 이미 낸 공제료의 범위 내에서만 보상금을 지급해야 하는 구조적 한계를 지니고 있기 때문이다. 이러한 이유로 공제 사업이 의료사고의 배상문제에 대한 해결책으로는 한계를 가질 수밖에 없다.

(3) 의료배상책임보험제도의 운용 현황

국내외 손해보험회사에서는 1997년 3월부터 종합병원 및 의료계 종사자들을 위한 의료배상책임보험을 개발, 판매하기 시작하였고, 1999년부터는 활성화 단계에 들어가기 시작하였다. 2001년 6월 말 기준 110개 종합병원과 산부인과, 내과, 정형외과, 가정의학과, 피부과, 일반외과, 신경외과, 마취과 등의 개원 협의회를 중심으로 3,500여 명의 개원의사가 이 보험에 가입하기에 이르렀고, 연간 100억 원 이상의 보험료가 의료과실사고를 위한 보험준비금으로 보험회사에 적립되어가고 있다.

그러나 2001년에도 여전히 손해보험사에서 파는 의료배상책임보험에 전체병원과 개원의 중에서 약 17%만이 가입하고 있어 여전히 상당수의 병원과 의사들은 의료분쟁발생 시 정신적 피해와 경제적 손실에 무방비 상태로 놓여 있다고 하겠다.

제2절
의료배상책임보험의 내용

1. 보상하는 손해

보험회사는 보험 증권과 그에 첨부된 특별약관의 규정에 따라 피보험자가 보험기간에 담보조항에 해당하는 사고 때문에 타인으로부터 손해배상청구가 제기되어 법률상 배상책임을 부담함으로써 입은 손해를 보상한다. 이때 의료과실 배상책임 담보조항에서 보험회사는 피보험자(의사와 병원)가 수행하는 의료행위와 관련하여 과실에 의해 타인의 신체에 장애를 입혀 발생하는 의료사고를 보상한다.

그러나 보험 증권상에 소급담보 일자[51]가 기재되어 있으면 소급 담보 일자 이전 또는 보험기간 이후에 발생한 사고에 대한 손해는 보상하지 않는다.

2. 보상하지 않는 손해

(1) 보험계약자와 피보험자의 고의로 생긴 손해

(2) 피보험자와 타 인간의 손해배상에 관한 약정으로 가중된 손해배상책임

(3) 벌과금 및 징벌적 손해에 대한 배상책임

(4) 무면허 또는 무자격자의 의료행위로 생긴 손해에 대한 배상책임

(5) 피보험자의 친족에 입힌 손해에 대한 배상책임

(6) 피보험자의 지시에 따르지 아니한 피보험자의 피용인이나 의료기사의 행위로 생긴 손해에 대한 배상책임

3. 보상하는 범위

의료배상책임보험에서 보상하는 피보험자의 손해는 크게 '피보험자의 피해자에 대한

손해배상금'과 '피보험자가 의료사고의 처리에 지출한 비용'으로 구분된다.

(1) 피보험자의 피해자에 대한 법률상 손해배상금
(2) 피보험자가 지출한 아래의 비용
(3) 손해의 방지 또는 경감을 위한 일체의 수단을 취하기 위해 지급한 필요 또는 유익한 비용
(4) 제3자로부터 손해의 배상을 받을 수 있으면 그 권리의 보전 또는 행사를 위한 필요한 절차를 밟는 데 지급한 필요하고 유익한 비용
(5) 피보험자가 미리 회사의 동의를 받아 지급한 소송비용, 변호사비용, 중재, 화해 또는 조정에 관한 비용

기타 선택사항에 대해서는 특별계약 조항에 의하여 다루어진다.

(1) 일반배상책임 담보조항
(2) 경호비용 담보 특별계약
(3) 초빙의 및 마취의 담보 특별계약
(4) 형사방어비용 담보 특별계약
(5) 관습상의 비용 또는 형사합의금 담보 특별계약
(6) 벌금 담보 특별계약
(7) 외래진료 휴업손해 담보 특별계약
(8) 방어업무대행 특별계약
(9) 의료사고 때문인 폭행 및 악의적인 파괴행위 담보 특별계약

4. 보고연장담보기간

자동 보고연장담보기간이라 함은 보험계약이 해지되거나 보험기간 만료 후 보험계약이 갱신되지 않았을 때 적용되는 조항으로 보험종료 후 일정 기간 내에 발생하는 손해배

상청구를 담보해주는 내용이다.

자동 보고연장담보기간은 보험기간 만료일로부터 60일간이며, 보험기간 만료일부터 5년간은 보험 증권상의 소급 답보 일자부터 보험기간 만료일 이후 60일 이내의 기간에 보험회사에 통지된 사고에 대하여 손해배상청구가 제기된 경우에만 적용된다. 또한, 이 자동보고연장담보기간은 그 손해배상청구를 보상받을 수 있는 보험에 가입하지 않았거나 다른 보험의 보상한도액이 모두 소진되었을 때에만 보상하게 된다.

5. 보상한도액의 설정

국민소득의 증가, 국빈 법의식의 향상 및 의료보험제도의 확대 등은 배상한도액의 고액화를 가져왔고 손해배상청구의 빈도를 증가시켰다. 따라서 의사나 병원 역시 실질적이고 합리적인 보상이 가능한 수준으로 보험가입 보상한도액을 설정할 필요가 있다. 이는 단순히 의사나 병원의 자위수단으로서만이 아니라 불의의 사고나 선의의 피해자인 환자와 고객들에게 충분한 보상수단을 마련해 주기 위해서도 필요한 것이다.

(1) 병원규모에 따른 적정 보상한도액[52]

800병상 이상의 대형종합병원: 1청구당 3억 원, 연간 총 한도 8억 원 이상

중소형 병원 및 지방 의료원: 1청구당 1·2억 원, 연간 총 한도 5억 원 내외

(2) 보상한도액의 설정에 영향을 미치는 요인

① 병원의 규모 및 의상의 수

② 진료과목

③ 과거 또는 최근의 평균 및 최대 보상금액 추이

6. 자기부담금의 설정

의료배상책임보험의 보험료는 피보험자(의사와 병원)가 부담하는 자기부담금이 클수록 인하되는 구조로 되어 있으므로 지나치게 낮은 금액을 설정할 때 보험회사는 피보험자가 위험을 부담할 의지가 전혀 없는 것으로 판단하여 높은 보험료를 부과할 수밖에 없으며 이는 의사나 병원으로서도 경제적이라고 볼 수 없다. 따라서 합리적인 수준의 자기부담금 금액의 설정은 계약자인 의사나 병원으로서는 의료서비스의 질적 개선에 힘쓰도록 할 수 있으며 보험회사의 입장에서는 계약자에 대한 신뢰감을 가짐으로써 요율 수준의 인하를 가져올 수 있다는 장점이 있다.

7. 의사와 병원 배상책임보험의 보험료 산출 시 주요 고려 요소

보험료산출시 다른 보험과 마찬가지로 보험회사에서 제시하는 설문서를 작성하여 보험료율을 산출하는데, 주로 고려하는 요소는 다음과 같다.

(1) 5년간 사고발생내용(소송, 합의 건 모두 포함)
(2) 병원 연감(병원의 의료장비, 병상 수, 외래 및 입원환자 수, 매출액 등)
(3) 의료진 내용(진료과목별 전문의, 레지던트, 인턴, 간호사, 마취사, 의료기사 등)

제3절
의료배상책임보험제도의 개선방안

1. 문제점

앞서 살펴본 바와 같이 의료사고에 대한 대책으로 의사공제회와 의료배상책임보험은 양분되어 있다. 따라서 1천만 원을 초과손해에 대하여 본 의사배상책임보험에서 처리되고 있으나, 보상기준 처리방식 등이 서로 달라서 계약자 및 보상 처리의 운영상에 혼란이 있다.

그리고 의료배상책임보험에 대한 필요성에 대해 상당 정도 여론이 형성되어 있음에도 아직 의료배상책임보험의 전반적은 가입률은 매우 저조한 편이다.

2. 개선 방안

위와 같은 문제점에 관해서 법정 책임, 의료정책에 의한 다양한 각도의 개선 방안이 요구된다. 이에 대해서는 다음과 같은 활성화 방안이 논의될 수 있다.

(1) 보험강제가입제도의 도입

의료배상책임보험제도를 강제보험 방식으로 할 것인지에 대해서는 많은 논란이 있을 수 있다. 다만, 자동차보험과 같이 책임보험과 종합보험으로 나누어 책임보험에 대해서는 강제보험으로 하는 방안은 꽤 설득력이 있는 것으로 생각한다.

(2) 의료사고의 피해자를 위한 기금 마련

우리나라 건강보험은 전 국민을 대상으로 시행되고 있다. 따라서 의료보험법에 의료사고 관련 기금조성을 위한 위험 부담료를 산정하는 방안도 기금 마련을 위한 하나의 방안이 될 수 있다.

또한, 의사 외에도 의료행위의 큰 부분을 담당하고 있는 제약회사나 의료기 제조회사로부터 기금을 마련하는 방안도 생각해 볼 수 있겠다.

제4절
구체적 사고사례로 살펴본 의료배상책임보험
(치과 관련 사고를 중심으로)

1. 비트팩스 약제사고 건

(1) 서울, 2002년

(2) 내원경위

진료자는 A는 아래턱 우측 제1 뒤어금니에 통증이 있는 관계로 치료를 받기 위하여 내원하였다.

(3) 설명내용

아래턱 우측 제1 뒤어금니 타진과 찬물, 더운물 반응 시 통증을 호소하여 신경치료가 필요함을 설명하였고, 신경박수 후에도 통증 등을 계속 호소하여 치근단부위에 비트팩스 투입이 필요함을 설명하였다.

(4) 민원내용

피보험자가 아래턱 우측 제1 뒤어금니에 약물을 투입하는 과정에서 약물투여 잘못으로 통증이 지속하며 아래턱 구찌 부에 감각마비 증상이 발생하여 통증을 완화하고 감각회복을 위하여 건강한 사람의 치아인 아래턱 우측 제1 뒤어금니를 이 뽑은바, 의사는 이에 관한 모든 책임을 지고 치료비 일체 및 육체적 정신적 고통에 따른 위자료 등을 배상하여야 한다.

(5) 처리결과

비트팩스 약품이 과잉 충전된 아래턱 우측 제1 뒤어금니는 통증이 지속하는 관계로 이 뽑았으며, 아래턱 우측 제1 앞어금니-제2 뒤어금니의 4본 브리지를 지대 치료한 국소의치 장착이 필요하며, 보철치료비용은 진료자의 여명을 고려하여 10년 주기로 인정 손해액을 산정하여 합의금 제시 370만 원에 합의종결함

2. 설명의무 위반 건

(1) 부산, 2001년

(2) 내원 경위

진료자 A(남아, 8세)는 아래턱 우측 제2 유구치 에 급성치주염이 생겨 치료를 받기 위하여 피보험자 B의 치과의원에 내원하였다.

(3) 설명내용

통증의 원인과 치료방법 및 지속적인 치료의 필요성에 대하여 설명하였다.

(4) 민원내용

최초 피보험자 치과의원을 내원할 당시 단순 충치증상에 대한 치료를 시작하였으나, 최초 진료 이후부터 A는 통증과 함께 볼까지 부어오르는 증상이 발생하였고, 이에 대하여 B는 일주일 동안 같은 처치를 시행해 오던 중 증상이 더욱 악화한바, 조기에 적절

한 항생치료가 시행되지 않아 증상이 악화하였으며, 현재 아래턱 우측 제2 유구치는 잇몸까지 완전히 제거된 상태로 앞으로 잇몸이식수술 및 인공치아 직립, 턱 성장 불균형에 따른 치료, 얼굴 성형수술 등이 요구되는 상황인바, 의사는 이에 대한 치료비 일체 및 위자료 등의 손해를 배상해야 한다.

(5) 의료심사 결과

조기에 적절한 항생제 투여가 시행되지 않아 증상이 악화하였다고 A 측이 주장하여 이에 대한 자료를 토대로 검토한바, 이 사안은 담당의가 진료내용 및 처치 등에 있어서는 문제점을 발견할 수 없다. 다만, 치료 초기에서 환자를 치료함에서 자신의 의학 수준이나 설비 등을 고려하여 능력을 벗어났다고 판단될 때 환자를 치료할 수 있는 다른 의료기관으로 조속히 이송하여야 하는 의사의 전원의무를 소홀히 한 것으로 판단된다.

(6) 법률자문 결과

본 건 사고의 경우 피보험자의 진료내용이나 처치에서 의료상의 직접적 부주의는 없었던 것으로 보이며 의료심사결과 또한 진료 및 처치에서 문제점은 없다고 판단하고 있다. 다만, 피보험자는 의사로서 큰 병원에 전원을 권고하는 등의 전원의무 및 증상에 대한 자세한 설명의무를 충실히 이행했다고는 볼 수 없다. 즉, 의사에게는 만일 당해 의료기관의 설비 및 지리적 요인 기타 여러 가지 사정 때문에 진단에 필요한 검사를 할 수 없는 경우에는 해당 의료기관에 전원을 권고할 의무가 있는바, 피보험자의 전원의무 위반 때문에 진료자가 적절한 치료를 받지 못하고 이 때문에 증상이 악화하였다면 피보험자는 증상악화 탓인 손해를 배상할 책임이 있다. 이 사건 사고 때문에 진료자에게 영구적인 장해가 예상되지는 않으나 사고 경위, 피보험자의 부주의, 진료자의 나이, 성별, 장기적인 치료가 있어야 하는 악화한 증상 등을 고려하면 위자료로는 금 3백만 원 정도가 적정하다고 생각한다.

(7) 처리 결과

B는 A의 어머니와 2002년 300만 원에 합의하고 사건을 종결하였다.

3. 보철물 관련 건

(1) 서울, 2001년

(2) 내원경위

진료받는 사람 A는 상악우측 제2 뒤어금니를 타 치과의원에서 치료 도중 내원하여 치료 후 Gold Crown을 장착하였고, 아래턱 우측 제1, 2대 구찌 Porcelain을 Gold로 교체하기 위하여 내원하였고, 피보험자 B의 치과의원에 내원하기 전 타 치과의원에서 치료받은 사실이 있었다.

(3) 설명 내용

아래턱 우측 제1, 2대 구 치의 충치가 심하므로 만일 통증이 발생하면 신경치료를 하여야 하며, Bridge를 Cement로 하지 않고 관찰하기로 하였다.

(4) 민원내용

보철물을 제거하는 과정에서 진료자 A의 치아를 보호하며 제거하여야 하는데 B는 어떠한 조치나 마취도 없이 고리와 망치 같은 기구만을 이용하여 치아가 뽑힐 정도로 골과 치아에 엄청난 충격을 10여 차례 가하여 보철물을 제거하였으며, 무책임한 의료행위 과정 때문에 치아가 손상될 가능성이 있다.

인상 체득 후 신경치료 없이 보철물을 씌우기 위해 치아를 삭제하고 치료하는 과정 중에 신경을 잘못 건드리면서 치아에 금이 가는 손상을 입었거나 이후 계속된 통증이 유발되어 재차 방문 시 신경 치료하는 과정에서 치아에 손상을 입었을 것으로 판단된다.

치아를 치료하면서 필요하다고 생각되는 가장 기본적인 X-ray 촬영을 하지 않았고, 치료 전 치료내용에 대하여 설명을 하지 않았으며, 환장의 동의도 충분히 구하지 않은 상태에서 치료가 진행한 점이 인정되므로 의사는 이에 대한 수술비요 등 치료비용 일체 및 위자료 등에 대한 손해배상금으로 1,200만 원을 청구하였다.

(5) 의료심사 결과

인상체득 후 신경치료 없이 보철물을 씌우기 위하여 치아를 삭제하고 치료하는 과정 중에 신경을 잘못 건드려 치아에 금이 가는 손상을 입혀 계속된 통증이 유발된 것으로 진료자가 주장하여 민원이 제기된 사안에 대하여 검토한바, 치료과정에서 문제 되는 부분은 적절한 시기에 X-ray 촬영을 하지 않아 환자의 불신을 가져온 점은 담당의 과실로 인정되며, 또한 그 결과가 위험한 상황일 경우에는 그 위험으로부터 환자를 회피시켜야 하는 의무가 있음에도 이에 대한 제반의무를 소홀히 한 부분이 인정된다.

(6) 처리결과

진료자 A는 아래턱 우측 제1, 2대 구찌 Cracked tooth의 상병으로 다른 치과병원에서 신경치료를 시행 받았으나 치아가 수직으로 금이 간 상태이며, 예후가 불량하여 발생이 예상되는 상황으로서 진료자의 나이 등을 고려할 때 틀니치료는 부적합하다고 생각하여 손해지급액을 산정하여 기여율 50%를 고려하여 350만 원에 합의 종결함(치료비 250만 원, 위자료 100만 원)

4. 사망사고건

(1) 부산, 2004년

(2) 내원경위

진료자 A(5년 3개월)는 보호자와 함께 가 치과 치료를 받기 위하여 피보험자 치과의원에 내원하였다.

(3) 배상청구

진료자 A가 신경치료를 시행 받는 과정에서 수면 치료 중 사망하였으므로 피보험자 B가 의료과오를 인정하고 배상을 해야 한다는 취지의 청구

(4) 치료내용

치과의사는 진료자가 유아인 관계로 수면치료를 하기 위해 곧바로 진료자를 진료의자에 눕힌 상태에서 의료용 기계를 이용하여 아산화질소와 산소를 환자에게 흡입시켰으며, 리도카인을 이용하여 아래턱 좌측 부위에 침윤마취를 하고 입벌리개, 러버댐을 장착한 후 아래턱 좌측 제1, 2 유구 치에 대해 신경치료를 시행하였다. 신경치료를 시작하면서 진료자에게 가래가 많이 있는 것이 확인되어 보호자에게 진료자가 감기에 걸렸는지 확인하였고, 순이자가 울며 움직여 직원 2명이 진료자의 머리와 다리를 잡고 치료를 하였으나 진료자가 깨어나지 않아 긴급히 동 건물에 있는 피부과, 이비인후과에 협조 요청을 하여 가슴마사지 등을 실시하였고, 의식이 없는 것을 감지하고 담당 119구급대에 신고하여 인근 대학병원으로 후송하여 심폐소생술을 시행하였으나 당일 사망하였다.

(5) 부검결과

사인은 트리처클린스증후군[53] 으로 환자의 마취상태에서 적절한 호흡을 유지하지 못하여 일어난 저산소혈증으로 추정됨

(6) 처리내용

치과의사는 본인의 의료과오를 인정하고 유족 측과 1억 2천만 원에 합의를 한 상태이며, 본 건 의료과실 여부에 대해서는 현재 부검감정서를 토대로 법률자문을 요청할 예정임

5. 면책 건

(1) 충남, 2000년

(2) 내원경위

진료자 A는 대부분에서 치주염이 심하고 상악우측 제2 뒤어금니 및 아래턱 우측 가운데 이는 상실 상태였으며 아래턱 좌측 어금니가 흔들리고 아파서 이를 뽑기 위하여 내원하였다.

(3) 설명내용

X-ray 상의 아래턱 좌측 제1 뒤어금니를 가리키면서 치아가 뿌리까지 썩고 뼈도 많이 녹아 흔들리고 있으며, 아래턱 좌측 제2 앞어금니, 제1, 2대 구찌 모두 뼈가 많이 녹아 있는 상태로서 전반적인 치주염 상태임을 설명하였다.

(4) 민원내용

피보험자가 아래턱 좌측 제1 뒤어금니 이 뽑기 전 X-ray 필름을 보여주면서 설명 및 확인을 시켜주었다면 이를 뽑지 않았을 것이나 아무런 설명 없이 요구하지 않은 치아인 아래턱 좌측 제1 뒤어금니를 이 뽑았으니 이에 대한 임플란트 치료비용을 요구하였다.

(5) 처리결과

진료자는 피보험자가 아래턱 좌측 제1 뒤어금니를 이 뽑으면 대해 설명을 듣고 특별한 이의 없이 동의하였다.

6. 보철물이 기관지로 넘어간 건

(1) 인천, 2001년

(2) 내원경위

진료자 A는 산악좌우 측 가운데 이에 metal crown 상태이고 상하악수 측 제1 뒤어금니와 아래턱 좌측 제1 뒤어금니는 이 뽑은 상태에서 상하 악 전반에 대해 보철수복 치료를 받기 위하여 내원하였다.

(3) 민원내용

진료자 A는 피보험자 B로부터 아래턱 좌측 제1 앞어금니~제1 뒤어금니 LFG 제거 후 계속 기침 및 구역질이 나오는 증세가 있어서 기왕 병력인 천식이 재발한 것으로 알고 자택 부근 인근 내과를 방문하여 치료를 받아 오던 중 내과의사의 권유로 흉부 X-ray 촬영을 한 결과 보철물이 기관지에 있는 것을 확인하고 2001년 6월 5일 B 치과의원에 내원하여 이에 관한 책임을 져야 한다고 주장하였다.

(4) 진행내용

진료자는 내과의사로부터 진료의뢰서를 발급받아 종합병원에 입원하여 이물제거술을 받고 퇴원하였다.

(5) 처리결과

피보험자는 내과의사로부터 아래턱 좌측 제1 앞어금니~제1 뒤어금니 LFG를 제거할 때 Crown 반쪽이 기도로 넘어갔으나 의사가 인지하지 못하고 진료자에게 상병을 발생케 하였으므로 피보험자의 의료행위상 주의의무를 다하지 못한 점이 인정되어 관계 자료를 검토한 후 손해금액을 산정하여 300만 원에 합의 종결하였다.

7. 기관지와 폐 사이에 치아가 넘어간 건

(1) 서울, 2000년

(2) 내원경위

진료자 A(5세 남아)는 상악좌측 제1 유구치에 동요 도가 있는 관계로 어머니와 함께 이를 뽑기 위하여 내원하였다.

(3) 민원내용

A의 어머니가 내원하여 피보험자 B에게 A가 상악조측 제1 유구치 발치 이후 계속 기침

을 하여 소아청소년과에서 4일분의 감기약 처방을 받았으나 계속 기침을 하여 이상함을 느껴 자택 인근 내과에서 흉부 X-ray 촬영을 받은 결과 기관지와 폐 사이에 치아가 있는 것이 확인되었다고 주장하며 폐 및 목 부위에 상처가 생겨 폐렴을 비롯하여 후유장해가 발생할 수 있으며 치아를 삼킨 후 4-5일 동안 의사는 전혀 관리관찰을 제대로 하지 않았으므로 진료자의 증세를 더 악화시킨 점을 인정하고 모든 책임을 져야 하며, 치료 일체 및 육체적, 정신적 위자료 등의 배상을 god 한다고 주장하였다.

(4) 진행내용

B와 A의 어머니는 내과에서 진료의뢰서 및 X-ray 필름을 발급받아 A를 대학병원 응급실로 후송조치 하였다. 소아외과와 이비인후과에서 X-ray 촬영 및 심전도검사, 혈액 소변 검사를 시행 받고 당일 입원하였으며 이비인후과 주치의의 집도하에 진료자의 기관지와 폐 사이에 있던 치아를 전신마취 후기도 내시경 시술을 통해 제거하였다.

(5) 처리결과

관계 자료를 검토하여 손해금액을 산정하여 300여만 원에 피보험자의 추가부담 700만 원 총 1,000만 원에 합의 종결하였다.

제5장
구체적 판례로 살펴본 의료사고

[민사판례]

제1절 산부인과

1. 대판 2003.11.27, 2001다 2013

(1) 사건의 내용

임산부 A는 병원장 B가 운영하는 산부인과 병원의 의사인 C에게서 진찰을 받아 오고 있었다. 그런데 임신 28주가 지나서 두통과 부종이 생기자 진찰을 받았는데, 그때 이미 체중이 20일 전보다 3kg이나 증가[54]하였다. 그런데도 C는 혈압측정결과 정상수치가 나오자 더 이상의 의심을 하지 않고 A에게 2주일 후 진찰을 받으라고만 말하였다. 이후 A는 증세가 더 심해지자 병원장인 B를 찾아 진찰을 받았는데 그때에는 고혈압, 단백뇨 반응이 나타났다. 그러나 B는 A에게 안정을 취하고 1주일 후에 내원하되 증세가 심해지면 입원하라고만 말하고 A를 귀가시켰다. 다음 날 A는 하혈을 일으켜 내원하였는데 이미 태반조기박리, 양막 조기파수로 태아의 생명이 위급한 상황에 이르렀고, 응급 제왕절개술을 실시하여 신생아를 분만시켰으나 위 신생아는 10여 분 뒤 사망하였다.

[48) 임산부의 체중이 1개월에 2.7kg 이상 증가하면 임신중독증을 의심할 만하다는 것이 의학계의 일반적인 의견이다.

(2) 판시사항

[1] 의사의 의료행위에서 주의의무의 내용 및 진단상의 과실 유무의 판단 기준

[2] 임신성 고혈압(임신중독증)을 의심할 만한 징후가 있는 임산부를 진찰한 의사와 병원장에게 태반조기박리 때문인 신생아의 사망에 대하여 공동불법행위책임을 인정한 사례

(3) 판결요지

[1] 의사가 진찰·치료 등을 함에는 사람의 생명·신체·건강을 관리하는 의료행위의 성질에 비추어 환자의 구체적인 증상이나 상황에 따라 위험을 방지하기 위하여 요구되는 최선의 조치를 하여야 할 주의의무가 있는바, 따라서 진단상의 과실 유무를 판단하면서는 해당 의사가 비록 완전무결한 임상진단의 시행은 불가능할지라도 적어도 임상의학 분야에서 실천되고 있는 진단 수준의 범위 안에서 전문직업인으로서 요구되는 의료상의 윤리와 의학지식 및 경험에 기초하여 신중히 환자를 진찰하고 정확히 진단함으로써 위험한 결과 발생을 예견하고 이를 회피하는 데에 필요한 최선의 주의의무를 다하였는지를 따져 보아야 하고, 진료상의 과실 여부는 그 의사가 환자의 상태에 충분히 주의하고 진료 당시의 의학적 지식에 따라 환자에게 발생 가능한 위험을 방지하기 위하여 최선의 주의를 기울여 진료하였는가에 따라 판단되어야 한다.

[2] 임산부가 예정 내원을 보다 앞당겨 단기간에 2회에 걸쳐 내원하여 심한 부종 등을 호소하면서 임신중독증을 염려하는 것을 듣고도 기본적인 검사인 체중측정과 소변검사조차 시행하지 아니하고 별 이상이 없다는 진단을 내린 의사와 급격한 체중증가와 혈압상승에도 즉시 입원치료를 하게 하지 않고 앞서 진찰한 의사의 부실한 진단결과와 당일 1회의 간단한 검사 결과만의 의존하여 저염도, 고단백식사만을 권유한 채 만연히 귀가케 한 병원장에게 태반조기박리 때문인 신생아의 사망에 대하여 공동불법행위책임

을 인정한 사례.

(4) 검토

대법원은 이 판례에서 의사의 과실을 판단하는 기준으로 '적어도 임상의학 분야에서 실천되고 있는 진단 수준의 범위 안에서 전문직업인으로서 요구되는 의료상의 윤리와 의학지식 및 경험에 기초'할 것을 제시하였다.

A의 증상이 자간전증[55]을 충분히 의심하게 할 만한 이 사안에서 C는 혈압 및 체중측정은 물론이고 요단백검사를 하여 임신 후반기의 산모에게 발생할 가능성이 높은 임신성 고혈압 여부에 대한 보다 세심한 진단 및 경과관찰을 해야 했다. 또한, B는 A의 증상과 내원경위, 체중 및 혈압 등의 수치 및 변화상태 등을 종합하면 A의 증상을 자간전증의 위험한 상태로 판단하여 반복적인 검사 등 세심한 경과관찰과 산모 및 태아상태의 돌발적인 변화에 대한 응급처치가 가능할 수 있도록 즉시 입원치료를 하게 해야 했다.

따라서 이를 행하지 않은 B와 C는 민법 760조 1항(수인이 공동의 불법행위로 타인에게 손해를 입힌 때에는 연대하여 그 손해를 배상할 책임이 있다)의 공동불법행위자로서 책임을 져야 한다.

2. 대판 2003.1.24. 2002다 3822

(1) 사건의 내용

의사 B는 산모 A에 대한 산전 진찰에서 요당에 약 양성의 반응이 있었으므로 당뇨병에 대한 기왕력이나 가족력을 조사하고 임신성 당뇨검사를 해야 했음에도 이를 하지 않았다. 그리고 이후 B는 태아의 분만을 유도하던 중 태아 C가 거대아[56]여서 산모의 골반에 태아의 어깨가 끼었고 결국 태아는 어깨에서 팔로 내려오는 위팔 신경 총에 손상을 입었다.

(2) 판시사항

[1] 의사의 환자에 대한 진료상 주의의무의 내용 및 진단상의 과실 유무의 판단 기준

[2] 의사의 의료행위에서 주의의무의 기준이 되는 의료수준의 의미 및 그 평가 방법

[3] 피해자 측에서 의료상의 과실 있는 행위를 입증하고 그 결과와 사이에 의료행위 외에 다른 원인이 개재될 수 없다는 점을 증명한 경우, 의료상의 과실과 결과 사이의 인과관계 추정 여부(적극)

[4] 산모가 산전 소변검사 결과 요당 약 양성 반응을 보이는 등의 사정이 있었는데 이에 대해 별다른 조처를 하지 않은 채 질식분만 방식으로 분만을 유도하던 중 태아가 거대아인 관계로 연납난산을 하게 되어 태아에게 위팔 신 경총 손상이 발생한 경우, 산부인과 의사에게 손해배상책임을 인정한 사례

(3) 판결요지

[1] 의사가 진찰·치료 등의 의료행위를 하는 경우 사람의 생명·신체·건강을 관리하는 업무의 성질에 비추어 환자의 구체적인 증상이나 상황에 따라 위험을 방지하기 위하여 요구되는 최선의 조치를 하여야 할 주의의무가 있고, 의사의 이와 같은 주의의무는 의료행위를 할 당시 의료기관 등 임상의학 분야에서 실천되고 있는 의료행위의 수준을 기준으로 판단하여야 하며, 특히 진단은 문진·사진·촉진·청진 및 각종 임상검사 등의 결과에 터를 잡아 질병 여부를 감별하고 그 종류, 성질 및 진행 정도 등을 밝혀

거대아 (fetal macrosomia) : 대략 4,000-4,500 gm 이상
 1. 위험인자: 모친 체격이 클 때, 다 산부, 모성 당뇨병, 모성 비대증, 과숙아 등
 2. 진단: 초음파 측정, 임상적 측정
 3. 예후: 모체 및 태아 양측의 합병증 증가
   A. 난산 (특히 어깨뼈난산 증가)
   B. 분만 및 출산 후 자궁수축 부전 등
   C. 아주 골반 불균형

내는 임상의학의 출발점으로서 이에 따라 치료법이 선택되는 중요한 의료행위이므로, 진단상의 과실 유무를 판단하는 데에는 비록 완전무결한 임상진단의 시행은 불가능할지라도, 적어도 임상의학 분야에서 실천되고 있는 진단 수준의 범위 안에서 해당 의사가 전문직업인으로서 요구되는 의료상의 윤리와 의학지식 및 경험에 터를 잡아 신중히 환자를 진찰하고 정확히 진단함으로써 위험한 결과 발생을 예견하고 그 결과 발생을 회피하는 데에 필요한 최선의 주의의무를 다하였는지를 따져 보아야 한다.

[2] 인간의 생명과 건강을 담당하는 의사에게는 그 업무의 성질에 비추어 위험 방지를 위하여 필요한 최선의 주의의무가 요구되고, 따라서 의사로서는 환자의 상태에 충분히 주의하고 진료 당시의 의학적 지식에 따라 그 치료방법의 효과와 부작용 등 모든 사정을 고려하여 최선의 주의를 기울여 치료하여야 하며, 이러한 주의의무의 기준은 진료 당시의 이른바 임상의학의 실천에 의한 의료수준에 의하여 결정되어야 하나, 그 의료수준은 규범적으로 요구되는 수준으로 파악되어야 하고, 해당 의사나 의료기관의 구체적 상황을 고려할 것은 아니다.

[3] 의료행위에 관하여 주의의무 위반 때문인 불법행위 또는 채무불이행 때문인 책임이 있다고 하기 위해서는 의료행위상 주의의무의 위반, 손해의 발생 및 주의의무 위반과 손해 발생 사이 인과관계의 존재가 전제되어야 함은 물론이나, 의료행위가 고도의 전문적 지식이 있어야 하는 분야이고 그 의료의 과정은 대개 환자 본인이 그 일부를 알 수 있는 외에 의사만이 알 수 있을 뿐이며, 치료의 결과를 달성하기 위한 의료기법은 의사의 재량에 달려 있기 때문에, 손해 발생의 직접적인 원인이 의료상의 과실로 말미암은 것인지 아닌지는 전문가인 의사가 아닌 보통사람으로서는 도저히 밝혀낼 수 없는 특수성이 있어서 환자 측이 의사의 의료행위상 주의의무 위반과 손해 발생 사이의 인과관계를 의학적으로 완벽하게 입증한다는 것은 극히 어려운 일이므로, 의료사고가 발생하였을 때 피해자 측에서 일련의 의료행위 과정에서 저질러진 일반인의 상식에 바탕을 둔 의료상의

과실이 있는 행위를 입증하고 그 결과와 사이에 일련의 의료행위 외에 다른 원인이 개재될 수 없다는 점, 이를테면 환자에게 의료행위 이전에 그러한 결과의 원인이 될 만한 건강상의 결함이 없었다는 사정을 증명한 경우에는, 의료행위를 한 측이 그 결과가 의료상의 과실로 말미암은 것이 아니라 전혀 다른 원인으로 말미암은 것이라는 입증을 하지 아니하는 이상, 의료상 과실과 결과 사이의 인과관계를 추정하여 손해배상책임을 지울 수 있도록 증명책임을 완화하는 것이 손해의 공평·타당한 부담을 그 지도 원리로 하는 손해배상제도의 이상에게 맞는다.

[4] 산모가 산전 소변검사 결과 요당 약 양성 반응을 보이는 등의 사정이 있었는데 이에 대해 별다른 조처를 하지 않은 채 질식분만 방식으로 분만을 유도하던 중 태아가 거대아인 관계로 연납난산을 하게 되어 태아에게 위팔 신 경총 손상이 발생한 경우, 산부인과 의사에게 손해배상책임을 인정한 사례.

(4) 검토

이 사안의 판시사항에서는 이 책의 앞에서 살펴본 의료사고에서 의사의 주의의무나 환자에 대한 증명책임의 경감에 대한 대법원의 일반적 관점이 자세히 나타나 있다. 이 사건에서는 산모의 소변검사 결과 당뇨가 의심된다면 의사로서는 이에 대해 조처를 해야 했음에도 아무런 조처를 하지 않았기 때문에 의사에게 과실을 인정하였다. 그리고 사안에서는 다음과 같은 인과관계를 필요로 한다.

① B가 A의 임신성 당뇨 상태에 있게 된 것을 진단해 내지 못하였고, ② B의 임신성 당뇨로 인해(적어도 다른 원인과 함께) 거대아를 출산하게 되었고, 이 때문에(적어도 다른 원인과 함께) 어깨뼈 난산이 되었으며, ③ B가 거대아 출산과 어깨뼈 난산을 예견하지 못함으로써 제왕절개술이 아닌 질식분만 방법을 택하게 되었고, ④ 그 어깨뼈난

산 과정에서 피상완신경총 손상이 발생하였다.

그런데 인과관계는 원고들이 입증하여야 하는 것이 아니라 피고에게 증명책임이 전환되어 있으므로, 피고는 적어도 그 인과관계를 이루는 사실 중 어느 하나의 부존재를 입증하여야만 그 책임을 면하게 되는데 이 사안에서는 아무것도 입증되지 않았으므로 B가 책임을 면할 수 없다고 본 것이다.

3. 대판 1999.6.11. 선고 98다 22857

(1) 사건의 내용

자신의 아이가 기형일 것을 평소 염려하던 A는 산부인과 의사 B에게 기형아 검사를 하여 달라고 요구하였다. 이에 B는 초음파검사에 의하여 태아가 정상이라고 판단하였고 서울에 있는 기형아 전문검사기관인 이원임상검사센터에 기형아 검사를 의뢰하여 그곳에서 에이. 에프 · 피(AFP) 검사(모체혈청 단백질 검사)를 받은 결과 정상수치 범위 내인 23.43ng/ml로 나왔다. 그 이후에도 계속 장애 여부를 묻는 산모 A에게 B는 정상이라고 답하여 주었다. 그런데 태어난 아이 C는 다운증후군[57]이었다.

(2) 판시사항

[1] 다운증후군이 모자보건법상의 인공임신중절사유에 해당하는지 여부(소극) 및 의사가 기형아 판별확률이 높은 검사 방법을 주제로 설명하지 아니하여 다운증후군에 걸린 아이를 출산한 것이 부모의 낙태결정권을 침해한 것이라고 할 수 있는지(소극)

[2] 장애를 갖고 출생한 것 자체를 법률적인 손해로 볼 수 있는지(소극) 및 장애를 갖고 출생함으로 인하여 치료비 등 비용이 정상인보다 더 소요되더라도 그 장애 자체가 의사를 포함한 누구의 과실에 기인한 것이 아닐 경우, 추가 드는 비용을 장애아 자신이

청구할 수 있는 손해로 볼 수 있는지(소극)

(3) 판결요지

[1] 의사가 기형아 판별확률이 높은 검사 방법을 주제로 설명하지 아니하여 임산부가 태아의 기형 여부에 대한 판별확률이 높은 검사를 받지 못한 채 다운증후군에 걸린 아이를 출산한 경우, 모자보건법 제14조 제1항 제1호는 인공임신중절수술을 할 수 있는 경우로 임산부 본인 또는 배우자가 대통령령이 정하는 우생학적 또는 유전학적 정신장애나 신체질환이 있는 경우를 규정하고 있고, 모자보건법시행령 제15조 제2항은 같은 법 제14조 제1항 제1호의 규정에 따라 인공임신중절수술을 할 수 있는 우생학적 또는 유전학적 정신장애나 신체질환으로 혈우병과 각종 유전성 질환을 규정하고 있을 뿐이므로, 다운증후군은 위 조항 소정의 인공임신중절사유에 해당하지 않음이 명백하여 부모가 태아가 다운증후군에 걸려 있음을 알았다고 하더라도 태아를 적법하게 낙태할 결정권을 가지고 있었다고 보기 어렵다고 할 것이어서 부모의 적법한 낙태결정권이 침해되었다고 할 수 없다.

[2] 인간 생명의 존엄성과 그 가치의 무한함에 비추어 볼 때, 어떠한 인간 또는 인간이 되려고 하는 존재가 타인에 대하여 자신의 출생을 막아 줄 것을 필요로 할 권리를 가진다고 보기 어렵고, 장애를 갖고 출생한 것 자체를 인공임신중절로 출생하지 않은 것과 비교해서 법률적으로 손해라고 단정할 수도 없으며, 그 때문에 치료비 등 여러 가지 비용이 정상인보다 더 소요된다고 하더라도 그 장애 자체가 의사나 다른 누구의 과실로 말미암은 것이 아닌 이상 이를 선천적으로 장애를 지닌 채 태어난 아이 자신이 청구할 수 있는 손해라고 할 수는 없다.

(4) 검토

일반인으로서는 의사가 장애 여부를 제대로 알려 주지 않아 산모가 낙태 여부를 고려하지 못하였으므로 산모의 낙태결정권이 침해되었다고 생각할 수 있다. 또한, 태어난 아이도 장애를 가졌더라면 태어나지 말았어야 하였는데 평생을 고통 속에 살게 되었으므로 손해를 입었다고 생각하는 사람도 있을 것이다.

그러나 이 사건에서 우리 대법원은 다운증후군인 것을 알았다 하더라도 이는 낙태 사유가 아니므로 낙태 결정권은 침해되지 않았다고 보았다.

또한, 모든 생명은 존귀한 것이므로 태어나지 않은 것에 비해 장애아로 태어난 것이 손해라고 판단할 수도 없다고 하였다.

4. 대판 1996.10.17, 96다 10449

(1) 사건의 내용

둘째 아이를 가진 임산부 A를 의사 B가 진찰한 결과, 제왕절개술이 필요하다고 판단되어 입원하도록 하였다. 이에 A는 가족계획을 이유로 불임수술까지 함께해 달라고 요구하였고, B도 이를 받아들였다. 그런데 A가 예정보다 빨리 진통을 하게 되자 퇴근한 B를 대신하여 의사 C가 제왕절개수술을 하게 되었다. 그러나 이 수술 과정에서 불임수술을 함께 시술하지 않았고 이후에도 B와 C 모두 A에게 이 사실을 알리지 않았다. 얼마 후, A는 셋째 아이를 출산하였다.

---

51) 21번 염색체에 이상이 있는 것으로서 낮은 코, 손·발가락의 이상, 선천성 심장판막증, 지능장애, 발육장애 등의 특이한 용모와 증세를 나타내는데 그런 환자는 체내 저항력이 떨어져 폐 감염과 백혈병 이환율이 높으며 나이 많은 임산부에게서 태어나는 경우가 많다.

(2) 판시사항

불임수술계약의 불이행 때문에 원치 않은 아이를 출산한 경우, 출산비 및 위자료 외의 양육비·교육비에 대해서는 생명권 존중과 친권자의 자녀부양의무에 비추어 손해가 아니라고 본 사례

(3) 판결요지

불임수술계약의 불이행 때문에 원치 않은 아이를 출산한 경우, 출산비 및 위자료 외의 양육비·교육비에 대해서는 생명권 존중과 친권자의 자녀부양의무에 비추어 손해가 아니라고 본 사례.

(4) 검토

우선 이 사안에서 대법원은 B와 C가 불임수술의 청약을 이의 없이 받아들임으로써 A와 불임수술에 관한 의료계약은 성립되었다고 할 것이므로, 이 계약의 불이익 때문에 A 부부가 입은 손해를 배상할 책임이 있다고 보았다. 그런데 그 손해배상의 범위와 관련하여서는 다음과 같이 판단하였다. (출산비와 위자료만 인정)

가. 출산비: 이 사건 채무불이행으로 말미암아 셋째 아이를 출산하게 되어 지출하게 된 출산비용은 이 사건 채무불이행 때문인 통상의 재산상 손해라고 할 것이다.

나. 위자료: 이 사건 채무불이행으로 말미암아 A가 자신의 의사에 반하여 임신·출산하게 되어 위 임신기간 및 출산 과정에서 심한 정신적 고통을 받게 되었고, 남편 역시 가족계획에 반한 아내의 임신 및 출산 때문에 심한 정신적 고통을 입게 되었음을 경험칙상 인정할 수 있다.

다. 양육비 및 교육비 청구에 관한 판단: A가 원치 않은 임신 때문에 출산하게 되어 앞

으로 그를 양육하고, 교육하게 됨으로써 A 부부가 양육비 등을 부담하게 되는 것이 과연 이 사건 채무불이행 때문인 '손해'에 해당하는가의 점에 관하여는 다음과 같이 판단하였다.

우선, 헌법 제10조가 천명하고 있는 개인의 생명권 존중 및 기본적 인권 보장의 원칙을 고려할 때, 비록 원치 않은 임신으로 출생한 자(子)라 할지라도 그자의 생명권은 절대적으로 보호되어야 할 가치로서 부모의 재산상 이익에 우선하여야 한다고 보아야 한다. (만일 반대로 해석하여 제3자가 채무불이행 때문에 아이의 생명을 탄생시키게 함을 법적 비난의 대상으로 삼아 그 제3자에게 손해배상의 형식으로 제재를 가한다면 이는 실질적으로 우리 헌법 정신에 반하는 것이 될 것이다)

또한, 위부모의 친권을 근거로 한 미성년의 자(子)에 대한 부양의무(민법 제913조)는 원칙적으로 이를 면제받거나 제3자에게 전가할 수 있는 성질의 것이 아니라 할 것이므로 비록 원치 않은 임신으로 출생한 자(子)라고 할지라도 부모는 일단 출생한 자에 대하여는 부양의무를 면할 수 없다 할 것이고, 따라서 자의 출생 및 그 때문인 부양의무를 '손해'로 파악할 수는 없다 할 것이다.

5. 서울 민사 재판 1996.9.18, 94가합101443

(1) 사건의 내용

A는(남편 B) C 병원에서 D를 출산하였으나 신생아실에서 아이가 뒤바뀌어 D'늘 자신의 아이로 알고 데려와 양육하였다. 그런데 D'가 자라면서 부부 중 아무와도 닮지 않자 A와 B 사이에 불화가 계속되어 이들은 협의이혼에 이르게 되었다. 그런데 이를 계속 이상히 여겨 친생자 여부에 관한 감식을 의뢰한 결과 둘 모두와 친생자 관계가 없다는 것이 판명되었다.

(2) 판시사항
병원 측의 과실로 신생아가 뒤바뀐 경우, 친생자 아닌 자를 양육해온 자에 대한 병원의 손해배상 범위에 관한 사례

(3) 판결요지
병원 측의 과실로 신생아가 뒤바뀐 경우, 그 병원에 대하여 친생자 아닌 자를 자신의 친생자로 잘못 알고 양육해 온 부부에 대한 정신과 치료비, 위자료 배상의무를 인정하고, 그 밖에 양육비, 친생자 수색비, 친생자를 찾기 위한 광고비 및 인건비, 유전자 감식비용, 호적정정 비용, 가족융화비 등에 대해서는 배상의무를 배척한 사례.

(4) 검토
병원 측의 관리소홀 때문에 신생아가 서로 뒤바뀌어 세월이 한참 흐른 후에야 이 사실이 밝혀지게 되는 사건을 종종 언론 보도를 통해서 접할 수 있다.
이러면 대하여 대법원이 인정한 손해배상의 범위는 다음과 같다.

가. 가계지출비: 이는 D'가 아니라 그의 친생자 D를 양육하더라도 당연히 지출했어야 할 비용일 뿐 아니라, 친생자 D를 양육한 사람이 A와 B에게 양육비를 청구하고 있는 상황도 아니므로 인정할 수 없다고 하였다.

나. 친생자수색비: 이 부분에 대해서는 이를 인정할만한 증거가 충분하지 않다는 이유로 부정하였다.

다. 호적정정비 : "

라. 가족육아비 : "

마. 정신과 치료비: (1)이 부부는 D'가 친생자가 아님을 알고 이 때문에 불안과 우울 반응의 증상이 나타났고 그 정신과적 치료를 위해서는 앞으로 6개월간 개인치료 및 가족치료가

필요한 사실을 인정할 수 있기 때문에 치료비 상당액은 인정하였다.

바. 위자료: 병원 측의 과실 때문에 부부는 그 친생자 아닌 D'를 그 친생자로 잘못 알고 10년 가까이 양육하고, 그 과정에서 위 사실이 밝혀져 남편이 처를 의심하는 등 가정불화 끝에 이혼과 재결합을 하는 우여곡절을 겪었고, 부부는 아직 그 친생자 D를 찾지 못하고 있으며 그럼에도 병원 측이 그 친생자 추적에 전혀 협조하지 않고 있는 사실, 부부가 이 때문에 심한 불안과 우울증에 빠지게 된 사실이 있으므로 병원 측은 부부의 이 때문인 정신적 고통을 금전적으로나마 달래 줄 의무가 있다 하였다.

6. 대판 1995.12.5. 94다57701

(1) 사건의 내용

임산부 A가 몸에 이상을 느껴 병원을 찾았는데 의사 B는 초음파검사를 할 당시 이미 그 태아가 사망한 상태에 있었음에도 불구하고 단순한 유산기가 있는 것으로만 판단하였으며, 보호자에게도 태아의 정확한 상태를 상세히 설명하지 아니하고서 별 이상이 없다고 말하였다. 이에 임신 이상이 없다고 진단을 받았다는 말을 들은 다른 병원의 의사 C는 이 말만을 듣고 소파수술을 시행하였다. 그런데 C는 패혈증의 가능성을 예견할 수 있었으나 패혈증의 감염 여부를 알아보기 위한 기본적인 검사를 한다거나, 소파수술 이후 패혈증에 대비한 관찰 및 검사를 시행하고 그 증세에 따라 신속한 처치를 해야 했음에도 이러한 조처를 하지 아니하여 결국 A가 사망하였다.

(2) 판시사항

[1] 피해자가 계류유산 때문인 소파수술을 받은 후 패혈증으로 사망한 사안에서 의사의

의료상 과실을 인정한 원심판결을 수긍한 사례

[2] 의료상 과실과 손해 발생 사이의 인과관계에 대한 증명책임의 완화

(3) 판결요지

[1] 피해자가 계류유산 때문인 소파수술을 받은 후 패혈증으로 사망한 사안에서 의료상 과실을 인정한 원심판결을 수긍한 사례.

[2] 일반적으로 의료행위는 고도의 전문적 지식이 있어야 하는 분야로서 그 의료의 과정은 대개 환자 본인이 그 일부를 알 수 있는 외에 의사만이 알 수 있을 뿐이고 치료의 결과를 달성하기 위한 의료 기법은 의사의 재량에 달려 있기 때문에, 손해 발생의 직접적인 원인이 의료상의 과실로 말미암은 것인지 아닌지는 전문가인 의사가 아닌 보통사람으로서는 도저히 밝혀낼 수 없는 특수성이 있어서 환자 측이 의사의 의료 행위상의 주의의무 위반과 손해의 발생과 사이의 인과관계를 의학적으로 완벽하게 입증한다는 것은 극히 어려우므로, 환자가 치료 도중에 사망한 때도 있어서는 피해자 측에서 일련의 의료행위 과정에서 저질러진 일반인의 상식에 바탕을 둔 의료상의 과실 있는 행위를 입증하고 그 결과와 사이에 일련의 의료행위 외에 다른 원인이 개재될 수 없다는 점을 증명한 때도 있어서는, 의료행위를 한 측이 그 결과가 의료상의 과실로 말미암은 것이 아니라 전혀 다른 원인으로 말미암은 것이라는 입증을 하지 아니하는 이상, 의료상 과실과 결과 사이의 인과관계를 추정하여 손해배상 책임을 지울 수 있도록 증명책임을 완화하는 것이 손해의 공평, 타당한 부담을 그 지도 원리로 하는 손해배상 제도의 이상에게 맞는다.

(4) 검토

이 사건에서는 초음파 검사 당시 미리 태아의 사망을 확인하지 못한 의사와 소파수술 후

패혈증에 대한 각종 조처를 하지 않은 의사 모두에게 과실을 인정하였다.

또한, 앞에서 살펴본 것과 같이 의료사고에는 피해자의 증명책임이 완화된다는 것도 확인하고 있는 사건이다.

7. 서울 민사 지방법원 1994.8.24 선고 93가합80648

(1) 사건의 내용

만 39세 여성 A씨는 직장에서 시행하는 건강진단검사를 받던 중 자궁암 검사도 함께 받게 되었는데 담당 의사, 간호사가 검사하면서 A씨의 처녀성 여부를 확인하지도 않고, 또 처녀막 손상 가능성 등을 설명하지 않은 채 검사를 시행하여 처녀막 파열상을 입었다.

(2) 판시사항

건강진단 시의 처녀막파열에 대하여 의사와 간호사의 설명의무 위반에 따른 위자료청구를 인정한 사례

(3) 판결요지

건강진단검사의 목적으로 자궁암 검사를 담당한 의사 또는 간호사로서는 피검사자의 처녀성 여부를 확인하고 자궁암 검사의 시행방법, 이 때문인 처녀막의 손상 가능성 등을 설명하여 피검사자가 검사를 받을 것인가의 여부를 선택할 수 있도록 할 주의의무가 있음에도 이를 게을리한 채 처녀에 대하여 위와 같은 설명 없이 자궁암 검사를 하여 처녀막을 파열시킨 경우 설명의무 위반으로 피검사자의 승낙권을 침해한 것이라고 하여 위자료청구를 인정한 사례.

(4) 검토

이 사안에서 A는 이른바 '질 내 세포도 말 표본채취법'으로 자궁암 검사를 받았는데 이 방법은 처녀막 파열이라는 결과를 당연히 수반하고 또한 당시의 상황이 자궁암 검사가 반드시 필요한 긴급 상황도 아니었다. 그런데도 담당 의사나 이를 시행한 간호사는 아무런 설명을 해주지 않아 피해자는 이를 모르고 검사를 받았고, 그 결과 처녀막이 파열되었으므로 의사와 간호사는 설명의무위반에 따른 승낙권의 침해와 이 때문인 의료상의 잘못 때문인 손해를 배상하여야 할 것이다.

8. 전주지법 2012.8.29 선고 2012나 2821. 판결

여성에게 있어서 출산은 새로운 생명을 탄생시키는 고귀한 행위인 반면에 극심한 진통과 분만을 위하여 분비되는 호르몬의 영향으로 인하여 정신적, 육체적으로 쉽게 통제할 수 없는 상태에 놓이게 되고, 신체의 중요 부위를 타인에게 노출하게 될 뿐만 아니라 분만과정에서 수반되는 배변 등의 생리적 현상을 조절할 수 없게 된다는 점에서, 분만과정에 보호자나 제3자가 입회하는 경우 산모의 수치심을 자극하여 정신적 침해가 발생할 수 있다.

따라서 산모는 자기결정권에 따라 실습 중인 학생들을 비롯한 제3자에게 자신의 분만과정을 공개할 것인지에 대한 선택권을 가지고, 분만과정에 의료진이 아닌 제3자를 참관하게 하려는 의료진은 산모나 가족들에게서 타인의 참관에 대한 동의를 얻어야 하며, 그 전제로서 사전에 산모 등에게 참관하는 사람의 지위, 참관의 목적 및 내용 등에 대하여 설명하여 참관을 허용할 것인지 선택할 수 있도록 할 의무가 있다(전주지법 2012.8.29. 선고 2012나2821 판결).

[1] 산모가 의료진이 아닌 제 3자에게 자신의 분만과정을 공개할 것인지에 관한 선택권을 갖는지 여보(적극) 및 산모의 분만과정에 의료진이 아닌 제 3자가 참관하기위한 요건(산모나 가족의 동의)과 그 전제로서 의료진이 부담하는 설명의무의 내용

[2] 대학병원이 아닌 일반병원의 경우, 학생들이 산모의 분만과정에 참관하려면 산모의 명시적 동의가 있어야 하든지 여부(적극)및 그 동의를 얻는 방법.

[3] 대학병원이 나닌 일반 산부인과 병원에서 아이를 출산한 산모 甲과 그녀의 남편 乙이 분만 담당의사 炳을 상대로 자신들의 동의없이 병원에서 실습하던 학생들을 분만과정에 참관시킴으로서 자기 결정권이 침해되어 정신적 고통을 받았다는 이유로 위자료 지급을 구한 사안. 갑은 병에 대하여 자기 결정권의 침해에 따른 위자료를 지급의무가 있고, 乙에 대하여는 지급의무가 없다고 한 사례.

9. 대판 1992.4.14. 91다36710

(1) 사건의 내용

여성 A가 통증을 호소하며 과거에 임신한 경험이 없고 40여 일간 하혈하였다고 하자 의사 B는 일단 자궁근종으로 판단하여 산부인과 전문의에게 별도의 자문을 구함이 없이 외과의사 C에게 혹이 만져지는 것으로 보아 수술을 하여야 할 것 같다고 말하였다. 또한, A에게도 병명을 자궁근종으로 알리며 이미 약물로서 치료할 수 있는 단계를 넘었고 이에 대한 치료는 오직 자궁제거수술밖에 없다고 말하여 A는 위 수술을 시행하기로 하였다. 그러나 수술 이후 조직 검사 결과 A의 병명은 만성 자궁외임신이었던 것으로 판명되었고 A(자녀 없었음)는 아이를 낳을 수 없게 되었다.

(2) 판시사항

자궁적출수술에서 환자로 하여금 의사 진단상의 잘못이 없었다면 당연히 설명 들었을 내용을 설명 듣지 못한 채 수술승낙을 하게 하였다면 의사가 설명의무를 다하지 못함으로써 환자의 승낙권을 침해한 과실이 있다고 한 사례

(3) 판결요지

자궁적출수술에서 진찰 당시 자궁외임신에 의한 증상이라고 볼만한 사정이 있었고 진찰의사 자신도 자궁외임신의 가능성을 생각해보기까지 하였음에도 자궁에 혹이 만져진다고 하여 자궁근종이라고 진단하고 더 이상의 더욱 정밀한 확인검사를 하지 아니한 잘못으로 자궁외임신임을 알지 못함으로써 결과적으로 환자로 하여금 위와 같은 진단상의 잘못이 없었다면 당연히 설명 들었을 내용을 설명 듣지 못한 채 수술승낙을 하게 하였다면 의사가 설명의무를 다하지 못함으로써 환자의 승낙권을 침해한 과실이 있다고 한 사례.

(4) 검토

자궁근종이라는 진단에 대해 정밀한 확인검사를 하지 않은 것은 물론 수술 시행 중 간단한 검사를 통하여 (병명은 모르더라도) 자궁 전체를 끄집어낼지, 혹만을 끄집어낼 것인지는 판단할 수 있음에도 이를 행하지 않은 것(이 병원에는 그러한 장치가 없었다고 한다.)은 어떻게 보더라도 의사의 과실이다.

더구나 피해자가 아직 자녀가 없는 여성이라는 점에서 자궁 적출에 관한 판단과 설명은 더욱 주의하여야 할 필요가 있었다.

10. 대판 1984.7.10. 84다카466

(1) 사건의 내용

의사는 환자 A의 낙태수술 요청을 받고 진찰한 결과 A가 저혈압이고 빈혈이며 심장이 약한 것으로 진단되었으나 낙태수술에는 큰 위험성이 없다고 판단하여 다음날 낙태수술을 하였다. 그런데 수술 후 혈압이 최고 80, 최저 60 정도로 떨어지고 통상보다 과도한 출혈이 있었고, 의사의 조치로 일단 지혈이 되었으나 또다시 심한 출혈이 발생하였다. 이에 의사는 그때야 이완성 자궁출혈인 것으로 판단하고 자궁수축제 및 지혈제를 계속 주사하여 자궁마사지 방법으로 압박조치를 함과 동시에 인공호흡(산소 호흡기는 고장으로 사용불능이었다)을 하고 종합병원으로 이송준비를 하였으나 차량 수배가 늦어져 종합병원으로 이송 도중 A는 실혈과 다로 사망하였다.

(2) 판시사항

[1] 빈혈, 저혈압이며 심장이 약한 임산부가 16주(週) 정도 된 태아의 낙태수술 후 이완성 자궁출혈로 사망한 경우 수술행위와 사망 간의 상당인과관계 유무

[2] 낙태수술 후 임부의 자궁출혈이 통상보다 과도하였다는 사실만으로 이완성 자궁출혈을 미리 알아내지 못한 진료상 과실 인정 가부

(3) 판결요지

[1] 일반적으로 이완성 자궁출혈을 일으키는 원인은 신체의 빈약, 자궁질병, 임신중독, 쌍생아, 양수과다증, 고혈압 등 여러 가지 원인이 있을 수 있다는 것이므로 위 망인의 건강상태와 태아의 성장 정도가 이완성 자궁출혈의 원인이 된 여부를 판단하려면 먼저 위 망인의 빈혈의 정도, 저혈압의 수치 및 심장기능의 정도를 보다 구체적으로 파악

한 후에 이러한 신체조건과 태아의 성장 정도에 비추어 과연 이완성 자궁출혈을 일으킬 가능성이 있는지를 밝혀보아야 할 것이며, 만연히 추상적으로 위 망인의 빈혈이고 저혈압이며 심장이 약하다는 사실과 태아가 16주되었다는 사실만 가지고 곧 이완성 자궁출혈의 원인이 되었다고 단정할 수는 없다. 결국, 위 망인의 건강상태와 태아의 성장 정도가 이완성 자궁출혈의 원인이 되었다고 단정하기 어려운 이상, 피고가 수술을 거절하지 아니하고 내과 전문의에 의한 부작용 유무의 확인을 거침이 없이 수술을 시행한 행위와 위 망인의 사망과 사이에 상당인과관계가 있다고 볼 수 없다.

[2] 이완성 자궁출혈은 급성 대출혈로서 30분 내외에서 3시간 이내에 2,000 내지 3,000씨씨 이상의 출혈을 하게 된다는 것인바 임산부가 낙태수술 후 계속 출혈이 된 것이 아니라 간헐적으로 3회에 걸쳐 출혈이 있으면 산부인과 전문의가 1차 출혈 시에 이완성 자궁출혈임을 미리 알아차려 조치하지 아니하여 임산부가 사망하게 된데 대해 그 진료상 과실이 있다고 하려면 적어도 1차 출혈현상이 위와 같은 급성 대출혈임을 짐작하게 할 정도의 것임이 전제되어야 할 것이므로 1차 출혈의 상황에 관하여 다만 통상보다 과도한 출혈이 있었다는 것만으로는 1차 출혈이 급성 대출혈을 짐작케 할 정도의 것임을 전제할 수 없으니 진료상 과실을 인정할 수 없다

(4) 검토

민사상 손해배상책임을 인정하기 위해서는 상당인과관계가 필요하다는 것을 앞에서 살펴보았다. 그런데 이 사건에서는 환자의 건강상태와 태아의 성장 정도가 이완성 자궁출혈의 원인이 되었다고 단정하기 어려워서 수술행위와 환자의 사망 사이에 상당인과관계를 인정할 수 없어 의사에게 책임이 없다고 보았다.

또한, 의사가 미리 이완성 자궁출혈을 판단하지 못한 것이 과실인지를 검토하면, 다만 통상보다 과도한 출혈이 있었다는 것만으로는 1차 출혈이 급성 대출혈을 짐작케 할 정

도는 아니었으므로 두 번째 출혈에야 이를 판단한 것만으로 의사의 과실을 인정할 수 없다고 한 것이다.

11. 서울지방법원 97가합 49331 견갑난산 판례

상완 신경총 마비에 대한 입증책임은 의사가 부담한다.

12. 대법원 2015.10.29. 선고, 2013다89662, 판결
손해배상(의)

【판시사항】
[1] 임상시험 단계의 의료행위에 대한 의사의 설명의무의 내용
[2] 의사의 설명의무 위반으로 위자료뿐만 아니라 재산상 손해의 배상까지 구하는 경우, 요구되는 설명의무 위반의 정도 및 설명의무 위반행위와 결과 사이에 인과관계가 있음을 증명하여야 하는지 여부(적극)

【이 유】
상고이유(상고이유서 제출기간이 지난 후에 제출된 상고이유보충서 기재는 상고이유를 보충하는 범위 내에서)를 판단한다.

1.상고이유 제1, 2점에 대하여

의사는 의료행위를 하기 전에 환자에게 질병의 증상, 치료방법의 내용과 필요성, 발생이 예상되는 위험 등 당시의 의료 수준에 비추어 상당하다고 인정되는 사항을 설명하여 줌으로써 환자가 그 필요성이나 위험성을 충분히 비교해 보고 그 의료행위를 받을 것인지 여부를 선택할 수 있도록 할 의무가 있고, 특히 그러한 의료행위가 임상시험 단계에서 이루어지는 것이라면 해당 의료행위의 안전성과 유효성(치료효과)에 관하여 시행 당시 임상에서 실천되는 일반적·표준적 의료행위와 비교하여 설명할 의무가 있다

(대법원 2010. 10. 14. 선고 2007다3162 판결 등 참조).

원심은, 이 사건 시술은 시행 당시 임상시험 단계에 있는 수술이었으므로, 피고로서는 통상의 침습적인 의료행위에서 요구되는 수준의 일반적인 설명뿐만 아니라 이 사건 시술이 아직 임상적인 자료에 의하여 안전성과 유효성(치료효과)이 확립되지 않은 의료행위라는 점까지 설명할 의무가 있음에도, 원고에게 "드물게 석회화가 발생할 수 있거나 재발, 상피세포 재생지연 등의 부작용이나 합병증이 생길 수 있다."라는 정도의 통상적인 설명만을 하고 수술에 대한 동의를 받은 사실을 인정할 수 있을 뿐, 이 사건 시술에 대하여 안전성과 유효성(치료효과)이 아직까지 증명되지 않았으며 그에 관하여 안과의학의 임상경험에 기초한 합의가 없는 상태라는 설명까지 하였다고 인정할 증거가 없으므로, 피고는 이 사건 시술에서 요구되는 설명의무를 다하지 아니하였다고 판단하였다.

원심의 위와 같은 판단은 앞서 본 법리에 따른 것으로, 거기에 상고이유 주장과 같이 설명의무에 관한 법리를 오해하거나 논리와 경험의 법칙을 위반하여 사실을 오인한 잘못이 없다.

2. 상고이유 제3점에 대하여

가. 원심은, 피고의 설명의무 위반에 따른 이 사건 시술의 시행과 시술 후 원고가 겪게 된 감염성 공막염, 공막 석회화, 공막의 얇아짐과 포도막 비침 등의 증상 사이에 인과관계를 충분히 인정할 수 있다고 판단하면서, 원고가 호소하는 위 증상은 환부에 대한 관리 소홀 또는 원고의 열악한 작업환경 때문에 새롭게 발현한 것일 뿐 이 사건 시술과 인과관계가 없다는 피고의 주장을 배척하였다.

기록에 비추어 살펴보아도, 원심의 위와 같은 판단에 상고이유 주장과 같이 인과관계에 관한 법리를 오해하거나 논리와 경험의 법칙을 위반하여 사실을 오인한 잘못이 없다.

나. 의사가 설명의무를 위반하고 수술 등을 하였으나 나쁜 결과가 발생한 경우에 환자가 선택의 기회를 잃고 자기결정권을 행사할 수 없었다고 하며 위자료뿐만 아니라 그 결과로 인한 재산상 손해의 배상까지 구하는 경우에는, 그 설명의무 위반이 구체적 치료과정에서 요구되는 의사의 주의의무 위반과 동일시할 정도의 것이어야 하고, 그러

한 설명의무 위반행위와 나쁜 결과 사이에 인과관계가 있음을 증명하여야 한다(대법원 1996. 4. 12. 선고 95다56095 판결 등 참조).

원심은, 이 사건 시술은 원고가 위중한 건강침해 상황에서 이를 치료하기 위한 목적보다는 만성적인 안과질환에 따른 생활의 불편을 덜고 미용상의 개선효과를 거둘 목적에서 이 사건 시술이 효험이 있다는 소문을 믿고 피고로부터 위 시술을 받게 된 점을 감안할 때, 만일 원고가 피고로부터 이 사건 시술이 임상의학에서 평가받고 있는 정확한 실태에 관한 설명을 제대로 들었다면 이 사건 시술을 받지 않았을 것으로 인정할 수 있다고 보아, 원고의 위자료 청구뿐 아니라 치료비 청구도 인용하였다.

원심의 위와 같은 판단은 앞서 본 법리에 따른 것으로, 거기에 상고이유 주장과 같이 손해배상의 범위에 관한 법리를 오해한 잘못이 없다.

3. 결론

그러므로 상고를 기각하고, 상고비용은 패소자가 부담하기로 하여, 관여 대법관의 일치된 의견으로 주문과 같이 판결한다.

제2절 신경외과

1. 대판 2004.10.28, 2002다45185

(1) 사건의 내용

A는 심한 어지럼증세 등으로 응급실을 통하여 입원하였다. 이 병원 소속 신경과 의사 B는 A에 대한 문진 및 사진 결과 뇌경색으로 진단하여 항혈소판제 재를 투여하였고, 그 다음 날 실시한 뇌 자기공명영상(MRI)촬영 결과 우측 소뇌에 다발성 소강성 뇌경색

이 나타나고 어지럼 검사에서 중추 신경성 어지럼이 의심되었다. 그리고 뇌혈관의 이상 여부를 확인하기 위하여 뇌혈관조영술[58] 검사를 하던 중 A가 갑자기 두통을 호소하여 검사를 중단하였다. 그러나 A는 이미 의식을 잃었고 며칠 뒤에 사망하였다.

(2) 판시사항

[1] 의사가 의료행위를 함에서 취하여야 할 주의의무의 정도와 그 기준이 되는 대상

[2] 수술 도중 환자에게 사망의 원인이 된 증상이 발생한 경우, 증상 발생에 관하여 의료상의 과실 이외의 다른 원인이 있다고 보기 어려운 간접사실들을 증명하는 방법으로 위 증상이 의료상의 과실을 근거로 한 것으로 추정할 수 있는지(적극) 및 위 같은 경우에도 의사에게 과실이 없음의 증명책임을 지울 수 있는지(소극)

[3] 심한 어지럼증으로 입원한 환자가 뇌경색의 진단을 받고 뇌혈관의 이상 여부를 확인하기 위해 뇌혈관조영술 검사를 받던 중 뇌경색으로 의식을 상실하였다고 하더라도, 중한 결과가 의사의 시술 상의 과실 때문으로 추정하기 어렵다고 한 사례

[4] 의료행위에 따르는 후유증과 부작용의 위험발생 가능성이 희소하다고 하여 의사의 설명의무가 면제될 수 있는지(소극) 및 자세한 설명의무의 범위

[5] 의사의 설명의무 위반을 이유로 결과 때문인 모든 손해를 청구하기 위한 요건

3) 판결요지

[1] 의사가 진찰·치료 등의 의료행위를 함에는 사람의 생명·신체·건강을 관리하는 업무의 성질에 비추어 환자의 구체적인 증상이나 상황에 따라 위험을 방지하기 위하여 요구되는 최선의 조처를 하여야 할 주의의무가 있고, 의사의 이와 같은 주의의무는 의료행위를 할 당시 의료기관 등 임상의학 분야에서 실천되고 있는 의료행위의 수준을 기준으

로 삼되 그 의료수준은 통상의 의사에게 의료행위 당시 일반적으로 알려졌고 또 시인되고 있는 이른바 의학상식을 뜻하므로 진료환경 및 조건, 의료행위의 특수성 등을 고려하여 규범적인 수준으로 파악되어야 한다.

[2] 의료행위는 고도의 전문적 지식이 있어야 하는 분야로서 전문가가 아닌 일반인으로서는 의사의 의료행위의 과정에 주의의무 위반이 있는지 그 주의의무 위반과 손해발생 사이와 인과관계가 있는지를 밝혀내기가 극히 어려운 특수성이 있으므로 수술 도중 환자에게 사망의 원인이 된 증상이 발생하면 그 증상 발생에 관하여 의료상의 과실 이외의 다른 원인이 있다고 보기 어려운 간접사실들을 입증함으로써 그와 같은 증상이 의료상의 과실을 근거로 한 것으로 추정하는 것도 가능하다고 하겠으나, 그 경우에도 의사의 과실 때문인 결과발생을 추정할 수 있을 정도의 개연성이 담보되지 않는 사정들을 가지고 막연하게 중한 결과에서 의사의 과실과 인과관계를 추정함으로써 결과적으로 의사에게 과실이 없음의 증명책임을 지우는 것까지 허용되는 것은 아니다.

[3] 심한 어지럼증으로 입원한 환자가 뇌경색의 진단을 받고 뇌혈관의 이상 여부를 확인하기 위해 뇌혈관조영술 검사를 받던 중 뇌경색으로 의식을 상실하였다고 하더라도, 중한 결과가 의사의 시술 상의 과실 때문으로 추정하기 어렵다고 한 사례.

[4] 의사의 설명의무는 그 의료행위에 따르는 후유증이나 부작용 등의 위험발생 가능성이 희소하다는 사정만으로 면제될 수 없으며, 그 후유증이나 부작용이 치료행위에 전형적으로 발생하는 위험이거나 회복할 수 없는 중대한 것이면 발생 가능성의 희소성에도 설명의 대상이 되며, 이 경우 의사가 시술 전 환자의 상태 및 시술 때문인 합병증으로 사망할 가능성의 정도와 예방 가능성 등에 관하여 자세한 설명을 하여 주지 아니하였다면 설명의무를 다하였다고 할 수 없다.

[5] 의사가 설명의무를 위반한 채 수술을 시행하여 환자에게 중대한 결과가 발생하였다는

것을 이유로 결과 때문인 모든 손해를 청구하는 경우에는 그 중대한 결과와 의사의 설명의무 위반이나 승낙취득 과정에서의 잘못과의 사이에 상당인과관계가 존재하여야 하며, 그때의 의사의 설명의무 위반은 환자의 자기결정권이나 치료행위에 대한 선택의 기회를 보호하기 위한 점에 비추어 환자의 생명, 신체에 대한 구체적 치료과정에서 요구되는 의사의 주의의무 위반과 동일시할 정도의 것이어야 한다.

(4) 검토

이 사안에서 의사 B 혈관조영술의 시술 방식이 잘못되었다는 입증은 없으므로 시술상 과실이 있다고 볼 수는 없다.

또한, 혈관질환을 앓는 환자가 혈관조영술을 시술받고 그 합병증으로 사망에 이르는 확률은 연구 결과마다 다르지만 대체로 1% 내외로 알려졌다. 그리고 혈관조영술 직후 환자상황이 악화한 경우 그것이 혈관조영술의 합병증인지 아니면 기존 질병의 악화인지 판명하기가 어려운바, 이 사건에서는 이미 중증의 뇌경색 증세를 보이는 A의 체내에서 혈전 등이 떨어져 나와 혈류를 따라다니다가 기저동맥을 막을 가능성이 있다. 이러한 사실에도 비추어 혈관조영술과 사망 사이의 상당인과관계는 부정된 것이다.

2. 대판 2003.11.27 2001다20127

(1) 사건의 내용

A는 귀에 발생한 양성종양의 일종인 청신경초종의 진단을 받고 제거수술을 받기 위하여 병원에 입원하였다. 그리고 초종 제거수술을 받은 후 A가 세균성 뇌막염 증세를 보이자 의사 B는 이를 치료하였는데 그 도중 뇌실내출혈, 뇌실의 심한 팽창, 뇌의 압박과 함께 수두증이 발견되었고 결국은 A는 사망하였다.

(2) 판시사항

[1] 의료행위상의 주의의무 위반으로 인한 손해배상청구에서 의료상의과실의 존재 및 의료상 과실과 결과 사이의 인과관계에 관한 입증책임을 완화하는 경우 의료과정에서 어떠한 주의의무 위반의 잘못이 없어도 손해배상책임을 인정할 것인지 여부(소극) [2] 청신경초종 제거술을 받은 환자가 수술중의 감염으로 인한 뇌막염치료를 받아 증세가 호전되다가 원인을 알 수 없는 뇌실내출혈 및 이에 병발한수두증으로 사망한 사실만으로는 의사의 과실을 인정할 수 없다고 한 사례

(3) 판결요지

[1] 의료행위상의 주의의무 위반으로 인한 손해배상청구에서 피해자 측에서 일련의 의료행위 과정에 있어서 저질러진 일반인의 상식에 바탕을 둔 의료상의 과실 있는 행위를 입증하고 그 결과와 사이에 일련의 의료행위 외에 다른 원인이 개재될 수 없다는 점, 이를테면 환자에게 의료행위 이전에 그러한 결과의 원인이 될 만한 건강상의 결함이 없었다는 사정을 증명한 경우에는 의료상 과실과 결과 사이의 인과관계를 추정하여 손해배상책임을 지울 수 있도록 입증책임을 완화할 것이나, 이 경우에도 일련의 의료행위 과정에 있어서 일반인의 상식에 바탕을 둔 의료상 과실의 존재는 환자 측에서 입증하여야 하는 결과 의료과정에서 어떠한 주의의무 위반의 잘못을 인정할 수 없다면 그 청구는 배척될 수밖에 없다.[2] 청신경초종 제거술을 받은 환자에게 수술중의 감염으로 인한 뇌막염이 발생하였지만 집도의사가 사고 당시 일반적인 의학수준에 비추어 볼 때 수술로 인한 감염을 막기 위하여 필요한 조치를 다하였다고 볼 여지가 있는 반면 환자는 위 감염으로 인한 뇌막염과는 무관하게 원인을 알 수 없는 뇌실내출혈 및 이와 병발한 수두증 등의 합병증으로 사망하였다면, 막연하게 망인에게 수술중의 감염으로 뇌막염이 발생하였다는 사실만 가지고 사망이라는 중한 결과에 대하여 집도의사에게

감염방지의무를 게을리 한 과실을 인정할 수 없다고 본 사례.

(4) 검토

이 책 앞에서 살펴본 것처럼 환자에게는 증명책임이 완화되나 (예를 들어 환자에게 의료행위 이전에 그러한 결과의 원인이 될 만한 건강상의 결함이 없었다는 사정을 증명한 경우에는 의료상 과실과 결과 사이의 인과관계를 추정하여 손해배상책임을 지움)이 경우에도 의료행위 과정에서 일반인의 상식에 바탕을 둔 의료상 과실의 존재는 환자 측에서 입증하여야 한다. 따라서 의료과정에서 어떠한 주의의무 위반의 잘못을 인정할 수 없다면 그 청구는 배척되어야 한다.

이 사건을 살펴보면 ① 의사는 뇌막염을 비롯한 질병의 감염을 방지하기 위하여 입원 당일부터 수술 전까지 계속 항생제를 투여하였고, 수술 중 항생제를 식염수에 섞어 수시로 수술부위를 씻었으며 수술 후에도 계속 항생제를 투여하였다. 그리고 ② 수술 도중 노출되는 수술 부위에 공기 중에 있는 세균의 침입으로 감염이 발생할 수 있는 확률은 이 병원은 1% 정도에 불과하였다. ③ 한편 이 의사가 뇌막염을 진단한 후 3세대 항생제로 바꾸어 처방함으로써 뇌막염의 증세가 호전되고 있었는데 갑자기 원인을 알 수 없는 뇌실내출혈이 발생하면서 수두증이 함께 발생하였고 피해자는 그 후 혼수상태에서 벗어나지 못하고 마침내 사망에 이르렀는데, 뇌막염으로 뇌실내출혈이 발생한 사례는 아직 보고된 바 없었다고 한다.

대법원은 이와 같은 제반 사정을 인정하고, 이에 의한다면 의사로서는 의학 수준에서 기대되는 모든 주의의무를 다하였다고 볼 수 있고 달리 피해자들의 과실에 관한 입증도 없으므로 의사 B의 책임을 인정할 수 없다고 한 것이다.

3. 대판 2002.5.28 2000다46511

(1) 사건의 내용[59]
윌슨 씨 병을 앓고 있는 A에게 B는 D-페니실아민을 처방하면서 이 약을 주제로 설명하였다. 그러나 A는 이 약을 제대로 복용하지 않았고 B가 정해준 날짜에 치료하러 오지도 않았다. 얼마 지나지 않아 A의 증상은 더욱 악화하였다.

(2) 판시사항
[1] 의사 설명의무의 내용 및 그 범위
[2] 의사의 윌슨(Wilson) 씨 병[60]을 앓는 환자에 대한 그 병의 치료과정과 치료약제의 투약에 관한 설명의무 위반이 문제 되지 않는다고 한 사례

(3) 판결요지
[1] 의사는 긴급한 경우나 다른 특별한 사정이 없으면, 의약품을 투여하기 전에 환자에게 질병의 증상, 치료방법의 내용과 필요성, 예상되는 생명·신체에 대한 위험성과 부작용 등 환자의 의사결정을 위하여 중요한 사항을 설명함으로써 환자로 하여금 투약에 응할 것인가의 여부를 스스로 결정할 기회를 가질 수 있도록 하여야 하지만, 환자에게 발생한 중대한 결과가 투약 때문인 것이 아니거나 환자 스스로 결정이 관련되지 아니하는 사항에 관한 것일 때에는 설명의무 위반이 문제가 되지 아니한다.[61]
[2] 윌슨(Wilson)씨 병을 앓는 환자의 병세가 악화한 것은 그 치료약제의 부작용 때문이 아니고 환자가 의사의 처방을 무시하고 약을 복용하지 아니하고 지정된 날짜에 진료도 받지 아니하는 등 효과적으로 치료가 이루어지지 아니하였기 때문이므로, 의사가 환자에게 그 병의 치료과정과 치료약제의 투약에 관하여 상세한 설명을 하지 아니한

것을 잘못이라고 볼 수 없다고 한 사례.

(4) 검토
이 사안에서 환자의 상황이 악화한 것은 의사가 치료과정이나 이 치료 약 D-페니실아민에 대하여 설명의무를 다하지 않아서가 아니라 환자가 의사의 지시에 제대로 따르지 않았기 때문이다. 즉, 환자가 앞에서 살펴본 진료협조의무를 소홀히 하였기 때문에 환자의 병세 악화에 의사는 책임지지 않아도 되는 것이다.

4. 대판 1995.3.10. 94다39567

(1) 사건의 내용
A는 허리에 통증이 있고 오른쪽 팔 근육이 저리고 힘이 없어 이를 치료하기 위하여 의사 B를 찾았다. B는 A의 상태가 물리치료로 해결될 수 있는 것이 아니라 하여 전방 목등뼈 융합술[62]을 시행하였다. 이후 A에게는 사지가 마비되는 증상이 나타났다. 한편 소송이 진행되자 B는 진료기록을 자신에게 유리하게 고쳤다.

(2) 판시사항
[1] 환자 측에서 우선 일련의 의료행위 과정에서 저질러진 일반인의 상식에 바탕을 둔 의료상의 과실 있는 행위를 입증하고 그 결과와 사이에 의료행위 외에 다른 원인이 개재될 수 없다는 점을 증명한 경우, 의료상의 과실과 결과 사이의 인과관계를 추정할 것인지 여부.

[2] 의사의 전방 목등뼈융합술 시행 이후에 사지 부전 마비증세가 의사의 시술 과정에

서의 잘못 때문에 초래된 것으로 추정된다고 한 사례

[3] 의사 측의 진료기록 변조행위를 입증방해행위로서 의사 측에서 불리한 평가를 하는 자료로 삼을 수 있는지 여부

(3) 판결요지

[1] 일반적으로 의료행위에서 그 주의의무 위반 때문인 불법행위 또는 채무불이행 때문인 책임이 있다고 하기 위해서는 일반적일 때와 마찬가지로 의료행위상 주의의무의 위반, 손해의 발생 및 주의의무의 위반과 손해의 발생과의 사이 인과관계의 존재가 전제되어야 하고 이는 이를 주장하는 환자 측에서 입증하여야 할 것이지만 의료행위가 고도의 전문적 지식이 있어야 하는 분야이고, 그 의료의 과정은 대개 환자 본인이 그 일부를 알 수 있는 외에 의사만이 알 수 있을 뿐이며, 치료의 결과를 달성하기 위한 의료 기법은 의사의 재량에 달려 있기 때문에 손해 발생의 직접적인 원인이 의료상의 과실로 말미암은 것인지 아닌지는 전문가인 의사가 아닌 보통사람으로서는 도저히 밝혀낼 수 없는 특수성이 있어서 환자 측이 의사의 의료행위상의 주의의무 위반과 손해의 발생 사이의 인과관계를 의학적으로 완벽하게 입증한다는 것은 극히 어려우므로, 환자가 치료 도중에 하반신 완전마비 등 사지 부전 마비증상이 발생하면 있어서는 환자 측에서 우선 일련의 의료행위 과정에서 저질러진 일반인의 상식에 바탕을 둔 의료상의 과실 있는 행위를 입증하고 그 결과와 사이에 일련의 의료행위 외에 다른 원인이 개재될 수 없다는 점, 이를테면 환자에게 의료행위 이전에 그러한 결과의 원인이 될 만한 건강상의 결함이 없었다는 사정을 증명한 때도 있어서는, 의료행위를 한 측이 그 결과가 의료상의 과실로 말미암은 것이 아니라 전혀 다른 원인으로 말미암은 것이라는 입증을 하지 아니하는 이상, 의료상 과실과 결과 사이의 인과관계를 추정하여 손해배상책임을 지울 수 있도록 증명책임을 완화하는 것이 손해의 공평·타당(妥當)한 부담을 그 지도 원리로 하는 손해배상

제도의 이상에게 맞는다.

[2] 의사의 전방 목등뼈융합술 시행 이후에 나타난 환자의 사지 부전 마비증세가 의사가 시술 과정에서 수술기구 등으로 환자의 전면척추 동맥 또는 신경근 동맥을 과다압박 또는 손상하게 하여 척수 혈류장애를 가져왔거나, 또는 환자의 제6 또는 제7 목등뼈부위의 척수를 손상한 잘못 때문에 초래된 것으로 추정된다고 한 사례.

[3] 의료분쟁에서 의사 측이 가지고 있는 진료기록 등의 기재가 사실인정이나 법적 판단을 함에서 중요한 역할을 차지하고 있는 점을 고려하여 볼 때, 의사 측이 진료기록을 변조한 행위는, 그 변조이유에 대하여 상당하고도 합리적인 이유를 제시하지 못하는 한, 당사자 간의 공평 원칙 또는 신의칙에 어긋나는 입증방해행위에 해당한다 할 것이고, 법원으로서는 이를 하나의 자료로 하여 자유로운 심증에 따라 의사 측에게 불리한 평가를 할 수 있다.

(4) 검토

우선, 수술 전후를 통하여 원고에게 척수위축 때문인 하반신 마비를 가져올 만한 특별한 원인이나 증상이 관찰되지 아니하고, 척수 또는 전면척수 동맥이 수술 중 외과적인 원인에 의하여 손상되면 운동마비, 감각장애 등의 증상을 일으킬 수 있는 것이라고 할 때 A의 사지 부전 마비증세는 B가 시술 과정에서 초래된 것으로 추정할 수 있다.

그리고 의사 측의 진료기록은 의료분쟁에서 가장 중요한 증거이다. 그런데 의사가 이를 변조하였다면 이는 '입증방해' 행위로서 법원은 이 사실을 의사 측에 불리하게 사용할 수 있으며 사건에서도 의사의 잘못을 인정하는 이유 중 하나가 되었다. 따라서 앞서 살펴본 것처럼 의료사고 발생 시 의사 측은 함부로 진료기록에 손을 대는 일이 없어야 할 것이다.

5. 대판 1983.11.22. 83다카1350

(1) 사건의 내용
A는 반측성안면경련증[64]을 치료하기 위하여 의사 B에게 좌측두부의 소뇌 혈관과 안면 신경의 접합 부분을 분리하는 수술을 받았는데 수술 후 안면 경련 증세는 다소 호전되었으나 좌측 하지의 부전 마비증세가 발생하였다.

(2) 판시사항
[1] 추정사실을 추인하는 전제요건사실을 심리하지 않고서 한 사실 추정의 적부
[2] 수술환자 중 피해자와 같은 부작용이 없었다는 사실 등만으로 의사의 치료상 과실 추정 가부

(3) 판결요지
[1] 반 측 성 안면 경련증의 치료를 위한 뇌수술 때문에 발생하는 후유증인 하지 부전 마비의 발생 원인으로는 "소뇌 혈관이나 뇌간의 손상" "환자의 전신적인 혈관장애" "환자의 특이체질"의 세 가지를 예상할 수 있는데 피해자에게 그 원인의 하나인 전신적 혈관장애가 없었다는 사실 외에 "환자의 특이체질이 구체적으로 어떠한 체질을 말하는지 밝히고 피해자의 체질이 그에 해당하는지를 심리 판단함이 없이 피해자에게 전신적 혈관장애가 없었다는 사실만으로 바로 그 후유증의 발생이 집도의사가 수술하면서 피해자의 소뇌 현관이나 뇌간에 손상을 가함으로 인한 것으로 추정할 수 없다.
[2] 이 사건 수술의사가 반 측 성 안면 경련증 수술방법을 습득 시술한 이래 피해자에게 이르기까지 수술한 40명의 반 측 성 안면 경련증 환자 중 이 사건과 같이 팔·다리

---
58) 얼굴의 반쪽이 자신의 의지와는 관계없이 경련을 일으키는 질환으로 안면신경이 분포하는 얼굴 근육에 간헐적이고 돌발적으로 수축이 일어나는 운동기능 항진 증상

의 부전마비 부작용이 발생한 것은 피해자가 처음인 사실, 일반적으로 본 건 수술의사 정도의 뇌간 술을 집도할 수 있는 의료상 기술을 가진 신경외과 의사라면 통상 세심한 주의를 기울이면 뇌수술과정에서 소뇌 혈관이나 뇌간을 손상함이 없이 시술할 수 있다는 사실만으로 피해자의 하지 부전마비의 후유증이 좌측경부의 소뇌 혈관과 안면신경의 접합 부분을 분리하는 뇌수술의사의 과실에 기인한 것으로 추인할 수 없다.

(4) 검토

이 사안의 판시사항은 의사의 과실을 추정하기 위한 조건을 설명해주고 있다. 즉, 이 사건의 마비증상을 일으키는 데에는 3가지 원인이 있는데 나머지 둘을 검토하지 않은 채 한 가지 원인이 아니라는 것만으로는 과실을 추정하는 전제 조건이 충족되지 않는다고 보았다. 또한, 일반적으로 이 수술에서 마비증상이 발생하지 않는다는 것은 과실추정의 전제가 되지 못한다.

6. 부산고등법원. 당직의사 주의의무 강조 판결

후두부 출혈 환자 CT촬영안한 의사 40% 책임의료사고

판결 : 재판부은 급성 뇌격막 하출혈의 경우 적시에 수술등 적절한 자료를 받는다 하더라도 사망률이 50% 이상인점등 재반사정을 고려해 당직의 B씨의 책임범위를 40%로 제한한다.

제3절 성형외과

1. 대판 2002.10.25 2002다48443

(1) 사건의 내용

피해자는 가해자의 병원에 찾아와 미인대회에 출전하고자 하는데 이마와 턱을 높이고 눈 쌍꺼풀 수술을 하고 싶다며 턱과 이마 부위에 실리콘 보형물을 삽입하는 수술과 눈 쌍꺼풀 수술을 받았다. 그 뒤 아무 이상 없이 활동하던 피해자가 재수술을 원하자 의사는 이후 발생할 수 있는 부작용에 대한 자세한 설명 없이 추가교정수술을 해 주었다. 그런데 이후 턱부위에 삽입된 실리콘이 대각선으로 이동하기 시작하여 실리콘 보형물이 입안 내로 일부 돌출되었고, 실리콘을 삽입하면서 머리 부위에 생긴 5cm의 흉터에 부분적으로 머리털이 재생되지 않게 되었다.

(2) 판시사항

[1] 의사의 설명의무

[2] 후유증·부작용 등의 위험발생 가능성이 희소한 경우, 의사의 설명의무가 면제될 수 있는지(소극)

[3] 의사의 설명의무 위반을 이유로 위자료만을 청구하는 경우와 전 손해를 청구하는 경우의 입증사항

[4] 성형수술행위의 의료행위성 여부(적극) 및 성형수술을 담당하는 의사에게도 환자에 대한 설명의무에 관한 법리가 적용되는지 여부(적극)

[5] 성형수술을 담당한 의사의 설명의무 위반 때문인 위자료의 배상을 인정한 사례

(3) 판결요지

[1] 일반적으로 의사는 환자에게 수술 등 침습을 과하는 과정 및 그 후에 나쁜 결과 발생의 개연성이 있는 의료행위를 하는 경우 또는 사망 등의 중대한 결과 발생이 예측되는 의료행위를 하면 있어서 응급환자의 경우나 그 밖에 특별한 사정이 없으면 진료 계약상의 의무나 위 침습 등에 대한 승낙을 얻기 위한 전제로서 당해 환자나 그 법정대리인에게 질병의 증상, 치료방법의 내용 및 필요성, 발생이 예상되는 위험 등에 관하여 당시의 의료수준에 비추어 상당하다고 생각되는 사항을 설명하여 당해 환자가 그 필요성이나 위험성을 충분히 비교해 보고 그 의료행위를 받을 것인가의 여부를 선택할 수 있도록 할 의무가 있다.

[2] 의사의 설명의무는 그 의료행위에 따르는 후유증이나 부작용 등의 위험발생 가능성이 희소하다는 사정만으로 면제될 수 없으며, 그 후유증이나 부작용이 당해 치료행위에 전형적으로 발생하는 위험이거나 회복할 수 없는 중대한 것이면 그 발생 가능성의 희소성에도 설명의 대상이 된다.

[3] 의사가 설명의무를 위반한 채 수술 등을 하여 환자에게 예상치 못한 피해를 주는 등의 중대한 결과가 발생하면 있어서, 그 결과 때문인 모든 손해를 청구하는 경우에는 그 중대한 결과와 의사의 설명의무위반이나 승낙취득 과정에서의 잘못과의 사이에 상당인과관계가 존재하여야 하며, 그 경우 의사의 설명의무위반은 환자의 자기결정권이나 치료행위에 대한 선택의 기회를 보호하기 위한 점에 비추어 환자의 생명·신체에 대한 의료적 침습 과정에서 요구되는 의사의 주의의무위반과 동일시할 정도의 것이어야 할 것이지만, 환자 측에서 선택의 기회를 잃고 자기결정권을 행사할 수 없게 된 데 대한 위자료만을 청구하는 경우에는 의사의 설명 결여나 부족으로 선택의 기회를 상실하였다는 사실만을 입증함으로써 충분하고, 설명을 받았더라면 사망 등의 결과는 생기

지 않았을 것이라는 관계까지 입증할 필요는 없다.

[4] 의료행위라 함은 의학적 전문지식을 기초로 하는 경험과 기능으로 진찰·검안·처방·투약 또는 외과적 시술을 시행하여서 하는 질병의 예방 또는 치료행위 및 그 밖에 의료인이 행하지 아니하면 보건위생상 위해가 생길 우려가 있는 행위를 의미한다 할 것이고, 성형수술행위도 질병의 치료행위의 범주에 속하는 의료행위임이 분명하므로, 이러한 성형수술 과정에서 의사가 환자에게 침습을 가하면 대하여도 의사의 환자에 대한 설명의무에 관한 법리가 마찬가지로 적용된다.

[5] 성형수술을 담당한 의사의 설명의무 위반 때문인 위자료의 배상을 인정한 사례.

(4) 검토

요즘 들어 미용 성형수술이 매우 성행하고 있으며 이 사건과 같이 한 번만이 아니라 몇 번씩 성형수술을 반복하는 사례가 늘고 있다. 따라서 성형수술을 하고자 하는 사람으로서 성형수술을 가볍게 생각하는 경향이 있다. 그러나 성형 수술 역시 엄연한 의료 행위로 이를 위해서는 다른 의료행위와 마찬가지로 정당한 의사의 설명의무가 따라주어야 한다.

사안은 바로 이러한 설명의무를 의사가 다하지 못한 데 대하여 의사의 책임을 인정한 것이다.

2. 서울중앙지방법원 2012.2.27 선고 2011 가단247776판결 확정

(1) 사실관계

피고들은 각각 성형외과 병원장과 그 병원 상담실장이고, 원고는 성형수술을 받은 사람인데, 상담실장이 병원 홍보를 목적으로 원고의 동의 없이 인터넷 카페에 마치 자신의 사연인 듯한 게시글과 눈부분을 모자이크처리한 상태로 원고의 성형 전후 사진을 게시하였다가 이 사실을 알게 된 원고의 항의에 따라 게시글과 사진을 삭제하였고, 상담실장은 위와 같이 글과 사진을 게시한 범죄사실로 약식 기소되어 정보통신망이용촉진 및 정보보호 등에 관한 법률위반(명예훼손)죄로 벌금 50만 원의 약식명령을 받았다.

(2) 손해배상의무의 발생

위 사실관계에 의하면, 상담실장은 원고의 동의 없이 자신이 원고인 것처럼 원고의 성형 전 외모에 관하여 사회적 가치 내지 평가가 침해될 가능성이 있는 내용의 글을 게시하고, 원고의 성형 전후의 얼굴 사진을 사회 통념상 원고임을 알아볼 수 있게 하는 정도로 수많은 사람이 접속할 수 있는 인터넷카페에 게시함으로써 원고의 명예와 초상권을 침해하는 불법행위를 하였고, 이로 인하여 원고가 상당한 정신적 고통을 입었을 것임은 경험칙상 명백하므로 상담실장은 금전적으로나마 이를 위자할 의무가 있고, 병원장은 상담실장의 사용자로서 상담실장이 사무집행에 관하여 원고에게 가한 손해를 상담실장과 함께 배상할 책임이 있다.

3) 손해배상의 범위

원고 사진의 눈부분을 모자이크로 처리한 점, 게시한 글의 내용은 상담실장이 지어낸 것으로 원고에게 해당하지 않는 부분이 있는 점, 원고의 항의를 받고 상담실장이 사과하고 바로 삭제한 점 등의 사정이 있으나, 한편 인터넷카페에 게시한 기간이 5개월 전후로 짧지 않고 카페회원이 적지 않은 점, 모자이크처리를 하더라도 아는 사람이 보면 원고임을 알 수 있는 정도의 사진인 점, 병원홍보를 목적으로 게시한 점, 게시한 글의 내용도 마치 원고가 작성한 것처럼 되어 있고 성형 전 원고의 외모에 대하여 이를 비하하는 표현이 포함된 점, 원고가 당시 20대의 여성인 점 등 이 사건 변론에 나타난 모든 사정을 종합하면, 이 사건 명예훼손 및 초상권 침해로 피고들이 원고에게 배상하여야 할 위자료 액수는 1,500만 원으로 본다.

의사 갑이 운영하는 성형외과에 상담실장으로 근무하던 을이 병원 홍보 목적으로 수술 환자의 병의 동의 없이 인터넷 카페에 병의 수술 전 후 사진과 게시글을 올린 사안에서, 을과 사용자인 갑의 병에 대한 손해배상 책임을 인정한 사례

3. 대법원 1994.12.27. 94다35022

(1) 사건의 내용

불완전 구순열(일명 언청이) 환자인 방위병 A는 군의관 B에게 수술을 받기로 하였다. 그런데 별일 없을 것이라고 가볍게 믿은 B는 주사 후[65] 위 망인의 상태를 잘 살피지 아니한 채 곧바로 수술부위 절개를 시작한 잘못으로 절개 후 뒤늦게 출혈이 매우 적고 혈압이 급강하는 것을 발견하고, 응급조치를 취하여 혈압과 맥박이 회복되었으나, 그때 발생한 심정지 때문인 급성폐부종, 요붕증, 저산소성 허혈성 뇌증으로 결국 A는 사망하였다.

(2) 판시사항

군의가 소속 방위병에 대하여 불완전 구순열(언청이) 교정수술을 시행하다 의료과실로 사망하게 한 행위에 대하여 국가배상책임을 인정한 원심판결을 수긍한 사례

---

59) 할로탄(Halo thane)으로 전신마취를 하여 수술 중에 출혈을 적게 하여 좋은 시야를 얻으려는 방법으로 에피네프린(Epinephrine)을 사용하는 경우에는 심근감작으로 부정맥을 일으킬 수 있으며 심한 경우에는 심정지까지 가져온다는 사실은 빈번히 보고되고 있고 이에 대한 여러 논문도 있어 이는 의학계에 잘 알려진 사실이다. 따라서 할로탄(Halo thane) 마취 중 에피네프린(Epinephrine) 사용 시에는 소량을 국소마취제에 희석하여 혈관이 덜 발달한 곳으로 천천히 투여하는 것이 안전하며, 특히 이 사건의 경우와 같이 혈액순환이 잘 되는 얼굴에 투여할 때에는 신중한 태도와 면밀한 관찰이 요구된다.

(3) 판결요지

군의가 소속 방위병에 대하여 불완전 구순열(언청이) 교정수술을 시행하다 의료과실로 사망하게 한 행위에 대하여 국가배상책임을 인정한 원심판결을 수긍한 사례.

(4) 검토

군대라는 특수한 집단 내라 하여서 의료사고에 관한 법리가 달라지는 것은 하나도 없다. 따라서 이 사건과 같이 의학적으로 널리 알려진 사실에 대해서 주의를 기울이지 않으면 당연히 군의관에게 과실이 인정된다.

4. 대판 1987.4.28. 86다카1136

(1) 사건의 내용

가해자들은 피해자가 유아시 입은 화상 때문에 생긴 두부 모발결핍 부분에 대한 성형수술을 위하여 두피이동술, 모발이식술, 식피술(피부 이식술)의 처치가 필요하다는 설명을 하였다. 그리고 피해자로부터 막연한 두피이동술 및 식피술 등의 수술에 관한 동의만 받았을 뿐 양 넓적다리부의 피부이식에 관한 내용 및 그 후유증 등에 대하여 구체적으로 설명하여 주지 아니하고 수술을 하였다. 그런데 이 때문에 원고의 왼쪽 넓적다리부에 상처가 발생하여 수술 후 상당기간 통증을 겪음과 동시에 장래 호전되기 어려운 색소 이상 및 피부 흉터 등의 후유증이 남게 되었다

(2) 판시사항

성형수술을 하기 전에 의사로서 환자에게 하여야 할 자세한 설명의무를 다하지 아니한

과실이 있다고 한 사례

(3) 판결요지

의사로서는 성형수술이 그 성질상 긴급히 필요하지 아니하고 성형수술을 하더라도 외관상 다소간의 호전이 기대될 뿐이며 다른 한편으로는 피부이식 수술 때문인 피부제공 처에 상당한 상처 때문인 후유증이 발생할 가능성이 있음을 고려하여 수술 전에 충분한 검사를 거쳐 환자에게 수술 중 피부 이식에 필요하거나 필요하게 될 피부의 부위 및 정도와 그 후유증에 대하여 자세한 설명을 하여준 연후에 그의 사전 동의를 받아 수술에 임하였어야 할 업무상 주의의무가 있음에도 이에 이르지 아니한 채 막연한 두피이동술 및 식피술 등의 수술에 관한 동의만 받았을 뿐 양 넓적다리부의 피부이식에 관한 내용 및 그 후유증 등에 대하여 구체적으로 설명하여 주지 아니하고 수술에 이르렀다면 이 사건 성형수술로 피해자가 입은 피해는 의사의 위와 같은 주의의무를 다하지 아니한 과실 때문이라고 할 것이다

(4) 검토

보통 흉터나 화상 흔적 등을 가지고 있는 사람 중에는 거기에 콤플렉스를 가지고 있어 이를 치료하는 방법이 있다고 하면 앞뒤 따지지 않고 치료를 받으려는 경우가 있다. 그러나 이 역시 수술에 해당하는 의료행위이고 따라서 정확한 수술의 내용과 발생할 수 있는 후유증 등에 대하여 자세히 설명을 듣고 수술을 선택하여야 한다.

이 사안은 이러한 환자의 선택권이 설명의무 위반 때문에 침해되었으므로 의사에게 배상책임이 있다고 보았다.

제4절 정형외과

1. 대판 1996.6.25, 94다13046

(1) 사건의 내용
A는 교통사고 때문에 좌측족관절부 좌멸창 등의 상해를 입고, 정형외과 의사 B에게 치료를 받게 되었다. B는 A를 초진한 그 좌측슬하 부의 전위나 골절된 경비 골 등을 잡기 위하여 그 수술방법으로 석고붕대에 의한 외 고정술의 방법을 선택하여(고정술로는 골절 부위에 내고정물을 삽입하는 방법, 반깁스하는 방법, 도수정복(손으로 뼈를 잡아 맞추는 것) 후 외 고정술을 실시하는 방법 등이 있다.) 이를 실시하였다. 이후 상처 부위에서 진물이 계속되고 조직이 괴사하자 B는 A에게 조직괴사에 대응하여 필요한 검사나 치료를 할 수 있는 병원으로는 종합병원밖에 없다고 하면서 종합병원으로 전원할 것을 권유하였다. 그러나 B는 종합병원이 아닌 개인병원으로 전원하였고 9일이 지나서야 상태가 악화하자 비로소 종합병원을 찾았다.

(2) 판시사항
[1] 의사의 진료방법 선택의 재량과 의료과실 판단 방법
[2] 의사가 피부조직괴사에 대한 치료를 위하여 종합병원으로 전원할 것을 권유하였으나 환자가 이를 듣지 아니하여 증세가 악화한 경우, 의사의 과실을 부정한 원심판결을 수긍한 사례

(3) 판결요지
[1] 무릇 의사는 진료함에서 환자의 상황과 당시의 의료 수준 그리고 자기의 전문적인

지식과 경험에 따라 생각할 수 있는 몇 가지의 조치 중에서 적절하다고 판단되는 진료방법을 선택할 수 있고, 그것이 합리적인 재량의 범위를 벗어난 것이 아닌 한 진료의 결과를 놓고 그 중 어느 하나만이 정당하고 그와 다른 조처를 한 것에 과실이 있다고 말할 수는 없다.

[2] 의사가 환자나 그 가족에게 상처 부위의 조직괴사에 대응하는 데 필요한 검사나 치료를 할 수 있는 병원으로는 종합병원밖에 없다고 설명하면서 종합병원으로 전원할 것을 권유하였다면 그것으로 의사로서의 진료상의 의무를 다하였다 할 것이고, 거기서 나아가 그 환자나 가족들이 개인 의원으로 전원하는 것을 만류, 제지하거나 그 환자를 직접 종합병원으로 전원하여야 할 의무까지 있다고 할 수는 없다고 하여, 환자가 그 권유에 따르지 아니하여 증세가 악화한 데 대한 의사의 과실을 부정한 원심판결을 수긍한 사례.

(4) 검토

의사에게 진료의 방법으로 선택할 수 있는 것이 여러 가지가 있으면, 어떠한 방법을 택할지는 의사의 재량에 달린 것이다. 즉, 의사가 선택한 수단이 의료법칙이나 경험칙상 불합리한 것이 아니라면 비록 좋지 않은 결과가 발생하였다 하더라도 그 선택을 의사의 의료과오라 할 수는 없다. 따라서 사안에서 B가 혈액순환 장애 때문인 향후의 조직괴사 내지 2차 감염의 가능성을 고려한 결과 내고정물을 삽입하는 방법은 불가능하고, 그렇다고 하여 반깁스를 하는 방법은 골절 위의 안정성을 얻기 어렵다고 판단하여 외고정술의 방법을 선택한 것이라면 이는 합리적인 재량 행사라고 보아야 할 것이다.

또한, 의사의 의무는 전원이 필요한 환자에게 이를 설명, 권유하는 것까지이지 더 나아가 이에 따르지 않는 환자에게 전원을 강제할 것까지 요구되는 것은 아니라 하겠다.

2. 대판 1993.7.27. 92다15031

(1) 사건의 내용
A는 척추결핵에 대한 치료를 위하여 병원을 찾았고 의사 B의 집도하에 척추 전방 유합술을 시술받았으나 그 직후부터 제7 등뼈 이하 하반신이 마비되는 증상이 나타났다. 그 후 A는 2회에 걸친 재수술을 받았음에도 결국 회복되지 못하였다.

(2) 판시사항
[1] 의사의 척추 전방 유합 수술 후에 나타난 환자의 하반신 완전마비증세가 의사의 과실 때문에 초래된 것으로 추정된다고 한 사례

[2] 피해자가 종전 직장에서 종전과 같은 수입을 얻고 있는 경우 신체적 기능장애 때문인 재산상 손해의 인정 가부

[3] 의사가 선량한 관리자의 주의의무를 다하지 못하여 의료사고가 발생하면 그 수술비나 치료비의 지급을 청구할 수 있는지

(3) 판결요지
[1] 의사의 척추 전방 유합 수술 후에 나타난 환자의 하반신 완전마비증세가 의사의 과실 때문에 초래된 것으로 추정된다고 한 사례.

[2] 불법행위 때문인 일실이익손해를 피해자의 노동능력상실률을 인정 평가하는 방법에 따라 산정할 때 피해자가 후유증에도 종전과 같은 직장에서 종전과 다름없이 수입을 얻고 있다고 하더라도 달리 특별한 사정이 없으면 피해자가 신체적인 기능의 장애 때문에 아무런 재산상 손해도 입지 않았다고 단정할 수는 없고, 또한 피해자가 사실심의 변론종결 시까지 종전 직장으로부터 종전과 같은 보수를 받았다고 하더라도 그것이

사고와 상당인과관계에 있는 이익이라고는 볼 수 없어 가해자가 배상하여야 할 손해액에서 그 보수액을 뺄 것은 아니다.

[3] 의사가 환자에게 부담하는 진료채무는 질병의 치료와 같은 결과를 반드시 달성해야 할 결과채무가 아니라 환자의 치유를 위하여 선량한 관리자의 주의의무를 가지고 현재의 의학 수준에 비추어 필요하고 적절한 진료조치를 다해야 할 채무 즉 수단채무라고 보아야 할 것이므로, 위와 같은 주의의무를 다하였는데도 그 진료 결과 질병이 치료되지 아니하였다면 치료비를 청구할 수 있으나, 의사가 위와 같은 선량한 관리자의 주의의무를 다하지 아니한 탓으로 오히려 환자의 신체기능이 회복 불가능하게 손상되었고, 또 위 손상 이후에는 그 후유병세의 치유 또는 더 이상의 악화를 방지하는 정도의 치료만이 계속되어 온 것뿐이라면 의사의 치료행위는 진료채무의 본지에 따른 것이 되지 못하거나 손해전보의 목적으로 행하여진 것에 불과하여 병원 측으로서는 환자에 대하여 그 수술비나 치료비의 지급을 청구할 수 없다.

(4) 검토

이 사안에서는 의사의 과실에 대한 손해배상액의 범위가 문제 되었다.

즉, B는 손해배상 중 일실이익 산정에 의하면 피해자의 노동능력상실에 대한 대가가 계산되는데 A는 수술 전과 후 똑같은 직장에서 똑같은 일을 하고 있으므로 이를 배상할 필요가 있느냐고 주장한 것이다. 그러나 법원은 일단 장애가 발생한 사실이 있으므로 노동능력은 상실되었고 따라서 피해자가 특이하게 같은 일을 하고 있어도 손해는 발생한 것이라고 보았다.

또한, 의사의 진료과로 손해가 발생하였고 그 때문에 추가적인 진료비가 들었으므로 B가 A에게 수술비나 치료비를 청구할 수는 없다고 보았다.

3. 대판 1993.1.26. 92다4871

(1) 사건의 내용
A는 B의 과실 때문인 교통사고에서 좌측넓적다리부 분쇄골절 등의 상해를 입었다. 그리고 B의 병원에 입원하여 2회에 걸쳐 수술을 받은 결과 골유합상태가 양호하여 조만간 퇴원해도 무방하다는 권유를 받을 정도로 환부가 치유 외었으나, B의 물리 치료상의 과실 때문에 제대로 유합되었던 골절부위가 다시 골절되었다.

(2) 판시사항
교통사고 때문인 상해의 치료 중 의사의 과실 등으로 증상이 악화하거나 새로운 증상이 생겨 손해가 확대된 경우 확대손해와 교통사고 사이에 상당인과관계가 있는지(한정 적극)

(3) 판결요지
교통사고 때문에 상해를 입은 피해자가 치료를 받던 중 의사의 과실 등 때문인 의료사고로 증상이 악화하거나 새로운 증상이 생겨 손해가 확대된 경우 특별한 다른 사정이 없는 한 그와 같은 손해와 교통사고 사이에도 상당인 관계가 있다고 보아야 하므로, 교통사고와 의료사고가 각기 독립하여 불법행위의 요건을 갖추고 있으면서 객관적으로 관련되고 공동하여 위법하게 피해자에게 손해를 입힌 것으로 인정된다면, 공동불법행위가 성립되어 공동불법행위자들이 연대하여 손해를 배상할 책임이 있다.

(4) 검토
교통사고 가해자가 민법 제750조의 요건을 다 충족하면 불법행위 때문인 손해배상 책임을 진다. 그리고 의사가 과실 때문에 의료 사고를 내면 역시 민법 제750조의 요건을 충족하면 손해배상책임을 진다. 그리고 이 두 사람은 서로 관련하여 피해자에게 손해를 발생시킨 것이므로 '공동불법행위자'가 되고, 따라서 연대하여 손해를 배상해야 한다.

제5절 흉부외과

1. 대판 1995.1.20. 94다3421

(1) 사건의 내용
A는 심장수술을 위하여 B의 병원에 입원하였다. B는 개심 수술을 시행하기에 앞서 A에게 그 수술 후에 뇌색전 등의 부작용이 따를 수도 있다는 점에 대하여 설명을 하지 아니한 채 수술을 시행하였고 그 결과 B에게는 뇌전색증[66]이 나타났다.

(2) 판시사항
[1] 의사의 일반적인 설명의무
[2] 후유병·부작용(副作用) 등의 위험발생 가능성이 희소한 경우, 의사의 설명의무가 면제될 수 있는지
[3] 뇌색전의 후유병은 발생빈도가 높지는 아니하여도 개심 수술에 따른 전형적인 부작용의 하나로서 그 후유병 발생의 위험은, 수술을 받지 않으면 생길 것으로 예견되는 결과와 대체 가능한 차선의 치료방법 등과 함께 환자 본인에게 설명해 주어야 할 사항이라고 본 사례
[4] 원적 치료를 위해서는 개심 수술을 시행할 수밖에 없고 또 환자가 개심 수술을 받

을 생각으로 입원하였다는 사유만으로 이른바 가정적 승낙에 의한 설명의무 면책이 허용될 수 있는지

[5] 의사의 치료특권의 차원에서 설명의무가 면제되어야 한다는 주장을 배척한 사례

[6] 의사의 설명의무위반 때문에 위자료만을 청구하는 경우와 모든 손해를 청구하는 때도 있어서, 그 설명의무위반과 결과 사이에 상당인과관계가 존재하여야 하는지 아닌지

(3) 판결요지

[1] 일반적으로 의사는 환자에게 수술 등 침습을 가하는 과정 및 그 후에 나쁜 결과 발생의 개연성이 있는 의료행위를 하는 경우 또는 사망 등의 중대한 결과 발생이 예측되는 의료행위를 하는 경우에서 응급환자의 경우나 그 밖에 특별한 사정이 없으면 진료계약상의 의무나 침습 등에 대한 승낙을 얻기 위한 전제로서 당해 환자나 그 법정대리인에게 질병의 증상, 치료방법의 내용 및 필요성, 발생이 예상되는 위험 등에 관하여 당시의 의료수준에 비추어 상당하다고 생각되는 사항을 설명하여 당해 환자가 그 필요성이나 위험성을 충분히 비교해 보고 그 의료행위를 받을 것인가의 여부를 선택할 수 있도록 할 의무가 있다.

[2] '1' 항과 같은 의사의 설명의무는 그 의료행위에 따르는 후유증이나 부작용 등의 위험 발생 가능성이 희소하다는 사정만으로 면제될 수 없으며, 그 후유증이나 부작용이 당해 치료행위에 전형적으로 발생하는 위험이거나 회복할 수 없는 중대한 것이면 그 발생 가능성의 희소성에도 설명의 대상이 된다고 보아야 할 것이다.

[3] 대동맥판막치환 등의 개심 수술 후 후유증으로 나타나는 뇌 손상의 빈도는 명백한 신경학적 장해가 있는 경우는 0.5 또는 1%이나, 혼돈이나 지적기능의 장애까지 포함되면 8 또는 10%에 이르는 등 환자에게 나타난 뇌색전의 후유증은 그 발생빈도가 높지는 아니하여도 개심 수술에 따르는 전형적인 부작용의 하나이고, 환자가 실제로 수술의 결과 우측

상하지 불완전마비, 실어증, 지능저하, 성격변화 등의 개선 불가능한 장해를 입게 된 것이어서 그 위험의 정도도 회복하기 어려운 중대한 것이라면, 이와 같은 후유증 발생의 위험은 그 수술을 받지 않을 때 생길 것으로 예견되는 결과와 대체 가능한 차선의 치료방법 등과 함께 환자 본인에게 진지하고 자세하게 설명해 주었어야 할 사항이라고 보지 않을 수 없다고 한 사례.

[4] 환자가 의사로부터 올바른 설명을 들었더라도 수술에 동의하였을 것이라는 이른바 가정적 승낙에 의한 의사의 면책은 의사 측의 항변사항으로서 환자의 승낙이 명백히 예상되는 경우에만 허용된다 할 것인데, 환자의 심장질환에 대한 근원적인 치료를 위해서는 가까운 장래에 대동맥판막치환, 상행대동맥확장 및 좌측 주관 상동 맥 입구확장 등의 개심 수술을 시행할 수밖에 없고 또 환자가 그와 같은 개심 수술을 받을 생각으로 병원에 입원하였다는 사유만으로는 환자가 수술에 수반될지도 모르는 부작용까지 고려하여 여러 가지로 대처할 선택의 가능성을 모두 배제하고 그 수술을 승낙했을 것이 명백하다고 추정하여 환자 자기결정권의 침해를 부정할 수는 없다.

[5] 의사의 설명이 환자로 하여금 의학지식 및 기술상 합리적인 진료행위를 비합리적인 근거로 거부하게 하는 결과를 가져올 염려가 있다고 할 수 없고, 또 의사의 후유증 위험에 대한 설명이 환자를 직접 위태롭게 하는 신체적, 정신적 반응 또는 치료목적을 좌절시키는 반응을 일으킬 염려가 있었다고 인정할 만한 증거를 찾아볼 수 없으므로, 위와 같은 염려가 있었음을 전제로 하여 이른바 의사의 치료특권의 차원에서 설명의무가 면제되어야 한다는 주장은 받아들일 수 없다고 한 사례.

[6] 의사가 설명의무를 위반한 채 수술 등을 하여 환자에게 사망 등의 중대한 결과가 발생하면 있어서 환자 측에서 선택의 기회를 잃고 자기결정권을 행사할 수 없게 된 데 대한 위자료만을 청구하는 경우에는 의사의 설명 결여나 부족으로 선택의 기회를 상실하였다는 사실만을 입증함으로써 충분하고, 설명을 받았더라면 사망 등의 결과는 생기지 않

았을 것이라는 관계까지 입증할 필요는 없다고 할 것이지만, 그 결과 때문인 모든 손해를 청구하는 경우에는 그 중대한 결과와 의사의 설명의무위반이나 승낙취득 과정에서의 잘못과의 사이에 상당인과관계가 존재하여야 하며, 그 경우 의사의 설명의무위반은 환자의 자기결정권이나 치료행위에 대한 선택의 기회를 보호하기 위한 점에 비추어 환자의 생명·신체에 대한 의료적 침습 과정에서 요구되는 의사의 주의의무위반과 동일시할 정도의 것이어야 한다.

(4) 검토

이 사건에서는 설명의무에 관한 여러 가지 문제점이 제기되었다. 의사 B는 환자 A에게 심장수술이 반드시 필요하며 A도 심장수술을 하기 위해서 병원에 온 것이므로 자세한 설명이 필요 없다거나, 뇌색전이 심장수술로 발생하는 빈도가 높지 않아서 설명할 필요가 없다거나, 뇌색전의 가능성을 알릴 때 환자에게 심리적인 부담을 주어 이를 면제하여야 한다거나 하는 등의 이유를 들어 뇌색전에 대한 설명의무가 없음을 주장하였지만, 대법원은 이러한 이유는 설명의무가 필요 없는 어떤 상황에서도 해당하지 않는다고 본 것이다.

다만, 배상 범위가 문제 되는데, 설명의무 위반 그 자체로 위자료를 인정하는 데에 문제가 없으나, 발생한 손해 전부를 배상하기 위해서는 역시 상당인과관계의 입증이 필요하다. 그런데 위 수술 자체에서는 B의 과실을 입증할 수 없고 또한 위 개심 수술에 앞서 A에게 설명의무를 다하였다 하더라도 A가 반드시 그 수술을 거부하였을 것이라고 단정할 수 없다는 점 등을 보면, 의사의 위 설명의무 위반과 그 수술 후에 나타난 뇌색전과의 사이에는 상당인과관계가 있다고 보기는 어려워서 전 손해에 대한 손해배상은 인정되지 않는다.

2. 대판 1994.4.15. 93다60953

(1) 사건의 내용

A는 진료를 받은 결과 불안정성 협심증, 다발성 관상동맥협착증이 있는 사실이 확인되어 의사 B와 상의한 끝에 관상동맥 우회술을 시술받았다. 그러나 그 회복과정에서 심장마비증세가 발생하자 의사 B는 재개흉하여 혈종을 제거하고 출혈이 의심되는 부위를 봉합하는 수술을 시행하여 A의 심장기능은 완전히 회복되었다. 그러나 위 혈종의 압박으로 온 심장마비증세로 대뇌에 산소공급이 중단됨으로써 저산소성 뇌기능장애를 가져와 A는 의식을 회복하지 못하다 합병증이 겹쳐 사망하였다.

(2) 판시사항

[1] 의사의 설명의무

[2] 의사의 설명의무 위반 때문에 위자료만을 청구하는 경우와 모든 손해를 청구하는 때도 있어서 설명의무 위반과 결과 사이 상당인과관계의 존재 요부

(3) 판결요지

[1] 일반적으로 의사는 환자에게 수술 등 침습을 가하는 과정 및 그 후에 나쁜 결과 발생의 개연성이 있는 의료행위를 하는 경우 또는 사망 등의 중대한 결과 발생이 예측되는 의료행위를 할 때에 있어서 응급환자의 경우나 그 밖에 특별한 사정이 없으면 진료계약상의 의무 또는 위 침습 등에 대한 승낙을 얻기 위한 전제로서 당해 환자 또는 그 가족에게 질병의 증상, 치료방법의 내용 및 필요성, 발생이 예상되는 위험 등에 관하여 당시의 의료수준에 비추어 상당하다고 생각되는 사항을 설명하여 당해 환자가 그 필요성이나 위험성을 충분히 비교하여 그 의료행위를 받을 것인가 여부를 선택할 수 있도

록 하는 의무가 있다.

[2] 의사가 위 "1" 항의 설명의무를 위반한 채 수술 등을 하여 환자에게 사망 등의 중대한 결과가 발생하면 있어서 환자 측에서 선택의 기회를 잃고 자기결정권을 행사할 수 없게 된 데 대한 위자료만을 청구하는 경우에는 의사의 설명결여나 부족으로 선택의 기회를 상실하였다는 사실만을 입증함으로써 충분하고, 설명을 받았더라면 사망 등의 결과는 생기지 않았을 것이라는 관계까지 입증할 필요는 없으나, 그 결과 때문인 모든 손해를 청구하는 경우에는 그 중대한 결과와 의사의 설명의무 위반이나 승낙취득 과정에서의 잘못과의 사이에 상당인과관계가 존재하여야 하며, 그 경우 의사 설명의무의 위반은 환자의 자기결정권이나 치료행위에 대한 선택의 기회를 보호하기 위한 점에 비추어 환자의 생명·신체에 대한 의료적 침습 과정에서 요구되는 의사의 주의의무 위반과 동일시할 정도의 것이어야 한다.

(4) 검토

이 사안 역시 앞서 살펴본 사안과 논점이 유사하다. 이 사안에서 역시 설명의무 위반이 인정되고 따라서 이에 대한 위자료의 배상을 인정하는 데에는 별문제가 없으나 이 때문인 전체 손해를 배상받기 위해서는 상당인과관계에 관한 입증이 있어야 한다. 그런데 이 사건에서는 다발성 관상동맥협착증을 치료함에서 그 치료방법의 선택과 그 수술 시기가 적정하였고, 시술 과정에서도 의료상의 과실이 없으며, 위 설명의무를 다하였다 하더라도 A로서는 심근경색 등 때문인 불안정성 협심증을 앓으면서 언제 닥칠지 모르는 죽음을 기다리는 외에는 관상동맥 우회술을 선택할 수밖에 없었던 점에 비추어 위 설명의무의 위반과 그 수술 후에 일어난 심장마비 및 뇌 손상과의 사이에는 상당인과관계가 없다고 보이므로 전체 손해에 대한 배상을 인정할 수는 없다고 한 것이다.

제6절 신경정신과

1. 대판 2002.8.27, 2001다19486

(1) 사건의 내용

A는 인지장애, 기억력장애 등을 보여 B의 병원에 입원하여 치료를 받던 중 수차례에 걸쳐 넘어져 머리를 다쳤다. 그리고 그 이후에 A는 노인성 치매증상을 보였다.

(2) 판시사항

[1] 정신병원에서 입원 치료받던 고령의 정신병환자가 병원 의사의 관리소홀로 넘어져 두부외상을 입고 그 후 치매증상을 보이게 되었으나, 그 두부외상이 그 환자의 치매증상에 영향을 미친 것은 아니라고 한 사례

[2] 피해자 측에서 의료상의 과실 있는 행위를 입증하고 그 결과와 사이에 의료행위 외에 다른 원인이 개재될 수 없다는 점을 증명한 경우, 의료상의 과실과 결과 사이의 인과관계 추정 여부(적극)

[3] 정신병원에서 입원 치료받던 고령의 정신병환자가 병원 의사의 관리소홀로 넘어져 두부외상을 입고 그 후 치매증상을 보이게 되었으나, 그 환자에게 사고 이전에 이미 치매를 표상하는 기질적 정신장애의 증세가 있었으므로 의사에게 진료상의 과실이 있다고 하더라도 현재 환자의 치매 증세와 사이에서 인과관계가 추정되지 않는다고 한 사례

(3) 판결요지

[1] 정신병원에서 입원 치료받던 고령의 정신병환자가 병원 의사의 관리소홀로 넘어져 두부외상을 입고 그 후 치매증상을 보이게 되었으나, 치매는 상당히 많은 원인에 의한

광범위한 병변의 행동적 표현으로서 비교적 전체적인 인식기능의 손상이 일어나는 것이기 때문에 치매가 발생하려면 뇌 질환 등에 의하여 광범위한 뇌의 손상이나 기능장애가 생겨야 하며, 일반적인 치매는 서서히 만성적으로 진행한다는 점 등에 비추어, 그 환자의 치매 증세는 위 사고 훨씬 이전부터 서서히 진행되기 시작하여 현재에 이르러 그 증세가 완전히 고착된 것이고, 위 사고는 이러한 치매증상의 발전 과정에 우연히 개재된 사고로서, 위 사고 때문인 두부외상은 후유증을 남기지 않고 자연 치유되었고, 위와 같이 발전하고 있는 치매증상에 영향을 미친 것은 아니라고 한 사례.

[2] 의료행위의 고도의 전문성과 재량성 때문에 환자 측이 의사의 의료행위상의 주의의무 위반과 손해의 발생 사이의 인과관계를 의학적으로 완벽하게 입증한다는 것은 극히 어려우므로, 의료사고는 피해자 측에서 일련의 의료행위 과정에서 저질러진 일반인의 상식에 바탕을 둔 의료상의 과실 있는 행위를 입증하고 그 결과와 사이에 일련의 의료행위 외에 다른 원인이 개재될 수 없다는 점, 이를테면 환자에게 의료행위 이전에 그러한 결과의 원인이 될 만한 건강상의 결함이 없었다는 사정을 증명한 때도 있어서는 의료행위를 한 측이 그 결과가 의료상의 과실로 말미암은 것이 아니라 전혀 다른 원인으로 말미암은 것이라는 입증을 하지 아니하는 이상, 의료상 과실과 그 결과 사이의 인과관계가 추정된다.

[3] 정신병원에서 입원 치료받던 고령의 정신병환자가 병원 의사의 관리소홀로 넘어져 두부외상을 입고 그 후 치매증상을 보이게 되었으나, 그 환자에게 사고 이전에 이미 치매를 표상하는 기질적 정신장애의 증세가 있었으므로 의사에게 진료상의 과실이 있다고 하더라도 현재 환자의 치매 증세와 사이에서 인과관계가 추정되지 않는다고 한 사례.

(4) 검토

의료사고에 의한 손해배상을 인정하려면 의료과오와 손해 사이에 상당인과관계가 인정되어야 하면 살펴본 바와 같다. 즉, 이 사안에서는 B의 관리소홀 때문에 A가 넘어진 것과 A의 노인성 치매증상 사이에 상당인과관계가 인정되어야 한다. 그런데 A는 이미 고령의 노인으로 사건 전에도 치매를 의심케 하는 증상들이 있었기 때문에 인과관계를 인정할 수 없다.

2. 대판 1993.9.14. 93다21552,

(1) 사건의 내용
A는 편집성 정신분열 증세를 보여 B의 정신병원에 입원하였다. 그런데 증세가 호전되자 집안 형편을 걱정하며 수시로 퇴원을 요구하던 A는 신경정신과 병동 출입문을 박차고 뛰어나가서 9층 병동 신축공사장의 가로막힌 합판 문을 넘어뜨리고 공사장 연결통로를 약 32m 뛰어가다가 병원 2층 옥상으로 떨어져 뇌타박상 등으로 사망하였다.

(2) 판시사항·판결요지
정신분열증으로 정신병원에 입원 중 자살한 망인의 과실을 70%로 본 원심판결을 파기한 사례

(3) 검토
사안에서 수시로 퇴원을 요구하는 A가 탈출하지 못하도록 하여야 할 주의의무가 있음에도 이를 다하지 못한 B의 과실은 인정된다. 그런데 사건 당시 A는 완전한 의사결정 능력을 보유하고 있다고 볼 수 없다 하더라도 자신의 신체에 대한 위험성 등은 판별할 수 있는 정도의 의사능력은 갖추고 있었다고 할 것이므로, 병원의 지시를 무시하고 위

병동을 탈출한 후 무리하게 위험한 곳으로 진행하다가 추락사한 데에는 A에게도 과실이 있었다고 할 수 있다. 그리고 그 과실은 B의 손해배상책임을 면하게 할 정도에는 이르지 아니하고 다만 손해배상책임을 정함에서 70% 정도로 과실을 참작할 수 있다고 본 것이다.

3. 대판 1991.5.10. 91다5396

(1) 사건의 내용
B의 병원에 입원하여 치료를 받고 있는 정신질환자 A가 자살할 것을 암시하며 계속해서 자해를 시도하여 손목에 상처를 입자 의료진은 탄력붕대를 감아 주었다. 그리고 다음날에는 A는 의사나 간호사와의 대화와 식사를 거부하며 계속 자해적인 태도를 보였으나 간호사 등은 A를 병실에 그대로 남겨 둔 채 다른 환자를 데리고 산책하러 나갔다. 혼자 남은 A는 탄력붕대를 창문 철망에 묶고 목을 매달아 자살을 하려다가 병원 직원에게 발각되어 생명은 구하였으나 이 때문에 저산소성 뇌 손상을 입게 되었다.

(2) 판시사항
[1] 입원 중인 전환장애환자의 자살기도 사고에 대하여 의사, 간호사 등의 관찰 감독상의 과실을 인정한 사례
[2] 정신연령 2 또는 3세 정도의 기질성 치매와 사지의 강직성 마비 등의 후유증이 남아 대소변을 가리지 못하고 스스로 식사 및 보행 등도 하지 못하는 피해자에게 성인 남자 2인의 간호가 필요하다고 본 사례
[3] 생존기대기간 동안 필요한 입원치료비에 식대가 포함된 경우 일실수입손해에서 통상의 식비를 빼야 하는지 여부(적극)

(3) 판결요지

[1] 입원 중인 전환장애환자의 자살기도 사고에 대하여 의사, 간호사 등의 관찰 감독상의 과실을 인정한 사례

[2] 정신연령 2 또는 3세 정도의 기절성 치매와 사지의 강직성 마비 등의 후유증이 남아 대소변을 가리지 못하고 스스로 식사 및 보행등도 하지 못하는 피해자에게 성인 남자 2인의 간호가 필요하다고 본 사례

[3] 피해자가 생존기대기간 동안 계속 병원에 입원하여 있어야 하고 그 식대가 광의의 입원치료비에 해당하여 가해자가 이를 배상하여야 한다면 피해자의 생존기대기간까지의 일실수입을 산정하면서는 그가 지출할 통상의 식비는 이를 빼야 한다.

(4) 검토

정신병원으로서는 환자의 자해와 자살을 방지하여야 할 주의의무가 있고 이 사건에서는 이를 다하지 못하였으므로 손해배상을 인정하였다.

그리고 구체적 손해배상액을 산정하면서 성인 남자 2인에 대한 가정병간호비를 포함하였고, 입원비에 포함된 식비는 뺐다.

제7절 마취과

1. 대판 2001. 3. 22. 99다84221

(1) 사건의내용

A는 2층 높이의 사다리에 올라가 작업을 하다가 바닥에 떨어져 좌측 발목에 골절상을 입고 병원을 찾아가 입원하였다. 마취과 전문의인 B가 발목 수술을 위한 전신마취를

하기 위하여 그에게 마취제를 투여한 후 기관 내에 삽관하고 호흡 주머니를 조작하던 중 A가 갑자기 기관지 경련을 일으켜 기관지 협착 때문에 위 호흡 주머니가 딱딱해지면서 조작할 수 없게 되어 그에게 더는 산소를 공급해 줄 수 없게 되었다. B는 심폐소생술 등의 응급조치에도 결국 A는 사망하였다.

(2) 판시사항

[1] 전신마취 시술 담당의사 주의의무의 내용

[2] 환자가 전신마취 시술 도중에 갑작스러운 기관지 경련을 일으키고 이 때문인 심정지로 뇌 손상이 발생하여 사망에 이른 의료사고에서 인과관계에 관한 증명책임을 완화한 사례

[3] 의료진이 전신마취 시술을 함에서 갑작스러운 기관지 경련의 발생을 예상하고 이를 방지할 주의의무와 환자의 심장이 전신마취 시술에 지장이 없을 정도로 정상인지 아닌지를 확인할 주의의무를 다하였는지에 대한 심리가 미진하다는 이유로 원심판결을 파기한 사례

(3) 판결요지

[1] 일반적으로 사람의 생명과 건강을 다루는 의사에게는 그 업무의 성질에 비추어 시술 때문에 발생 가능한 위험의 방지를 위하여 필요한 최선의 조처를 할 업무상의 주의의무가 요구되고, 특히 전신마취는 환자의 중추신경계, 호흡기계 또는 순환기계 등에 큰 영향을 미치는 것으로서 환자의 건강상태에 따라 마취방법이나 마취제 등에 의한 심각한 부작용이 올 수 있고, 그 시술 상의 잘못이 환자의 사망 등의 중대한 결과를 가져올 위험성이 있으므로, 이를 담당하는 의사는 마취 시술에 앞서 마취 시술의 전 과정을 통하여 발생할 수 있는 모든 위험에 대비하여 환자의 신체구조나 상태를 자세히 관찰하여야 할 뿐 아니라, 여러 가지 마취방법에서 그 장단점과 부작용을 충분히 비교·

검토하여 환자에게 가장 적절하고 안전한 방법을 선택하여야 할 주의의무가 요구된다.

[2] 환자가 전신마취 도중에 갑작스러운 기관지 경련이 일어나고 이 때문인 심정지가 발생하여 뇌 손상으로 결국 사망에 이르면 있어서는, 피해자 측에서 일련의 의료행위 과정에서 저질러진 일반인의 상식에 바탕을 둔 의료상의 과실 있는 행위를 입증하고 그 결과와의 사이에 일련의 의료행위 외에 다른 원인이 개재될 수 없다는 점, 이를테면 환자에게 의료행위 이전에 그러한 결과의 원인이 될 만한 건강상의 결함이 없었다는 사정을 증명한 때도 있어서는, 의료행위를 한 측이 그 결과가 의료상의 과실로 말미암은 것이 아니라 환자의 특이체질 등 전혀 다른 원인으로 말미암은 것이라는 입증을 하지 아니하는 이상, 의료상 과실과 결과 사이의 인과관계를 추정하여 손해배상책임을 지울 수 있도록 증명책임을 완화하는 것이 손해의 공평·타당한 부담을 그 지도 원리로 하는 손해배상제도의 이상에게 맞는다고 할 것이다.

[3] 의료진이 전신마취 시술을 함에서 갑작스러운 기관지 경련의 발생을 예상하고 이를 방지할 주의의무와 환자의 심장이 전신마취 시술에 지장이 없을 정도로 정상인지 아닌지를 확인할 주의의무를 다하였는지에 대한 심리가 미진하다는 이유로 원심판결을 파기한 사례.

(4) 검토

의료사고에는 피해자 측의 증명책임이 완화되어 인과관계가 추정되는 때도 있다. 이 서거 역시도 그러한 입장에서 피해자 측에서는 의료상의 과실 있는 행위를 입증하고 그 결과와의 사이에 이 의료행위 외에 다른 원인이 개재될 수 없다는 점을 증명한 때도 있어서는 의료행위를 한 측이 그 결과가 의료상의 과실로 말미암은 것이 아니라 환자의 특이체질 등 전혀 다른 원인으로 말미암은 것이라는 입증을 하지 아니하는 이상 의료상 과실과 결과 사이의 인과관계를 추정된다고 하겠다. 그런데도 이 사건의 원심은

B 측에서 특별한 입증을 하지 못하였는데도 불구하고 인과관계를 부정하여 버렸으므로 대법원은 이러한 원심법원의 태도가 의료사고 증명책임의 완화라는 일반 입장에 어긋난다고 판단한 것이다.

2. 서울민사지법 1990.2.1 선고 88가합 44525 제11부 판결 항소

의사의 오진으로 환자 및 그 부모가 수개월동안 병명도 모른채 아무 효력없는 지료만 계속 받으면서 불안한 상태에 있게 되었던 경우에 대하여 의사의 위자료 지급의무를 인정한 사례

3. 대법원 1989.7.11 선고, 88카26246 판결

의료과오와 환자의 사망간에 인관관계를 인정한 사례

[판결요지]

[참조조문]민법 제750조

4. 마취전 주의의무 관련 판례

1) 대법원 1997.8.29. 선고 96다 4693 판결
2) 대법원 1996.6.11 선고 95다 4179 판결

의료사고에서 피해자의 인과관계에 관한 입증책임을 완화한 사례
환자가 전신마취 및 수술 도중에 심정지가 발생하여 뇌손상으로 인한 전신마비 등의

증세에 이른 경우에는, 피해자측에서 일련의 의료행위 과정에 있어서 저질러진 일반인의 상식에 바탕을 둔 의료상의 과실 있는 행위를 입증하고 그 결광놔의 사이에 일련의 의료행위 외에 다른 원인이 개제될 수 없다는 점, 이를테면 환자에게 의료행위 이전에 그러한 결과의 원인이 될 만한 건강상의 결함이 없었다는 사정을 증명한 경우, 의료행위를 한 측이 그 결과가 의료상의 과실로 말미암은 것이 아니라 환자의 특이체질등 전혀 다른 원인으로 말미암은 것이라는 입증을 하지 아니하는 이상, 의료상과실과 결과 사이의 인과관계를 추정하여 손해배상책임을 지울 수 있도록 입증책임을 완화하는것이 손해의 공평 타탕한 부담을 그 지도원리로 하는 손해배상제도의 이상에 맞는다.

4-1. 마취시술상의 주의의무 관련 판례

1) 대법원 1995.6.30. 선고 94다 58261 판결
2) 대법원 1995.3.17. 선고 93다 4179 판결
3) 대법원 1994.11.25 선고 94다 35671 판결
4) 대법원 1990.6.25 선고 89다카 7730 판결
5) 대법원 1997.8.29. 선고 79다 1146 판결
6) 서울고등법원 1986.11.15 선고 84다 3990 판결
7) 서울민사지법 1993.1.29 선고 90가합 74420 판결

4-2. 마취후 주의의무 관련 사례

1) 대법원 1962.2.6 선고 4294 민상 307 판결
2) 인천지방법원 부천지원 1997.11.13. 선고 95가합 91 판결

4-3. 설명의 의무관련 판례

1) 대법원 1996.4.12. 95다 56095 판결

4-4. 형사책임 관련 판례

1) 대법원 1994.4.26 선고 92도 3283 판결
2) 대법원 1990.12.11 선고 90도 694 판결
3) 대법원 1990.5.22 선고 90도 579 판결

5. 1998.11.24 98다32045 (정형외과 포함)

(1) 사건의 내용

A는 교통사고를 당하여 골절상을 입고 수술을 받았으나 관절 내에 골절편이 끼어 있을 가능성이 많았다. 따라서 정형외과 의사 B는 간 기능 검사와 심전도 검사를 하였고 여기에서 이상이 의심되는데도 다른 자세한 검사는 하지 않은 채, 마취과 의사 C에게 간 기능 검사와 심전도 검사 결과를 보고하며 마취 여부를 문의하였다. B와 C모도 약간의 의심이 있었으나 병원 내부의 분위기가 심장내과에서 협의진료를 꺼린다는 등의 이유로 심전도검사 결과가 전신마취에 부적합한 정도에 이르는지를 더욱 정밀한 검사를 통하여 확인하지 아니한 채 막연히 큰 지장이 없을 것으로 판단하고 그대로 수술 절차를 진해 시켰다. A는 수술 도중 심장마비로 사망하였다.

(2) 판시사항

[1] 심전도 검사상 이상이 발견된 환자에 대하여 정밀검사를 시행하지 아니한 채 전신마취를 시행하여 수술 도중 마취 때문인 부작용으로 사망한 경우에 의료과실을 인정한 사례

[2] 교통사고로 상해를 입은 피해자가 치료를 받던 중 의료사고로 손해가 확대된 경우, 확대된 손해와 교통사고 사이의 상당인과관계 유무(한정 적극)

(3) 판결요지

[1] 전신마취에 의한 수술을 함에서 사전에 실시한 심전도검사에서 이상이 발견되었으나 심전도검사 결과가 전신마취에 부적합한 정도에 이르는지를 더욱 정밀한 검사를 통하여 확인하는 등의 절차 없이 그대로 일반적인 마취 방법으로 수술을 시행하던 중 마취 때문인 부작용으로 환자가 사망한 사고에서 병원 의사들의 의료행위에 과실이 있었다고 본 사례.

[2] 교통사고 때문에 상해를 입은 피해자가 치료를 받던 중 치료를 하던 의사의 과실 때문인 의료사고로 증상이 악화하거나 새로운 증상이 생겨 손해가 확대된 경우, 의사에게 중대한 과실이 있다는 등의 특별한 사정이 없으면 확대된 손해와 교통사고 사이에도 상당인과관계가 있고, 이 경우 교통사고와 의료사고가 각기 독립하여 불법행위의 요건을 갖추고 있으면서 객관적으로 관련되고 공동하여 위법하게 피해자에게 손해를 입힌 것으로 인정되면 공동불법행위가 성립한다.

(4) 검토

이 사건에서 수술 전날 시행한 피해자의 심전도검사 결과 심장기능 이상이 의심되는 의사의 소견이 있었고, 골 편 제거수술은 심장기능 이상 때문인 수술부적응증 여부를

미리 확인하지 않고서라도 시급히 시행하여야 할 수술이 아니었다. 그런데 이 병원의 의사들은 심장내과에서 협의진료를 꺼린다는 등의 이유로 전신마취에 의한 수술에 앞서 시행하여야 할 필요한 검사를 충분히 시행하지 아니함으로써 마취 때문인 부작용이 발생할 가능성이 높은 고도의 심 관상동맥 경화 및 협착증의 질환이 있음을 발견하지 못하고 일반적인 마취 방법으로 피해자를 전신 마취한 것이므로 결국 피해자의 사망은 병원 의사들 진료상의 과실 때문이라고 판단하였다.

또한, 다른 사안에서 살펴본 것처럼 교통사고 가해자와 B, C는 공동불법행위자가 되어 연대하여 책임을 진다.

6. 대판 1990.6.26. 89다카7730

(1) 사건의 내용

교통사고 피해자인 A는 턱 등에 골절상을 입고 병원에 입원하였다. 의사 B 등은 A를 할로탄으로 전신마취하고 수술을 하였고, 수술은 무사히 끝난 듯 보였다. 그러나 수술 며칠 후 고열과 기침 증세가 나타나서 검사한 결과 간 기능 이상의 증세를 보였고, 심한 간염 증세를 보이다가 결국 전격성 간 기능 부진으로 사망하였다.

(2) 판시사항

교통사고로 상하턱뼈골절상 등을 입은 피해자가 할로탄 등으로 전신마취를 한 가운데 안면골절부위 관 혈 적정 복술을 받은 지 16일 후에 그 마취약 투여 때문에 간 기능 부전증이 발생하여 사망한 경우 교통사고와 피해자의 사망 사이의 상당인과관계 유무(적극)

(3) 판결요지

민사소송에서 인과관계 입증 경험칙에 비추어 어떠한 사실이 어떠한 결과 발생을 가져왔다고 시인할 수 있는 고도의 개연성을 증명하는 것이며 그 판정은 통상인이라면 의심을 품지 아니할 정도로 진실성의 확신을 할 수 있는 것임이 필요하고 또 그것으로 충분하다 할 것인바, 피해자 교통사고로 7주 이상의 치료가 있어야 하는 상하턱뼈골절 등의 상해를 입고 대학병원 치과에 입원하여 할로탄 등으로 전신마취를 한 가운데 안면 골절부위 관혈 적정 복술을 받고, 그로부터 16일 후 전격성 간 기능 부전증 때문인 뇌부종 및 호흡중추마비로 사망하였다면, 적어도 활로 탄 투여 때문에 전격성 간 기능 부전증이 발생하였고 전신마취 등 시술 과정에서 의사 등의 중대한 과실 있었다고 인정되지는 아니하는 경우라면, 의학이 고도로 발달한 오늘날에서도 전신마취는 위험한 것으로서 전신마취 때문인 사망은 일반경험상 그 가능성이 있다고 할 것이므로 교통사고와 피해자 사망 간에는 상당인과관계 있다고 할 것이다.

(4) 검토

이 사건에서는 마취제로 흡입마취제의 일종인 할로탄이 사용되었다. 그런데 할로탄의 투여는 간염발생의 원인이 될 수 있으며 마취 전에 시행한 간 기능 검사에서 정상으로 결과가 나왔다 하여 반드시 마취 전에는 간에 질환이 없었다고 단정할 수 없다는 것은 의학상식에 속하는 것이라고 한다, 그리고 달리 기록상 할로탄 투여 이외의 원인으로 위 전격성 간 기능 부전증이 발병하였음을 인정할 증거는 없었다. 따라서 이 사안에서는 이와 같은 사실을 종합하여 할로탄 마취와 환자의 간 기능 이상 때문인 사망 사이의 상당인과관계를 인정한 것이다.

제8절 내과

1. 대판 1999.2.12. 98다10472

(1) 사건의 내용

A는 알코올성 급성간염으로 병원에서 치료받던 중 곰팡이증(칸디다증)[67]에 감염된 사실이 새롭게 발견되었다. 이에 주치의인 내과의사 B는 그에 대해 처방을 하였고 그 후 B의 아래에 있는 레지던트 C는 주치의 처방에 따라 위 증상을 치료하였으나 그 치료 효과가 제대로 나타나지 않자 상의도 없이 외부 약국에서 항진균제인 니조랄(Nizoral)[68] 현탁액을 사 복용토록 하였다. A는 종합검사 당시 심장에 별다른 이상이 없었음에도 니조랄을 사들여 복용하기 시작한 후 가슴을 조이는 듯한 강력한 흉통을 느끼면서 안구가 돌아가고 발작을 일으켰다. 그러나 주치의는 그 사이에 한 번도 회진을 한 적이 없으며 그로부터 3일 후에야 이러한 경과를 들었으나 별다른 처치를 하지 못하고 뇌파검사를 시행하기로 하면서 A의 상태를 예의 관찰하자고 하였다. 그리고 그 날 저녁 A는 심장마비를 일으켜 끝내 사망하였다.

(2) 판시사항

[1] 피해자 측에서 의료상의 과실 있는 행위를 입증하고 그 결과와 사이에 일련의 의료행위 외에 다른 원인이 개재될 수 없다는 점을 증명한 경우, 의료상의 과실과 그 결과 사이의 인과관계를 추정할 수 있는지(적극)

[2] 간 질환으로 치료받던 피해자에게 곰팡이증 감염 사실이 발견되어 항진균제인 니조랄을 투약한 후 반복적인 흉통, 발작, 일시적인 혼수상태 등의 현상이 있었으나, 이에

대해 적절한 조처를 하지 아니하고 내버려둔 의사의 과실을 인정한 사례

(3) 판결요지

[1] 의료행위를 한 자에게 손해배상책임을 지우기 위하여서는 의료행위상의 주의의무 위반, 손해의 발생 및 주의의무 위반과 손해의 발생과 사이에 인과관계의 존재가 전제되어야 하나, 의료행위가 고도의 전문적 지식이 있어야 하는 분야이고, 그 의료의 과정은 대개 환자나 그 가족이 일부를 알 수 있는 점 외에 의사만 알 수 있을 뿐이며, 치료의 결과를 달성하기 위한 의료기법은 의사의 재량에 달린 것이기 때문에 손해 발생의 직접적인 원인이 의료상의 과실로 말미암은 것인지 아닌지는 전문가인 의사가 아닌 보통사람으로서는 도저히 밝혀낼 수 없는 특수성이 있어서 환자 측이 의사의 의료행위상의 주의의무 위반과 손해의 발생과 사이의 인과관계를 의학적으로 완벽하게 입증한다는 것은 극히 어려우므로, 환자가 치료 도중에 사망한 때도 있어서는 피해자 측에서 일련의 의료행위 과정에서 저질러진 일반인의 상식에 바탕을 둔 의료상의 과실 있는 행위를 입증하고 그 결과와 사이에 일련의 의료행위 외에 다른 원인이 개재될 수 없다는 점을 증명한 때도 있어서는 의료행위를 한 측이 그 결과가 의료상의 과실로 말미암은 것이 아니라 전혀 다른 원인으로 말미암은 것이라는 입증을 하지 아니하는 이상, 의료상 과실과 그 결과 사이의 인과관계를 추정하여 손해배상책임을 지울 수 있도록 증명책임을 완화하는 것이 손해의 공평·타당한 부담을 그 지도 원리로 하는 손해배상제도의 이상에게 맞는다.

[2] 간 질환으로 치료받던 피해자에게 곰팡이증 감염 사실이 발견되어 항진균제인 니조랄을 투약한 후 반복적인 흉통, 발작, 일시적인 혼수상태 등의 현상이 있었으나, 그것이 니조랄과 관련된 것인지 아닌지를 판단하여 투약을 중단시키거나 심장계통 등의 이상을 의심하여 이에 적절히 대처하는 등의 조처를 하지 아니하고 내버려둔 의사의 과

실을 인정한 사례.

(4) 검토

사건에서 니조랄 처방 이후 A가 반복적인 흉통, 발작, 일시적 혼수상태 등을 나타냈으므로 B와 C는 당연히 그 원인을 규명하여 그것이 니조랄과 관련이 있는 것이라면 투약을 즉각 중단시키고, 니조랄과 관련이 없다면 심장계통 등의 이상을 의심하여 이에 적절히 대처하는 등 조처를 해야 했음에도 아무런 조치도 취하지 아니한 채 내버려두었다.

따라서 이 사건에서 인과관계는 추정되고(A 측이 의료상의 과실 있는 행위를 입증하고 그 결과와 의료행위 사이에 다른 원인이 개재될 수 없다는 점을 증명하였으므로), B와 C의 과실도 인정되므로 이들은 손해배상책임을 져야 한다.

2. 대법원 2015.10.29.선고2014다2287판결

[1] 임상시험 단계의 의료행위에 대한 의사의 설명의무의 내용/가정적 승낙에 의한 면책이 허용되는 경우
[2] 의사의 설명의무 위반을 이유로 결과로 인한 모든 손해를 청구하는 경우, 결과와 설명의무 위반 내지 승낙 취득과정에서의 잘못사이에 상당인과관계가 존재하여야 하는지 여부(적극) 및 이때 요구되는 설명의무 위반의 정도

3. 서울 민사 재판 1999.2.3, 97가합7863

(1) 사건의 내용

고열과 기침, 가래로 고생하던 A는 내과 의사 B로부터 중증 폐결핵에 의한 급성 폐렴이라는 진단을 받고 병원에 입원하였다. 그런데 설 연휴 기간 때문에 B는 진찰을 못하게 되었지만 설 연휴 기간 중 A와 관련하여 특별한 사항을 지시하거나 별다른 조처를 하지는 아니하였고, 파견근무 중인 당직의사도 간호를 담당한 간호사들에게도 별다른 사항을 지시하지 아니한 채 귀가하였다. 설 연휴 기간 중 A는 사망하였다.

(2) 판시사항

중증 폐결핵의 합병증으로 급성폐렴이 발생하여 기관지 폐쇄 때문인 갑작스러운 호흡곤란이 발생할 우려가 있는 중환자에 대하여 절대 안정 조처를 하지 않고 수시 관찰을 소홀히 한 결과, 수면 중 급성호흡기능상실로 사망에 이른 사안에서 의사의 책임을 인정한 사례

(3) 판결요지

피해자에 대한 진찰 및 치료를 담당한 의사로서는 피해자가 중증의 폐결핵 및 급성폐렴 환자로서 전신이 매우 허약한 상태에서 입원치료를 받고 있었고 이럴 때 그 합병증으로 갑작스러운 기도폐쇄에 따른 호흡곤란으로 사망할 수도 있다는 점을 예상할 수 있었음에도 전염의 우려 때문에 소외인을 1인실에 입원 조치하였으므로 소외인에게 항결핵제와 항생제 등을 투여하는데 그칠 것이 아니라 나아가 갑작스러운 호흡곤란 증세의 발생 가능성을 염두에 두고 소외인의 간호를 담당하는 간호사들로 하여금 소외인에게 절대적인 안정을 취한 상태에서 심신에 무리가 가지 않도록 조처를 함과 아울러 갑작스러운 호흡곤란 증세가 발생할 때 신속한 발견 및 대처가 곤란한 야간의 수면시간에는 수시로 소외인의 상태를 관찰, 확인하도록 하여 피해자가 수면 중 기도폐쇄로 호흡곤란 상황에 부닥치더라도 신속히 이를 발견, 응급조치를 취함으로써 치명적인 결과의 발생을 방지하여야 할 주의의무가 있음에도 이를 게을리한 채 피해자의 담당 간호사들에게 위와 같은 구체적인 간호 지시를 전혀 내리지 아니함으로써 담당 간호사들로

하여금 밤늦도록 장시간 TV를 시청하는 피해자의 무리한 병상 생활을 내버려두게 하였을 뿐만 아니라 야간의 수면시간에도 통상적인 관찰에 그치도록 하여 피해자가 수면 중 호흡곤란 때문에 비가역적 상태에 빠진 것을 뒤늦게 발견함으로써 각종 응급조치에도 결국 사망에 이르게 한 잘못이 있고, 따라서 담당 의사로서는 피해자가 중증 폐결핵 및 급성폐렴 때문에 수면 중 발생할 호흡곤란으로 사망한 결과가 자신의 위와 같은 치료상의 과실로 말미암은 것이 아니라 전혀 다른 원인으로 말미암은 것이라는 입증을 다하지 못하는 이상 불법행위자 본인으로서 그 소속 병원은 담당 의사의 사용자로서 각자 위와 같은 불법 행위 때문인 손해를 배상할 책임이 있다고 본 사례

(4) 검토

의사의 의료과오는 단지 치료행위 자체에 과실이 있는 경우뿐 아니라 환자의 치료와 관련된 일체의 과정에 문제가 있는 경우를 다 포함한다. 따라서 의사로서는 위급한 환자에 대하여는 자신이 직접 치료를 못 하게 되는 사정이 있는 경우, 다른 의사로 하여금 진료를 계속할 수 있도록 조처를 하여야 하며, 간호를 담당하고 있는 간호사들로 하여금 적절할 간호 활동을 할 수 있도록 지시를 내려야 할 의무가 있다. 따라서 사안과 같이 아무런 조치도 없이 설 연휴를 보내러 간 의사에게는, 환자의 사망이 자신의 조치 미비가 아닌 전혀 다른 원인에 의한 것이라는 점을 스스로 입증하지 못하는 이상, 의료 과오가 있다고 할 수밖에 없다.

4. 대판 1997.5.9, 97다1815

(1) 사건의 내용

A는 폐렴의 증세를 보여 내과의사 B를 찾아갔으나 B는 아직 증세가 뚜렷하지 아니하

여 위염과 신경증으로 진단하고 처방하였다. 그러나 이후 차도가 없이 상복부 복통까지 생기자 A는 다시 B를 찾아갔다. 이에 B는 A에게 페나조신[69]을 투약하였고, 특별한 설명 없이 A를 귀가시켰다. A는 펜타조신 투여 때문인 아나필락시스 쇼크(anaphylatic shock, 과민성 쇼크)를 일으켜 사망하였다

(2) 판시사항
기왕의 증세와 다른 새로운 증상이 나타난 환자에 대하여 더욱 정밀한 진단을 하지 아니하였고, 또한 부작용이 있는 약물을 별다른 검진도 없이 투여한 결과 환자가 약물 쇼크로 사망한 경우, 의사의 손해배상책임을 인정한 사례

(3) 판결요지
환자가 병원에 처음 내원하여 진료를 받을 때 이미 화농성 폐렴 증세를 보이고 있었으나 그 증상이 뚜렷하지 아니하여 이를 위염과 신경증으로 진단하여 그에 대해 처방을 하였고, 그 후 상복부 통증이라는 새로운 증상까지 나타나 다시 병원에 찾아오게 된 경우, 진료의사로서는 처음의 진단과는 다른 질환일 가능성에 대한 의심을 품고 좀 더 정밀한 진단을 하여야 함은 물론, 과민성이 있는 환자에게는 부작용에 따른 쇼크나 호흡억제를 일으킬 수 있는 약물을 투여할 때도 사후 세심한 주의와 관찰이 필요하지만, 만연히 앞서 진단하였던 결과에 따라 별다른 검진도 없이 약물을 투여하였고, 약물을 투여한 후에도 안정하도록 하여 부작용이 없는지를 확인하지도 아니함으로 인하여 과민성 쇼크가 발생하여 환자가 사망하였다면, 진료의사는 이로 말미암아 발생한 모든 손해를 배상할 책임이 있다고 한 사례.

(4) 검토

이 사건에서 피해자의 사망은 몇 가지 의사의 과실들 때문에 발생한 것이다. 즉, 우선, 의사 B는 다시 찾아온 환자 A를 재진료하면서는 처음의 진단과는 다른 질환일 가능성에 대해 의심을 하고 혈액검사, X선 촬영 등 좀 더 정밀한 진단을 하여야 함에도 주의의무를 소홀히 하였다. 또한, 부작용이 예상되는 약물 투여 시에는 이에 대한 사전검사와 함께 투약 전후 특히 주의해야 함에도 이를 소홀히 하였다. 따라서 의사 B는 A의 사망 때문인 손해를 모두 배상하여야 할 책임을 지게 된 것이다.

5. 서울 민사 지방법원 1990.2.1. 88가합44525

(1) 사건의 내용

7세 10월이 된 A가 구토와 발열의 증상을 보이자 부모는 내과의사 B를 찾았고, B는 인두염이라고 판단하고 처방하였다. 다시 두 달 후 같은 증상을 호소하자 B는 인두염과 신경성 위염이라고 진단, 처방하였다. 이후에도 몇 번씩 A가 같은 증상으로 병원을 찾자 그때야 뇌압상승 때문인 구토를 의심하고 검사를 하였으나 별다른 이상이 없자 다시 진정제를 투약 및 주사하였다. 그리고 부모들이 다른 큰 병이 있을 것을 걱정하여 종합병원에 갈 수 있도록 소견서를 써달라고 하였으나 B는 큰 병이 아니니 걱정하지 말라며 이를 써주지 않았다.

결국, 응급실에 실려 간 A는 종합병원에서 뇌종양의 일종인 후두와 수 아세포종의 진단을 받고 뇌종양제거수술을 받았다.

(2) 판시사항

의사의 오진으로 환자 또는 그 부모가 수개월 동안 병명도 모른 채 아무 효력 없는 치료만 계속 받으면서 불안한 상태에 있게 되었던 경우에 대하여 의사의 위자료지급의무를 인정한 사례

(3) 판결요지

내과 전문의인 피고로서는 진료 당시 7세 10개월 남짓한 어린아이가 4개월 이상 계속된 구토 증세를 호소할 때 진정제만을 투약 또는 주사할 것이 아니라 뇌종양 등의 신경외과적 질환에 대하여 의심을 하고 그에 대해 대처를 하거나 그 방면의 전문의인 소아과 또는 신경외과에 좀 더 자세한 검사를 의뢰하는 등의 조처를 하여야 할 업무상 주의의무가 있다 할 것이므로 피고가 이러한 조치를 제대로 취하지 아니하여 수 아세포종이라는 질병을 단순한 인두염이나 신경성 위염으로 오진하였다면 피고는 환자 또는 그 부모가 수개월 동안 병명도 모른 채 아무 효력 없는 치료만 계속 받으면서 불안한 상태에 있게 되었던 정신적 고통을 위자할 의무가 있다.

(4) 검토

이 사건에서 손해배상액의 산정과 관련하여 '재산적 손해' 와 '위자료' 가 문제 되었다.
그런데 '재산적 손해' 와 관련하여서는 뇌종양을 2~3개월 빨리 발견했다 하더라도 그 수술 결과가 좋다고 할 수 없어서 B의 오진과 A의 불구 사이와 인과관계가 있다고 할 수 없어 배상책임을 부정하였다.
그러나 '정신적 고통' 과 관련하여서는 수개월 동안 병명도 모른 채 아무 효력 없는 치료만 계속 받으면서 불안한 상태에 있게 되었기 때문에 위자료를 인정할 수 있다고 보았다.

6. 서울 고등법원 2006나 77953 판결

뇌수막염 초기증상을 감기로 혼동한 의사의 주의의무 의료사고

O. 쟁점 : 중요한 의료행위중 하나인 진단에 있어서 의사에게 요구되는 주의의무의 정도 및 내용 (민법 제750조)

O. 판결의 의미

발병원인이 하나이상 일때에는 병증에 대한 진단을 함에 있어서 의사로써는 자신의 판단에 따른 치료가 제대로 효과를 보지 못할경우 계속된 진단 및 치료에 대해서는 다른질병 및 그 원인의 가능성에 대하여 보다 주의깊게 검사해야 하고 필요한 조치가 취할 의무가 있음에도 불구하고 과신한 나머지 자신의 판단만을 믿고 다른질병원인에 대한 검사 및 조치를 게을리 한 잘못이 있다고 함으로써 진단에 있어서 요구되는 의사의 주의 의무의 내용을 보다 구체적으로 판시한 판결.

제9절 소아과

1. 서울민사지방법원 1999.1.13. 선고 97가합57042

(1) 사건의 내용

A는 구토와 설사 증세를 보이던 아이 B를 데리고 소아과 전문의 C를 찾았다. C는 청진기 및 맨눈으로 살펴본 후 겨울철 유아에게 흔히 발생하는 감기 및 위장염으로 진단하고 처방하였다.

그러나 B의 구토 증세는 멎지 아니하고 설사를 11번이나 하는 등 증세가 더욱 심해지자 A는 병원에 재차 내원하였으나 C는 체온을 재거나 달리 특별한 검사를 하지 아니한 채 청진기와 맨눈으로 소외인을 관찰한 후 근육주사 1대를 놓고 전날과 똑같은 내용을 처방하면서 병세가 더욱 심하여지면 상급 병원에 가서 진찰을 받아 볼 것을 권유하였다. 이후 B의 증상은 더욱 심해져서 응급실에 실려 왔고 응급실 의사 D는 X선 촬영을 하였으나 별다른 이상이 없는 것으로 나타나며 체온이 37℃로 떨어지자 증세를 세균성 장염 때문으로 진단하고 해열제 등을 처방한 채 퇴원시켰다. 그러나 다음날 B는 심한 탈수 증세를 보이며 사망하였다.

(2) 판시사항

구토와 설사를 반복하는 아기에 대하여 1차 진료를 한 의사가 자신의 진료와 처방에도 상태가 악화하였음에도 전해질 대사 이상 등 예상되는 위험방지 조처를 하지 않은 채 종전과 같은 진료와 처방만을 반복하였고, 2차 진료를 한 의사도 위와 같은 예방조치를 취함이 없이 해열제만 투여한 결과 탈수 및 전해질 대사 이상으로 추정되는 사인으로 사망한 사안에서 위 의사들의 과실과 사망 사이의 상당인과관계를 인정한 사례

(3) 판결요지

구토와 설사를 반복하는 아기에 대하여 1차 진료를 한 의사는 아기를 두 번째 진찰할 당시 그 부모를 통하여 자신이 전날 내린 처방에 따른 투약에도 오히려 아기가 간밤에 심하게 보채면서 구토와 함께 설사를 11번이나 하는 등 자신의 처방이 아무런 효험을 나타내지 못한 채 아기의 병세가 더욱 악화하였다는 사정을 알게 되었으므로 아기의 나이에 비추어 단기간에 지속한 심한 설사와 구토증세 때문에 쉽게 탈수 및 전해질 대사의 이상이 발생할 가능성을 염두에 두고 혈압과 맥박 및 소변량 등을 확인하고 피부의 탄력 상태나 구강 내 점막의 건조 정도 등을 통하여 탈수 증세의 발생 여부 및 그 정도를 확인한 후 수액을 공급하거나 부족한 전해질을 보충하는 한편 부모에게 아기가 즉시 혈액 내 전해질 농도 및 혈액 가스분석 등의 검사를 받을 수 있도록 조치함으로써 이틀간 지속적인 구토와 심한 설사를 보였던 아기에게 탈수와 전해질 대사의 이상 때

문에 초래될 수 있는 위험을 방지하여야 할 의무가 있음에도 위와 같은 조치를 전혀 취하지 아니한 채 단지 전날과 똑같은 고식적인 진료 및 처방만을 반복하면서 증상이 더욱 심하여지면 상급병원에 가보라는 막연한 권유만을 한 잘못으로 부모로 하여금 아기의 병세가 악화하는 것을 내버려두게 한 잘못이 있고, 2차 진료를 한 의사는 부모로부터 아기가 이틀 전부터 심한 설사와 구토 증세를 보여 개인의원에서 치료를 받았으나 병세의 호전 없이 더욱 증상이 악화하였다는 내원 경위를 듣고 아기를 진찰한 결과 체온이 39℃까지 상승한 것을 확인하였으면, 지속적인 설사와 구토증세 때문인 탈수 등 심각한 합병증의 발생 가능성을 염두에 두고 이를 예방하기 위하여 아기의 상태를 좀 더 관찰하면서 위에서 본 바와 같은 검사 등을 실시하여 그 결과에 따라 수액을 공급하거나 부족한 전해질을 보충하는 조처를 하여야 할 의무가 있음에도 외관상 탈수의 증세가 확진되지 아니하고 해열제의 투여로 아기의 체온이 내려갔다는 점에만 치중한 나머지 약제만 처방한 채 성급하게 아기를 퇴원시킨 잘못이 있는 경우, 탈수 및 전해질 대상 이상으로 추정되는 사인 때문인 아기의 사망은 두 의사의 위와 같은 잘못으로 말미암아 초래되었다고 판단되므로 아기 사망의 결과가 진료상의 과실로 말미암은 것이 아니라 전혀 다른 원인으로 말미암은 것이라는 입증을 다하지 못하는 이상 두 의사의 소속 의료기관들은 이와 같은 불법행위 때문인 손해를 배상할 책임이 있다고 본 사례

(4) 검토

종전의 진료에도 환자의 상태가 더욱 악화하여 다시 병원을 찾으면 의사는 그 외의 다른 병을 의심하고 더욱 자세히 환자의 상태를 검사하여야 할 필요가 있다.

더구나 이 사건과 같이 유아나 소아는 수분과 전해질의 이동이 성인보다 빠르고 갈증이나 신체의 이상 증세를 제대로 표현하지 못하기 때문에 구토나 설사가 지속할 때 이 때문인 탈수나 전해질 대사의 이상이 쉽게 발생할 수 있다는 점도 염두에 두었어야 한다.

따라서 의사 C와 D는 B의 사망에 관하여 책임이 있다고 할 것이다. (다만, 실제 사안에서는 마지막 병원 후송을 신속하게 하지 않은 부모의 잘못을 일부 참작하여 20% 과실상계를 하였다.)

2. 서울민사지방법원 1993.2.5, 90가합93452

(1) 사건의 내용

미숙아로서 보육기(인큐베이터) 내에서 보유되던 A는 무호흡 및 청색증을 보여 의사 B는 보육기 내로 산소를 주입하는 등의 소생술을 실시하였다. 이후 B는 A가 체중 약 2.3킬로그램인 상태에서 퇴원시키면서 선천성 심장병의 가능성과 선천성 거대결장의 가능성이 보여 이를 설명하고, 철결핍성 빈혈방지를 위한 처방 및 투여방법, 기간을 설명하였다. 그런데 A의 상태를 이상하게 본 어머니가 눈에 이상이 있는지를 안과의에게 확인해 본 바, 미숙아망막병증[70]으로 이미 양안이 실명케 된 상태임이 밝혀졌다.

(2) 판시사항

미숙아를 보육기 내에서 보육하면서 산소를 투여하는 경우 미숙아망막병증 발병이 예상되므로 의사로서는 퇴원 당시 위 질환의 진행 여부를 확인하고 부모에게 그 발병 소지와 정기적인 안전검사의 필요성 등을 설명하여 주어야 함에도 이를 게을리하여 미숙아가 실명하게 되었다고 보아 병원 측에 손해배상책임이 있다고 한 사례

---

64) 망막 혈관의 미성숙, 혈관 형성요소의 병적변화(혈관수축, 혈관폐쇄, 신생혈관증식 등)로 생기는 망막 이상으로서 신생아 임균성안염과 함께 가장 많은 소아 실명의 원인이 되는 질환으로, 체중이 1.5킬로그램 미만이고 재택기간이 6 또는 7개월 된 미숙아에게 빈발하며 그 증상이 대개 수주 혹은 수개월 후에 나타나며 심하게 진행되면 사시, 백내장, 녹내장, 안구위축 등을 합병하여 실명되고, 경하게 진해, 되면 근시, 사시 등을 합병하여 부분적인 시력장애를 후유증으로 남기며 거의 양안에 병변이 생긴다.

(3) 검토

위 사안에서 B는 다른 질병의 가능성에 대하여는 설명을 하면서도 미숙아망막병증에 대한 설명은 전혀 하지 않았다. 특히 사건과 같이 미숙아를 보육기 내에서 보육하면서 산소를 투여한 경우에는 그 농도가 옅더라도 미숙아망막병증의 발병이 예상되고 이를 조기에 발견하여 치료하기 위해서는 정기적인 안저검사를 받는 방법 외에는 달리 방법이 없으므로 이를 시행하거나 부모에게 미숙아망막병증의 발병 소지, 정기적인 안저검사의 필요성, 조기에 발견하여 적절히 치료했을 경우의 회복 가능성 및 내버려뒀을 경우의 위험성 등을 설명하여 퇴원 후에도 위 질환에 대비한 적절한 조처를 하게 해야 했음에도 이를 전혀 하지 않은 잘못이 있다. 따라서 사안에서 B는 A의 실명에 대하여 손해배상을 하여야 할 책임이 있다.

다만, 법원은 실명의 원인이, 미숙아로 태어남으로 인한 망막의 미숙성이라는 A의 신체적 소인(身體的素因)이 미숙아망막병증의 발생에 이바지하였다고 할 것이므로 손해의 공평한 분담이라는 손해배상법의 이념에 따라 과실상계의 법리를 유추하여 그 손해배상의 범위를 50% 감액한다고 하였다.

제10절 안과

1. 대판 1999.9.30 99다10479

(1) 사건의 내용

선천적인 눈꺼풀하수증[71]을 앓고 있던 A는 안과의사 B에게 수술을 의뢰하였다. B는 수술의 필요성과 방법 등에 대하여 설명을 하였고 이에 동의한 A는 오른쪽 눈꺼풀을 수술받았다. 그런데 그로부터 3, 4일 후 양쪽 눈 모두 점점 시력이 떨어져 결국 시력을 상실하게 되었다.

(2) 판시사항
[1] 피해자 측에서 의료상의 과실 있는 행위를 입증하고 그 결과와 사이에 의료행위 외에 다른 원인이 개재될 수 없다는 점을 증명한 경우, 의료상의 과실과 결과 사이의 인과관계를 추정할 것인지 여부(적극)

[2] 의사 설명의무의 내용과 그 정도 및 당해 수술 등의 처치 의가 아닌 주치의 또는 다른 의사를 통한 설명으로도 충분한지 여부(적극)

[3] 안과 수술 후 갑자기 나타난 예측할 수 없는 시신경염으로 환자의 시력이 상실된 경우, 그에 대한 의사의 설명의무 및 의료과실을 부정한 사례

(3) 판결요지
[1] 의료행위를 한 자에게 손해배상책임을 지우기 위하여서는 의료행위상의 주의의무 위반, 손해의 발생 및 주의의무 위반과 손해의 발생과 사이에 인과관계의 존재가 전제되어야 하는 것은 당연하나, 의료행위가 고도의 전문적 지식이 있어야 하는 분야이고, 그 의료의 과정은 대개 환자나 그 가족이 일부를 알 수 있는 점 외에 의사만 알 수 있을 뿐이며, 치료의 결과를 달성하기 위한 의료기법은 의사의 재량에 달린 것이기 때문에 손해발생의 직접적인 원인이 의료상의 과실로 말미암은 것인지 아닌지는 전문가인 의사가 아닌 보통사람으로서는 도저히 밝혀낼 수 없는 특수성이 있어서 환자 측이 의사의 의료행위상의 주의의무 위반과 손해의 발생과 사이의 인과관계를 의학적으로 완벽하게 입증한다는 것은 극히 어려우므로, 의료사고는 있어서는 피해자 측에서 일련의 의료행위 과정에서 저질러진 일반인의 상식에 바탕을 둔 의료상의 과실 있는 행위를 입증하고 그 결과와 사이에 일련의 의료행위 외에 다른 원인

이 개재될 수 없다는 점, 이를테면 환자에게 의료행위 이전에 그러한 결과의 원인이 될 만한 건강상의 결함이 없었다는 사정을 증명한 때도 있어서는 의료행위를 한 측이 그 결과가 의료상의 과실로 말미암은 것이 아니라 전혀 다른 원인으로 말미암은 것이라는 입증을 하지 아니하는 이상, 의료상 과실과 그 결과 사이의 인과관계를 추정하여 손해배상책임을 지울 수 있도록 증명책임을 완화하는 것이 손해의 공평·타당한 부담을 그 지도 원리로 하는 손해배상제도의 이상에게 맞는다.

[2] 일반적으로 의사는 환자에게 수술 등 침습을 가하는 과정 및 그 후에 나쁜 결과 발생의 개연성이 있는 의료행위를 하는 경우 또는 사망 등의 중대한 결과 발생이 예측되는 의료행위를 하는 경우에서 진료 계약상의 의무 또는 침습 등에 대한 승낙을 얻기 위한 전제로서 당해 환자나 그 법정대리인에게 질병의 증상, 치료 방법의 내용 및 필요성, 발생이 예상되는 위험 등에 관하여 당시의 의료수준에 비추어 상당하다고 생각되는 사항을 설명하여 당해 환자가 그 필요성이나 위험성을 충분히 비교해 보고 그 의료행위를 받을 것인가의 여부를 선택할 수 있도록 할 의무가 있는 것이지만, 의사에게 당해 의료행위 때문에 예상되는 위험이 아니거나 당시의 의료수준에 비추어 예견할 수 없는 위험에 대한 설명의무까지 부담하게 할 수는 없으며, 설명의무의 주체는 원칙적으로 당해 처치의사라 할 것이나 특별한 사정이 없으면 처치의사가 아닌 주치의 또는 다른 의사를 통한 설명으로도 충분하다.

[3] 안과 수술 후 갑자기 나타난 예측할 수 없는 시신경염으로 환자의 시력이 상실된 경우, 수술 전에 그 수술의 필요성, 방법, 합병증에 대하여 자세히 설명하였고 수술 전후에 걸쳐 환자의 기왕 병력인 신경섬유종의 변화 여부를 관찰하였으나 아무런 변화가 없었으며, 수술 부위가 시신경과는 무관한 눈꺼풀 부위로서 시신경염 때문인 시력상실은 통상적으로 예견되는 후유증이 아니라는 점에 비추어 그에 대한 의사의 설명의무 및 의료과실을 부정한 사례

(4) 검토

의사라고 하여 자신의 의료행위 때문인 모든 후유증을 다 알 수는 없다. 따라서 설명의무의 범위도 보통 기대할 수 있는 의료수준 안으로 한정되며, 과실 역시 현재의 의료수준으로 기대되는 주의의무를 다하기만 하면 된다.

그런데 이 사건에서 의사 B는 이 수술에 대하여 일반적으로 할 수 있는 모든 설명을 다 하였으며, 수술과 관련하여서도 가능한 모든 조처를 했다. 따라서 지금의 의학 수준으로는 구체적으로 알 수 없거나 일반적으로 예측할 수 없었던 A에게 나타난 시력 상실에 대해서 의사 B의 책임은 없다.

2. 대판 1997.7.22, 95다49608

(1) 사건의 내용

백내장을 앓고 있던 A(당시 시력 0.1)는 안과의사 B로부터 백내장 수술을 권유받았고, B로부터 수술을 받은 3개월 후 A의 시력은 0.9 정도로 거의 정상을 회복하였다. 그런데 수술 후 9개월 정도가 지나 눈이 부시고(현 휘 증) 눈에 무엇인가 떠다니는 증상(비문증 증세)을 호소하였고, 이에 B는 위와 같은 증상은 근시가 있는 눈에 흔히 있는 것이라고 하면서 간단한 처방만을 하였다. 그런데 B의 처방에 따라 약을 복용하던 B는 약 1주일이 지난 후에 물체가 흑백으로 보이고 물결이 흔들리는 것 같은 증상을 보이게 되었다. 이후 A는 망막박리로 앞으로도 계속 시력장애가 있을 것임이 밝혀졌다.

(2) 판시사항

[1] 백내장 수술 후 검진 당시 환자가 비문증을 호소한 데 대하여 망막박리 여부의 검사

를 시행하지 않은 의사의 의료상 과실 및 그것과 결과 사이의 상당인과관계를 부인한 사례

[2] 의사 설명의무의 내용 및 그 위반이 위자료 지급 대상이 되는 경우

(3) 판결요지

[1] 백내장 수술 후 일단 정상으로 회복되었다고 보이는 환자가 그 후 검진 당시 비문증을 호소하기는 하였으나 이는 후추 자체박리의 경우뿐만 아니라 안구 내 출혈, 안구 내 염증 등을 원인으로 하여 발생하며, 당시는 통상 예상되는 후유증 발생기간인 수술 후 6개월이 이미 지난 시점이고 환자의 시력이나 안압 등의 상태도 망막박리 등 백내장 수술 때문인 후유증의 징후가 있는 것으로 볼 수 없는 상황이었으므로, 의사의 위 검진이 오진이라거나, 위 검진 당시 망막박리를 판단하기 위한 검사를 시행하지 아니한 것이 과실이라고 단정하기 어렵고, 나아가 그러한 진단 결과나 망막박리를 판단하기 위한 검사를 하지 아니한 것이 환자의 시각장애를 가져온 직접적인 원인이 되었다고 단정할 수도 없다고 본 사례.

[2] 일반적으로 의사는 환자에게 수술을 시행하는 과정 및 그 후에 나쁜 결과가 발생할 개연성이 있는 의료행위를 할 때에는, 응급환자의 경우나 그 밖의 특별한 사정이 없으면, 진료 계약상의 의무로써 또는 수술에 대한 승낙을 얻기 위한 전제로서 당해 환자나 법정대리인에게 질병의 증상, 치료 방법의 내용 및 필요성, 발생이 예상되는 위험 등에 관하여 당시의 의료수준에 비추어 상당하다고 생각되는 사항을 설명하여 당해 환자가 그 필요성이나 위험성을 충분히 비교해 보고 그 의료행위를 받을 것인가의 여부를 선택할 수 있도록 하여야 할 의무가 있을 뿐만 아니라, 그 진료 목적의 달성을 위하

여 환자 또는 그 보호자에 대하여 요양의 방법 기타 건강관리에 필요한 사항을 상세히 설명하여 후유증 등에 대비하도록 할 의무가 있으며, 한편 의료행위 때문에 중대한 결과가 발생하여 환자가 의사의 설명의무 위반 때문인 위자료를 청구하는 때도 환자에게 발생한 중대한 결과가 의사의 의료행위 때문이어야 한다(백내장 수술에 따른 후유증인 망막박리의 발생 가능성에 대한 의사의 설명의무 위반을 이유로 위자료 청구를 인정한 사례).

(4) 검토

사안에서 대법원은 A의 망막박리에 대하여 B에게 과실이 있다고 보지 않았다. 즉, A는 검진할 때까지 시력이 정상을 유지하였고, 백내장 수술 후 약 8개월이 지난 뒤 자각증상으로서 비문증을 호소하였을 뿐이고, 망막박리의 구체적인 증상이 나타나기 시작한 것은 진찰을 받은 약 1주일 정도가 지난 후로서, B의 검진 당시 위 원고에게 망막박리 증상이 있었는지도 단정하기 어렵다고 보았다. 또한, 대법원은 위와 같은 수술과 치료의 경과에 비추어, B에게 진료계약 위반 사실이 있다거나 그 진료계약 위반과 위 망막박리의 결과 사이에 상당인과관계가 있다고 인정할 수도 없다고 하였다.

그러나 대법원은 B는 백내장 수술도 망막박리를 일으킬 수 있다는 점과 A와 같은 중증도 이상의 근시인 사람이 사회적으로 심한 활동을 할 경우에도 망막박리가 초래될 가능성이 있다는 점 등을 설명하여야 할 의무가 있는데도 이를 소홀히 하였기 때문에 A에 대해서 위자료는 배상할 책임이 있다고 보았다.

3. 서울중앙지법 2006.7.26. 선고 2005가합29820 판결
[손해배상(의)] 항소[각공2006.10.10. (38) 2057]

【판시사항】

[1] 라식수술 후에 진균성 각막염이 발생하였더라도 그 곰팡이감염이 라식수술 때문이라고 추정할 수 없다고 본 사례

[2] 라식수술 후에 발생하는 진균성 각막염이 라식수술에 전형적으로 수반하는 위험으로서 의사의 설명의무의 대상이 된다고 본 사례

【판결요지】

[1] 라식수술 후에 진균성 각막염이 발생하였으나, 진균성 각막염은 점안 약의 사용 등 여러 가지 원인으로 말미암은 감염으로 발생할 수 있는데 환자가 평소 안구건조증으로 점안 약을 수시로 사용한 점, 같은 날 오른쪽 눈과 왼쪽 눈을 같은 기계로 시술하였음에도 오른쪽 눈에서만 감염이 발생한 점, 라식수술 후 수술 부위 및 점안 약의 관리를 소홀히 하여 곰팡이에 감염되었을 가능성 등을 배제할 수 없는 점 등에 비추어 볼 때 위 곰팡이감염이 라식수술로 말미암은 것으로 추정할 수 없다고 본 사례.

[2] 각막 절편을 연마하는 라식수술의 특성상 라식수술 후 발생하는 각막염은 라식수술에 전형적으로 수반하는 위험이고, 특히 곰팡이에 의한 각막염은 발견이 어렵고 치료가 매우 곤란할 뿐만 아니라 예후 또한 불량하여 라식수술 여부를 결정하여야 하는 환자로서는 이러한 위험에 관한 충분한 설명을 듣고 치료행위의 승낙 여부를 결정할 권리가 있으므로, 진균성 각막염은 의사의 설명의무의 대상이 되고, 그 발생 빈도가 매우 희소하다는 사정만으로 설명의무의 대상에서 제외되지 않는다고 본 사례.

【참조조문】

[1] 민법 제750조 [2] 민법 제750조, 제751조

【참조판례】

[1] 대법원 1998. 2. 13. 선고 96다7854 판결(공1998상, 702)

【전 문】

【원고】 김민정 (소송대리인 법무법인 지평 담당변호사 김성수)

【피고】 피고 1외 1인 (소송대리인 변호사 전병남 외 1인)

【변론종결】

2006. 6. 22.

【주문】

1. 피고 1은 원고에게 금 7,000,000원 및 이에 대하여 2004. 11. 19.부터 2006. 7. 26.까지는 연 5%, 그 다음 날부터 다 갚는 날까지는 연 20%의 각 비율에 따른 돈을 지급하라.

2. 원고의 피고 1에 대한 나머지 청구 및 피고 의료법인 성심의료재단에 대한 청구를 각 기각한다.

3. 소송비용 중 원고와 피고 1 사이에 생긴 부분은 이를 10 등분 하여 그 9는 원고가, 나머지는 피고 1이 각 부담하고, 원고와 피고 의료법인 성심의료재단 사이에 생긴 부분은 원고가 부담한다.

4. 제1항은 임시집행할 수 있다.

【청구취지】

피고들은 각자 원고에게 101,882,441원 및 이에 대하여 2004. 11. 19.부터 이 사건 소장 부본 송달일까지는 연 5%, 그 다음 날부터 다 갚는 날까지는 연 20%의 각 비율에 따른 돈을 지급하라.

【이유】

1. 기초 사실

가. 당사자들의 지위

원고는 2004. 11. 19. 피고 1로부터 라식수술을 받은 이후 우안이 실명된 자이고, 피고 1은 서울에서 (상호 생략) 안과를 운영하는 안과전문의사이며, 피고 의료법인 성심의료재단은 강남성심병원(이하 '피고 병원'이라 한다)을 운영하는 의료법인이다.

나. 원고의 라식수술 및 전원 경위

(1) 원고는 2004. 11. 5. 라식수술을 받기 위해 (상호 생략) 안과를 방문하여 라식수술을 위한 검사를 시행한 후 2004. 11. 19. 피고 1로부터 라식수술(이하 '이 사건 수술'이라 한다)을 받고, 다음날인 11. 20. 대전에 있는 원고의 집으로 귀가하였다.

(2) 원고는 2004. 11. 21. 눈이 시리며 눈물이 나는 증상으로 11. 23. (상호 생략) 안과에 다시 내원하였고, 피고 1은 원고를 검진한 후 내원 당일 피고 병원으로 원고를 전원시켰다.

다. 피고 병원에서의 진료 경과

(1) 원고가 피고 병원으로 전원한 직후 피고 병원 교수인 안과의사 소외인이 원고를 진찰한 결과 원고의 우안 시력은 0.04였고, 우안의 가벼운 결막충혈과 각막 편의 혼탁과 부종, 침윤 등이 관찰되었으나 염증세포나 축농은 관찰되지 않았다. 이에 따라 소외인은 원고의 증상을 미만성층판각막염 의증으로 잠정 진단한 후 원고 우안의 각막 편을 들어 올리고 그람염색과 항산성 균 염색 및 세균배양검사를 시행한 후 항생제 세척을 시행하고, 항생제와 스테로이드를 점안하도록 처치하였다.

(2) 각막세척 후 11. 24.부터 원고의 상태가 호전되어 원고는 11. 26. 피고 병원을 퇴원하였고, 퇴원 시 원고 우안 각막에 링 모양의 침윤이 남아 있기는 하였으나 원고의 시력은 0.5~0.63을 유지하고 있었다. 한편, 위에서 실시한 그람염색과 항산성 균 검사 결과는 음성으로 나타났고, 앞서 실시한 균 배양 검사와 11. 24. 실시한 균 배양 검사 결과에서도 세균과 곰팡이 어느 것도 배양되지 않아 정상 소견을 나타내었다.

(3) 원고는 예후 관찰을 위해 11. 30. 피고 병원에 내원하여 수술부위의 검사를 받았는데, 이때 원고 우안의 시력은 1.0을 유지하고 있었으며 각막에 남아 있던 링 모양의 침윤은 점점 맑아지고 있는 것으로 나타났다.

(4) 그러나 원고는 2004. 12. 3.부터 다시 같은 증상이 발생하여 안약의 투약횟수를 늘리며 동네 병원에서 치료를 받다가, 12. 6. 증상이 갑자기 심해지자 당일 피고 병원에 다시 내원하였는데 이때 원고의 시력은 0.02로 저하되어 있었고, 우안의 부종과 결막충혈, 각막의 혼탁 및 상피결손이 관찰되었다. 피고 병원은 미코박테리움 때문인 각막염을 의심하고 집중적인 치료를 위해 원고를 입원시킨 후 균 배양검사를 시행하고 스테로이드제제인 프레드니솔론(Prednisolone)과 항생제인 레보플록사신(Levofloxacin)을 점안하도록 하였다. 이에 따라 원고의 상태는 한때 호전되었으나 12. 10. 위성 병소가 생기면서 다시 상태가 악화하기 시작하였고, 이에 피고 병원에서는 진균성 각막염을 의심하면서 항진균제인 나타마이신(Natamycin)을 30분마다 점안하도록 하고 경구용 항진균제를 복용하도록 한 후 다시 곰팡이에 대한 검사를 시행하였으나 또다시 곰팡이는 검출되지 아니하였다. 그에 따라 피고 병원은 미코박테리움으로 말미암은 각막염에 대한 치료 항생제로서 1% 클라리스로마이신(Clarithromycin)과 2% 아미카신(Amikacin)을 1시간마다 투여하도록 하면서 스테로이드 제제인 덱사메타손(Dexamethasone)을 30분마다 점안하도록 하였다.

(5) 12. 11. 피고 병원 의료진은 원고의 각막 편을 들어 올리고 항산성 균 염색, 곰팡이

도말검사 및 배양검사를 하였으며 클라 리스로 마이신과 아미카신으로 경계면을 씻었다. 그러나 원고의 상태가 호전되지 않자 피고 병원은 결국 12. 14. 원고를 신촌세브란스 병원으로 전원하였다. 원고가 신촌세브란스 병원으로 전원할 당시 원고 우안의 외측면에는 막(membrane)과 삼출물(exudate)이 관찰되었고 우안의 시력은 안전수동(눈 바로 앞에서 손가락을 흔드는 움직임을 감지할 수 있는 정도의 상태로서 사실상 사회적인 실명에 해당한다.)이었다.

라. 전원 후의 치료

(1) 원고가 신촌세브란스병원에 전원한 12. 14. 신촌세브란스병원 의료진은 원고 우안을 전방천자한 후 세균과 곰팡이에 대한 도말검사와 배양검사를 하였으나 이에 대한 도말검사에서는 세균과 곰팡이가 관찰되지 않았다. 그러나 배양검사에서는 마침내 2004. 12. 22. 곰팡이의 일종인 Fusarium이 배양되어 위 곰팡이가 원고 우안 각막염의 원인균인 것으로 판명되었다.

(2) 원고 각막염의 원인균이 판명됨에 따라 신촌세브란스병원에서는 원고에게 항진균제인 나타마이신 및 암포테리신(Amphotericin) 점안약과 전신약물인 플루코나졸(Fluconazole)을 투여하였다. 그러나 원고의 상태가 호전되지 않고 각막 간질 부위의 융해와 전방 축농이 심해지면서 2005. 1. 4. 각막 천공이 발생하자 신촌세브란스병원 의료진은 결국 2005. 1. 6. 원고에게 치료 목적의 전층각막이식술을 시행한 후 초자체절제술 및 백내장 제거술을 시행하였다.

마. 관련 의학지식
(1) 라식수술(LASIK, Laser Assisted In Situ Keratomileusis : 레이저 각막절삭가공성형술)

라식수술은 1990년경 개발된 시력교정 수술법으로, 미세각막절편기를 이용하여 각막 전반부를 잘라 각막판을 만들고, 근시교정에 필요한 도수만큼 엑시머레이저로 연마한 후 각막판을 원위치시켜 굴절이상을 교정하는 수술방법으로 각막전반부의 해부학적 구조를 원상태로 유지함으로써 기존의 엑시머레이저 수술에서 문제 되던 수술 직후 통증과 느린 시력회복, 근시로의 이행 및 각막혼탁 등의 문제점을 감소시킬 수 있는 장점이 있다.

라식수술의 수술방법은 통상 환자에게 점안마취와 소독을 하고 눈꺼풀을 벌리며, 각막 표시(marking)를 하고 흡인 링을 장착시켜 흡인을 시행한 후 미세각막 절편 기(미세각막절개도)로 각막 절편을 만든 다음, 절편을 젖히고 레이저를 조사한 후 다시 절편을 제자리로 위치시키고 절편과 잔여 실질 사이를 씻은 후 건조하게 해 창상부위를 안정시키게 된다.

(2) 미만성층판각막염(Diffuse Lamellar Keratitis)

라식수술 후에 가장 빈번히 발생하는 비감염성 각막염으로 라식수술 환자 중 약 0.5~1.0% 정도의 빈도로 나타나며 그 원인이 확실히 밝혀져 있지는 않으나 항원이나 독소에 의한 면역반응 내지는 특이체질 반응이 원인인 것으로 추정되고 있다. 라식수술 후 대부분 초기 1주일 이내에 발생하며 모래가 뿌려진 것처럼 뿌옇게 시야가 가려지는 증상을 나타내어 일명 '사하라 모래 증후군'이라고 불리기도 한다.

치료는 염증반응을 억제하기 위하여 스테로이드를 점안하는데 이런 치료가 지연되어 염증이 심해지는 경우 심각한 시력손실을 초래할 수 있다. 치료 개시 후 대개 1~2주 이내에 염증이 소실되나, 심한 경우에는 각막 편을 들어 올리고 세척과 함께 스테로이드를 투여하여야 하는 때도 있다.

(3) 진균성 각막염

진균성 각막염은 주로 공기 중의 먼지, 수건 등의 직물, 공기 중에 노출되어 감염된 점안 약의 사용, 부주의한 위생관리, 손의 접촉 등을 통한 곰팡이의 감염으로 발생하는 것으로 알려졌으며, 각막에 빵 껍질 모양의 병변이 나타나고, 안통, 시력저하 등의 증상을 유발한다. 보통 식물에 의한 수상 후 2~3주 후부터 발생하는 것이 대다수이나 그 임상적 소견과 증상이 매우 다양하고 변화가 많다.

이러한 일반적인 진균성 각막염은 표층부에서 감염되어 심층부로 전이되는 것이 일반적이나, 라식수술을 통한 곰팡이 감염은 시술의 특성상 절편과 각막 후반부 경계부위에서 발생할 수도 있다.

진균성 각막염은 그 확진을 위해 곰팡이를 배양하는 때도 그 정확도가 50% 정도에 불과하고, 그 증상이 다른 각막염과 명확히 구별되지 않아 안과의사가 진단하기 가장 어려운 질환 중 하나로 알려졌다. 더욱이 라식수술을 통한 진균성 각막염은 라식수술의 역사가 길지 않아 현재 국내 학계에 임상증례가 정식으로 보고된 바는 없으며, 국외에서도 이에 관한 공식적인 증례 보고는 2000년에 최초 사례가 보고된 이후 현재까지 5건 정도에 불과한 것으로 알려졌다. 라식수술에 의한 진균성 각막염의 발생은 미세각막 절삭기에 묻어 있던 곰팡이에 의한 감염, 공기 중의 곰팡이 유입으로 말미암은 감염, 환자 각막 표면에 묻어 있던 곰팡이에 의한 심부 감염 등이 원인이 될 수 있다.

세균성 각막염과 진균성 각막염, 그리고 감염이 원인이 아닌 미만성층판각막염은 그 원인이 다르고 치료의 방법도 다르므로 그 원인을 밝혀내는 것이 무엇보다 중요하다. 따라서 심층부로 진행한 각막염은 각막 편을 들어 올려 각막 물질을 채취하거나 각막 생검을 하기도 하며, 각막 찰과표본의 도말검사에서 Gram 염색과 Giemsa 염색을 통하여 병원균을 찾고 동시에 표본을 배양하여 동정하는 방식으로 원인균을 찾아내고 있다. 그러나 배양 성공률이 그리 높지 않은 관계로 그 원인균이 밝혀지기 전까지는 각막염증을 치료하기 위하여 일단 광범위 항생제를 사용하는 것이 보통이고, 감염성 질환은 스테로이드를 투여하면 면역력 저하 등의 기전 때문에 병원체의 증식과 활성화를 초래할 수 있기는 하나 각막이식술을 하였을 때 또는 면역학적 질환이 동반될 수 있는 경우, 혹은 미만성층판각막염이 의심되는 경우에는 의사의 판단에 따라 스테로이드를 사용하기도 한다.

또한, 안구건조증이 있는 경우 진균성 각막염을 포함한 감염성 각막염의 발병 우려가 증가하는가에 관하여는, 항균성분을 함유한 눈물의 양이 줄어듦으로 인해 감염의 가능성이 증가할 수 있다는 보고가 있다.

[인정 근거] 다툼 없는 사실, 갑1 내지 4호증, 을가1, 2호증의 각 1, 2, 을나 1호증의 1 또는 31호증의 각 기재, 이 법원의 연세대학교 의과대학 신촌세브란스병원장에 대한 사실조회 결과, 변론 전체의 취지

2. 피고 1에 대한 청구에 관한 판단

가. 라식 수술상의 과실 주장에 관한 판단

(1) 원고의 주장

피고 1은 이 사건 라식수술을 시행하면서 감염방지를 위한 진료상의 주의의무를 다하지 아니하여 원고에게 진균성 각막염을 유발하고, 우안의 시력을 상실하게 하는 손해를 입혔으므로 이에 따른 원고의 손해를 배상할 책임이 있다.

(2) 판단

피고 1이 2004. 11. 19. 원고의 우안 부위에 라식수술을 시행한 사실 및 그 이후 원고의

우안에 진균성 각막염이 발생한 사실은 이미 인정한 바와 같으나, 진균성 각막염은 보통 공기 중의 먼지, 수건, 손 등 신체 부위의 접촉, 점안 약의 사용 등 여러 가지 원인으로 말미암은 감염으로 발생할 수 있는데, 원고는 평소 안구건조증 때문에 점안 약을 수시로 사용했던 점, 피고 1이 같은 날 원고의 우안과 좌안을 같은 기계를 이용하여 동시에 시술하였음에도 원고의 좌안에서는 아무런 감염이 발생하지 아니한 점, 원고의 초기 증상은 미만성 층 판 각막염의 증상을 보이고 있었고 피고 병원이 2004. 11. 23.경 실시한 곰팡이검사에서 어떠한 세균이나 곰팡이가 발견되지 않았으며, 원고가 피고 병원으로 전원 된 이후에도 각막 절편을 들어 올리는 등 다수의 외과적 시술이 하여진 점 등에 비추어 원고가 이 사건 수술 이후 수술 부위 및 점안 약의 관리를 소홀히 하여 곰팡이에 감염되었거나 피고 병원에 전원 된 이후 곰팡이에 감염되었을 가능성이 있는 이상, 이 사건 수술 후 진균성 각막염이 발생하였다고 하여 그 곰팡이감염이 이 사건 수술 탓이라고 곧바로 추정할 수는 없다.

가사, 이 사건 수술과 곰팡이감염 사이에 인과관계가 추정된다고 할지라도, 나아가 원고 우안의 진균성 각막염이라는 악 결과가 피고 1이 이 사건 수술을 시행하는 과정에서 진료상의 주의의무를 위반하여 발생한 것으로 추정할 수 있으려면, 진균성 각막염의 발병에 관하여 원고가 피고 1의 주의의무 위반행위를 제외하고는 다른 원인이 개재되어 있다고 보기 어려운 여러 간접사실을 주장·입증하여야 할 것인데, 이 사건 수술 이후 곰팡이 감염이 되었다는 사정만으로는 이러한 악 결과가 피고 1의 시술상 주의의무 위반행위 때문에 초래된 것이라고 곧바로 추정할 수는 없고, 달리 원고가 주장하는 피고 1의 과실을 추정하기에 충분한 아무런 증거가 없다.

따라서 이에 관한 원고의 주장은 이유 없다.

나. 설명의무 위반 주장에 관한 판단

(1) 원고의 주장

원고는 이 사건 라식수술을 받기 전에 이미 안구건조증이 있던 환자이고, 피고 1은 이러한 사실을 알고 있었으므로, 피고 1은 원고에게 안구건조증 때문에 라식수술 후 각막염이 잘 생길 수 있으며, 특히 진균성 각막염은 치명적인 시력손상이 올 수 있다는 점에 관하여 설명을 할 의무가 있음에도 이러한 설명을 하지 아니하여 원고의 자기결정권을 침해하였다.

(2) 손해배상 책임의 발생

의사는 응급환자의 경우나 그 밖의 특별한 사정이 없으면, 환자에게 수술 등 인체에 위험을 가하는 의료행위를 하는 경우 그에 대한 승낙을 얻기 위한 전제로서, 당해 환자에 대하여 사전에 질병의 증상, 치료 방법의 내용 및 필요성, 예후 및 예상되는 생명, 신체에 대한 위험과 부작용 등에 관하여 당시의 의료수준에 비추어 상당하다고 생각되는 사항을 설명함으로써 환자로 하여금 수술이나 투약에 응할 것인가의 여부를 스스로 결정할 기회를 가지도록 할 의무가 있다. 나아가 이와 같은 의사의 설명의무는 그 예상되는 위험과 부작용 등의 발생 가능성이 희소하다는 사정만으로는 면제될 수 없으며, 위험과 부작용 등이 당해 치료행위에 전형적으로 발생하는 위험이거나 회복할 수 없는 중대한 경우에는 그 발생 가능성의 희소성에도 설명의 대상이 된다고 할 것이다(대법원 1998. 2. 13. 선고 96다7854 판결 참조).

살피건대, 을1호증의 기재에 의하면, 피고 1이 이 사건 수술을 앞두고 원고에게 부동문

---

66) 스티븐스-존슨 증후군(= Stevens-Johnson Syndrome)은 '면역복합체와 연관 이 되어 일어나는 과민성 질환'이다.
이 중 25 ~ 50%는 원인불명이고, 그 밖에 환자와 체질이 맞지 않는 여러 가지 약제들, 각종 감염증(바이러스, 세균, 원충, 곰팡이류 등), 각종의 암을 원인으로 한다.
증상으로는 피부질환, 호흡기 감염, 입속이나 요도나 질 등의 점막의 병변, 각막과 포도막 등의 눈 병변 등이 있다. 10대 ~ 40대에 많이 오지만, 전 연령층에 발생하고, 남자에게 2배 정도 더 많이 발생한다. 사망률은 3 ~ 15%에 달한다.

자와 직접 기재한 메모를 통하여 이 사건 수술의 방법 및 필요성, 예후 및 안구건조증과 야간 근시 등 이 사건 수술로 발생할 수 있는 부작용에 관한 설명을 한 사실은 인정된다. 그러나 한편, 위 증거에 의할 때 그 이외의 이 사건 수술 때문에 발생할 수 있는 미만성층판각막염 및 세균 또는 곰팡이 감염에 의한 각막염에 대하여는 어떠한 자세한 설명을 하지 않은 것으로 보이는바, 각막 절편을 연마하는 라식수술의 특성상 라식수술 후 발생하는 각막염은 라식수술에 전형적으로 수반되는 위험이라고 보아야 할 것이고, 특히 곰팡이에 의한 각막염은 그 발견도 어렵고 치료도 매우 곤란할 뿐만 아니라, 그 예후 또한 매우 불량하여, 라식수술 여부를 결정하여야 하는 환자로서는 의학지식의 문외한으로서 이러한 위험에 관한 충분한 설명을 접한 후 치료행위의 승낙 여부를 결정할 권리가 있다고 할 것이다. 따라서 의사로서는 라식수술을 받고자 하는 환자가 충분한 설명하에 수술에 관한 자기결정권을 행사할 수 있도록 환자에게 이러한 감염성 혹은 비감염성 각막염의 발생 위험, 특히 진균성 각막염의 위험성에 대해 설명을 할 의무가 있다고 할 것이고, 진균성 각막염의 위험성과 불량한 예후에 비추어 볼 때 라식수술 후에 진균성 각막염이 발생할 빈도가 매우 희소하다는 사정만으로 이러한 내용이 설명의무의 대상에서 제외되는 것은 아니라고 할 것이다.

그렇다면 피고 1이 이러한 설명을 하지 아니한 채 이 사건 수술을 시행한 행위는 원고의 자기결정권을 침해하는 위법한 행위로서 원고에 대한 불법행위를 구성한다고 할 것이고, 이 때문에 자기결정권을 상실한 상태에서 진균성 각막염에 의한 실명이라는 예기치 못한 치명적 결과를 맞게 된 원고가 큰 정신적 고통을 당하였을 것임은 경험칙상 쉽게 짐작할 수 있으므로, 피고 1은 원고에게 위 정신적 고통에 대하여 이를 금전으로나마 위자할 의무가 있다고 할 것이다.

(3) 위자료의 액수

이 사건 수술은 시력교정을 위한 것이기는 하나 미용상의 목적을 일부 포함하고 있는 점, 원고가 스스로 이 사건 수술을 원하여 (상호 생략) 안과에 내원하였고 피고 1이 원고의 증상발현 이후 신속하게 전원조치를 취하는 등 할 수 있는 최선의 조치를 다한 것으로 보이는 점, 이 사건 각막염은 그 발생빈도가 매우 낮고 보고된 예가 많지 않아 피고 1로서는 이러한 진균성 각막염의 발생 가능성을 미처 예측하지 못하고 설명의 대상에서 제외하게 된 것인 점, 한편 원고는 20대 후반의 여성으로서 한쪽 눈의 실명이라는 치명적인 결과를 당하게 된 것인 점 등 이 사건 변론에 나타난 여러 사정을 참작하여 볼 때, 피고 1이 원고의 위 정신적 고통에 대한 위자료로 지급하여야 할 액수는 7,000,000원으로 정함이 상당하다.

다. 소결론

따라서 피고 1은 원고에게 설명의무 위반으로 말미암은 위자료 7,000만 원과 이에 대하여 이 사건 수술일인 2004. 11. 19.부터 피고 1이 이 사건 이행의무의 존재 여부와 범위에 관하여 항쟁함이 상당하다고 인정되는 이 사건 판결 선고일인 2006. 7. 26.까지는 민법에 정한 연 5%, 그 다음 날부터 다 갚는 날까지는 소송촉진 등에 관한 특례법에 정한 연 20%의 각 비율에 따른 지연손해금을 지급할 의무가 있다.

3. 피고 의료법인 성심의료재단에 대한 청구에 관한 판단

가. 원고의 주장

피고 병원 의료진들은 시력상실의 위험성이 높은 곰팡이 감염증을 조기에 발견하여 적절한 치료를 시행할 진료상의 주의의무가 있음에도, 이를 소홀히 하여 원고의 증상을 비감염성인 미만성층판각막염으로 오진하고, 이에 따라 곰팡이 감염을 악화시킬 우려가 있는 스테로이드를 투여하는 등 발병 초기에 정확한 진단을 하지 못하여 원고의 진균성 각막염을 악화시킨 과실이 있다.

나. 판단

앞에서 인정한 증거들에 의하면, 원고가 피고 병원에 전원 된 직후 피고 병원 의료진이 원고 우안의 각막 편을 들어 올려 씻고 균 배양 검사를 시행하는 등 원고의 각막염이 감염에 의한 것일 경우 그 원인균을 검출하기 위한 필수적인 검사를 시행하였던 사실, 그러나 이러한 검사에서도 원고의 병소에서 어떠한 세균이나 곰팡이가 발견되지 아니하였고, 원고가 주로 호소하는 증상이 눈물이 나고 눈이 시리다는 것으로 비감염성인 미만성층판각막염의 증상과 유사하였던 사실, 이에 따라 피고 병원 의료진이 원고의 증상을 미만성층판각막염으로 잠정 진단하고 스테로이드를 투여하면서 혹시 있을지도 모르는 감염의 가능성을 고려하여 광범위 항생제를 함께 점안하도록 한 사실, 이러한 피고 병원 의료진의 조치로 원고의 증상이 호전되어 퇴원까지 하였으나 그로부터 10일 정도 지난 후 다시 증상이 악화하며 피고 병원에 재입원을 한 사실, 피고 병원 의료진은 다시 스테로이드 제제와 항생제를 투여하였으나 원고의 상태가 호전되지 아니하자 진균성 각막염의 가능성을 염두에 두고 항진균제를 점안하고 복용하도록 지시한 사실, 그러나 각막 편까지 들어 올리고 심부에서 채득한 절편에서도 역시 아무런 원인균이 발견되지 아니하자 원고에게 통상적인 각막염의 치료방법대로 스테로이드와 항생제를 계속 점안하도록 하면서 신촌세브란스 병원으로 원고를 전원시킨 사실이 인정되는바, 원고가 피고 병원에 내원할 당시 아무런 원인균이 검출되지 않았고 원고의 초기 증세가 비감염성인 미만성층판각막염의 증세와 유사했던 점, 라식수술 후 진균성 각막염이 발생한 사례는 국내외에서도 손으로 꼽을 만큼 그 발생 빈도가 매우 낮은 점 등에 비추어 피고 병원 의료진이 진균성 각막염을 조기에 발견하지 못하고 원고의 증상을 미만성층판각막염으로 잠정 진단한 점에 어떠한 과실이 있다고 보기 어렵고, 그럼에도 피고 병원 의료진이 원고의 상태에 대한 여러 가지 가능성을 열어 놓고 곰팡이가 검출되지 않은 상황에서도 항진균제를 점안하고 복용시키는 등 진균성 각막염을 의심하고 그에 대해 대처를 하였던 점, 그러나 계속되는 원인균 검출 및 배양검사에서 곰팡이가 나타나지 않자 광범위 항생제와 스테로이드를 사용하는 치료를 시행하였는데, 감염에 의한 각막염이 아닌 미만성층판각막염의 경우는 스테로이드의 투여가 적절한 치료방법일 뿐 아니라 그러한 스테로이드의 투여가 늦으면 염증 때문에 심각한 시력손상을 유발할 수도 있는 점 등에 비추어 볼 때, 계속되는 검사에서도 곰팡이가 발견되지 않아 원고의 질환을 비감염성인 미만성층판각막염으로 잠정 진단할 수밖에 없었던 이상, 그에 대한 필수적인 치료제인 스테로이드 제제를 점안하는 치료행위는 당시 피고 병원의 의료진이 취할 수 있는 제일 나은 선택인 것으로 보이고, 그러한 스테로이드의 투여가 결과적으로 진균성 각막염의 증상을 악화시키는 부작용을 가져왔다고 하더라고 이를 두고 피고 병원 의료진이 진료상의 주의의무를 다하지 못하였다고 할 수는 없다.

따라서 원고의 주장은 이유 없다.

4. 결론

그렇다면 원고의 피고 1에 대한 청구는 위 인정 범위 내에서 이유 있으므로 이를 일부 받아들이고, 피고 1에 대한 나머지 청구 및 원고의 피고 의료법인 성심의료재단에 대한 청구는 이유 없으므로 이를 받아들이지 아니한다.

판사 신수길(재판장) 임정택 하태헌
(출처 : 서울중앙지방법원 2006.07.26. 선고 2005가합29820 판결 : 항

소[손해배상(의)] 〉 종합법률정보 판례)
제11절 치과

1. 대판 1998.9.4. 96다11440

(1) 사건의 내용

임산부인 A는 자신의 임신 사실을 밝히지 않은 채 B 치과병원에서 사랑니를 뽑았다. 그런데 이후 계속 뽑은 자리가 붓고 열이 나며 통증이 심해지자 다시 병원을 찾았다. 이에 의사 C는 구강저 봉와직염[72]이라고 진단하고 A의 입안을 절개하여 환부에서 농을 배출하였으나 특별히 농배양을 하지는 않았다. 그러나 이후에도 A가 계속해서 심한 고열증상을 보이자 C는 뒤늦게 농배양을 실시하였고 그 결과 패혈증에 의한 증상임이 밝혀졌다. 이후 A는 맥박이 약해지고 저산소혈증 때문인 청색증 등이 나타나서 혼수상태에 빠졌다가 사망에 이르렀다.

(2) 판시사항

[1] 구강저 봉와직염 환자에 대한 치과의사의 진료상의 과실을 인정하고 위 치과의사 소속 대학병원의 사용자책임을 인정한 사례
[2] 과실상계사유에 관한 사실인정 및 비율확정이 사실심의 전권사항인지 여부(적극)

(3) 판결요지

[1] 구강저 봉와직염 환자에 대한 치과의사의 진료상의 과실을 인정하고 위 치과의사 소속 대학병원의 사용자책임을 인정한 사례.
[2] 불법행위로 말미암은 손해배상 청구사건에서 과실상계 사유에 관한 사실인정이나

그 비율을 정하는 것은 그것이 형평의 원칙에 비추어 현저히 불합리하다고 인정되지 않는 한 사실심의 전권사항에 속한다. 의사의 문진에 대하여 임신 중이라는 사실을 알리지 아니한 환자에게 답변상의 과실이 있다고 보고, 또한 임신 중이라는 환자의 신체적 소인이 질병의 발생에 이바지하였다고 보아서 이를 과실상계의 법리를 유추·적용함으로써 피고의 손해배상책임을 80%로 제한한 원심의 판단을 정당하다고 한 사례

(4) 검토

구강저 봉와직염(口腔底 蜂窩織炎) 환자의 경우, 치과의사는 이를 조기에 진단, 발견하여 즉시 강력한 항생제를 투여하는 외에 절개수술을 하여 환부의 농을 제거함과 동시에 농에 대한 세균배양검사를 조기에 실시하여 세균의 종류에 따른 적합한 항생제를 투여함으로써 패혈증 등으로 발전되는 것을 사전에 차단하여야 할 필요가 있다.

그런데 사안에서는 A가 구강저 봉와직염의 증상을 보임에도 C는 농에 대하여 세균배양검사를 제때에 실시하지 않은 과실이 있으므로 손해배상책임이 있다고 할 것이다.

다만, A는 자신가 자신의 임신 사실을 알리지 않았는데, 구강저봉와직염은 임신과 관련이 있으므로 이를 알리지 않은 A에게 20%의 과실을 인정하여 B에게 손해 전액의 80%를 배상하도록 하였다.

의료법 위반교사 의료법 위반[대전지법 2015.5.28. 선고 2014노3568 판결확정]

치과의사인 피고인 갑이 간호조무사인 피고인 그에게 환자를 상대로 치아 본뜨기 시술을 시행하도록 교사 하였다고 하여 의료법 위반으로 기소된 사안에서 치아본뜨기 시술을 의학적 전문지식을 기초로 하는 경험과 기능을 요구하는 치료행위의 일부로써 의료

행위에 해당하고 위시술을 피고인이 한 행위는 진료보고업무의 범위를 이탈한것으로서 간호조무사의 진료보고행위에 포함될 수 없다는 사례.

2. 대전지법 2015.5.28 선고 2014노 3568판결 확정

(1) 사건의 내용
치과의사인 피고인 갑이 간호조무사인 환자 병을 상대로 '치아 본뜨기' 시술을 시행하도록 교사하였다고하여 의료법 위반으로 기소된 사안에서 치아 본뜨기 시술은 의학적 전문지식을 기초로 하는 경험과 기능을 요구하는 치료행위의 일부로서 의료행위에 해당하고, 위 시술을 피고인 을이 한 행위는 진료보조업무의 범위를 일탈한 것으로서 간호조무사의 진료보조행위에 포함될 수 없다는 사례

(2) 판시사항
치과의사인 피고인 갑이 간호조무사인 피고인 을에게 환자 병을 상대로 '치아 본뜨기' 시술을 시행하도록 교사하였다고 하여 의료법 위반으로 기소된 사안에서, 치아 본뜨기 시술은 의학적 전문지식을 기초로하는 경험과 기능을 요구하는 치료행위의 일부로서 의료행위에 해당하고, 위 시술을 피고인 을이 한 행위는 진료보조업무의 범위를 일탈한 것으로서 간호조무사의 진료보조행위에 포함될 수 없다고 한 사례

(3) 판결요지
치과의사인 피고인 갑이 간호조무사인 피고인 을에게 환자 병을 상대로 '치아 본뜨기' 시술을 시행하도록 교사하였다고 하여 의료법 위반으로 기소된 사안에서, 치아 본뜨기란 치과 진단 및 치료를 위해 구강 내 조직의 모습을 본뜨는 과정 혹은 그 결과

물을 가리키는 것인데 치아 본뜨기 시술은 가의치나 크라운, 브릿지, 임플란트 등 보철물의 정교한 제작이나 정확한 진단을 위해 필수적인 과정에 해당하는 것으로 의학적 전문지식을 기초로 하는 경험과 기능을 요구하는 치료행위의 일부로서 의료행위에 해당하고, 나아가 피고인 을은 치과위생사도 아닌 간호조무사인 점, 피고인 을이 치아 본뜨기 시술을 할 당시 피고인 갑은 다른 환자를 진료하고 있었던 점 등 제반 사정을 종합할 때 의료 행위인 치아 본뜨기 시술을 피고인 을이 한 행위는 진료보조업무의 범위를 일탈한 것으로서 간호조무사의 진료보조행위에 포함될 수 없다는 이유로, 피고인들에게 유죄를 인정한 제1심판단을 정당하다고 한 사례.

(4) 주문

피고인들의 항소를 모두 기각한다.

(5) 이유

① 항소이유의 요지

간호조무사인 피고인 2가 환자 공소외 1에 대하여 시행한 치아 본뜨기 재료의 혼합 및 구강 내 삽입·탈착행위(이하 '이 사건 치아 본뜨기'라 한다)는 보건위생상 위해가 생길 우려가 없는 간호보조사의 진료보조 행위 범위 내에 속하는 행위이다. 따라서 피고인 2의 이 사건 치아 본뜨기 시술 당시 치과의사인 피고인 1이 같은 진료실 내에서 입회하며 이를 감독한 이상, 피고인들에게 의료법 위반의 잘못은 없다.

② 판단

가. 관련 법리

1) 의료행위는 의료인만이 할 수 있음을 원칙으로 하되, 의료기사 등에 관한 법률에 의하여 임상병리사, 방사선사, 물리치료사, 작업치료사, 치과기공사, 치과위생사의

면허를 가진 자가 의사, 치과의사의 지도하에 진료 또는 의학적 검사에 종사하는 행위는 허용된다 할것이나, 의료기사 등에 관한 법률이 의료기사 제도를 두고 그들에게 한정된 범위 내에서 의료행위 중의 일부를 할 수 있도록 허용한 것은, 의료인만이 할 수 있도록 제한한 의료행위 중에서, 그 행위르 인하여 사람의 생명이나 신체 또는 공중위생에 위해를 발생시킬 우려가 적은 특정 부분에 관하여, 인체에 가해지는 그 특정 분야의 의료행위가 가져올 수 있는 위험성등에 대하여 지식과 경험을 획득하여 그 분야의 의료행위로 인한 인체의 반응을 확인하고 이상 유무를 판단하며 상황에 대처할 수 있는 능력을 가졌다고 인정되는 자에게 면허를 부여하고 그들로 하여금 그 특정 분야의 의료행위를 의사의 지도하에서 제한적으로 행할 수 있도록 허용한 것이라고 보아야 한다(대법원2002.8.23. 선고 2002도2014판결)

2) 또한 의료법 제 27조 제 1항 본문은 "의료인이 아니면 누구든지 의료행위를 할 수 없으며 의료인도 면허된 이외의 의료행위를 할 수 없다."고 규정하고, 같은 법 제2조 제1항은 '의료인'으로서 보건복지부장관의 면허를 받은 의사·치과의사·한의사·조산사 및 간호사라고 규정하면서도, 같은 법 제80조 제2항은 "간호조무사는 법 제27조에도 불구하고 간호보조 업무에 종사할 수 있다."라고 규정하고 있고, 보건복지부령인 간호조무사 및 의료유사업자에 관한 규칙 제2조 제1항은 "간호조무사는 다음 각 호의 업무를 행한다. 1. 간호업무의 보조에 관한 업무 2. 진료의 보조에 관한 업무"라고 규정하고 있다.

그런데 간호조무사로서의 '진료보조업무'는 의사가 주체가 되어 행하는 진료행위에 있어 간호조무사가 의사의 지시에 따라 이를 보조하는 행위를 의미하는 것이지 의사가 구두로 지시하였다고 하더라도 실제 의료행위를 간호조무사가 행하였다면 이는 진료보조행위라고 볼 수는 없으므로(대법원 2009. 9.24 선고 2009도1337 판결 참조), 위 법령에서 말하는 '진료보조업무'라 함은 어디까지나 의사가 주체가 되어 진료행위를 하고 그 지시에 따라 여에서 보조하는 것을 의미하는 것이지, 의사가 구두로 지시 내지 설명하거나 입회하였다고 하더라도 실제 의료행위를 간호조무사가 하였다면 이는 진료보조의 범위를 일탈한 것으로서 진료보조행위에 포함시킬 수 없다고 할 것이다.

나. 판단

이 사건에 관하여 보건대, '치아 본뜨기'란 치과 진단 및 치료를 위해 구강 내 조직의 모습을 본뜨는 과정 혹은 그 결과물을 가리키는 것으로서, 위 관련 법리와 의료기사 등에 관한 법률 시행령 제2조 제1항은 의료기사 등에 관한 법률 제3조에 따른 의료기사 등의 업무의 한계에 관하여 규정하면서 제6호에서 치과위생사의 업무 범위 등과 관련하여 '치아본뜨기'를 규정하고 있는바, '치아 본뜨기'의 경우는 구 의료기사 등에 관한 법률 시행령(2011.11.16. 대통령령 제23296호로 개정되기 전의 것)에는 그 업무범위로 규정되어 있지 아니하다가 위 시행령이 개정되면서 위와 같이 치과위생사의 업무 범위등으로 규정되었는데, 치과에서의 의료행위가 세분화, 전문화 되고 있는 현실을 반영하여 치과의사의 업무 중 위험도와 난이도가 비교적 낮은 업무를 치과위생사의 업무로 규정하려는 것이라는 개정이유 등에 비추어 볼 때, 치아 본뜨기 시술은 가의치나 크라운, 브릿지, 임플란트 등의 보철물의 정교한 제작이나 정확한 진단을 위해 필수적인 과정에 해당하는 것으로서, 이는 의학적 전문지식을 기초로 하는 경험과 기능을 요구하는 치료행위의 일부로서 의료행위에 해당한다고 봄이 상당하고, 원심이 적법하게 채택하여 인정한 증거에 의하여 인정되는 다음과 같은 사정, 즉 ①피고인 2는 치과위생사도 아닌 간호조무사인 점, ②피고인 2가 이 사건 치아 본뜨기 시술을 할 당시 피고인 1은 다른 환자를 진료하고 있었던 점(공판기록 26점), ③피고인 1도 2013. 6. 19 간호조무사 공소외 2, 공소외 3으로 하여금 '치아 본뜨기' 시술을 하게 한 혐의로 2013.6.20. 경찰조사를 받으면서

"2013.5.17 법이 개정되기 전에는 치위생사도 인상(치아본뜨기)을 할 수 없으므로, 고발한 공소외 4(치위생사)도 불법을 하였다고 볼 수 있다. 사실 치과 내에서 간호조무사의 역할과 관련하여 매스컴에도 보도되었지만 법대로만 하게 되면 치위생사도 구하기 힘들어 간호조무사는 '접수와 전화받는 것 그리고 석션' 밖에 할 수 있는 것이 없다(증거기록 40면).", "피고인이 모두 간호조무사들에게 지시하여 치위생사의 업무를 하게 한 것이다. 그들도 그것이 현행법상 걸리는 줄 알고 있는데 자발해서 할 일이 있겠냐(증거기록 43면)." 는 취지로 진술하고, 2014. 1. 27. 검찰조사를 받으면서 "치아 본뜨기는 치과의사만 할 수 있는 업무였지만, 의료기사 등의 업무에 관한 법률이 개정되어 2013. 5. 17 시행되어 치과의사 또는 치과위생사가 할 수 있는 업무입니다. 치과 본뜨기 업무는 치과의사 또는 치과위생사만 할 수 있다는 사실을 알고 있었습니다." 라는 취지로 진술한 점(증거기록 150면)등을 종합하여 보면, 의료행위인 '치아 본뜨기' 시술을 간호조무사인 피고인 2가 한 이상, 이는 진료보조업무의 범위를 일탈한 것으로서 간호조무사의 진료보조행위에 포함시킬 수 없다고 할 것이다. 따라서 피고인들에 대한 공소사실을 모두 유죄로 인정한 원심의 판단은 정당한 것으로 수긍이 가고, 거기에 피고인들이 주장하는 바와 같은 사실오인 내지 법리오해의 위법은 인정되지 않는다.

③ 결론

그렇다면 피고인들의 항소는 모두 이유 없으므로, 형사소송법 제 364조 제4항에 의하여 이를 모두 기각하기로 하여 주문과 같이 판결한다.

3. 대판 2009.9.24. 2009도 1337 의료법위반
   (춘천지방법원 2009.1.30. 선고 2008로 511 판결)

판결이유 : 상고를 기각한다.

의기법 시행령이 2011.11.16. 개정된 이유 역시 "2009도 1337 의료법위반" 대법원 판례와 같이 의기법 시행령에 명시되지 않은 업무를 수행함으로써 처분받은 사례가 발생하여 치과위생사의 범위를 명확하게 하기 위한 것이다.

의료기사라 할지라도 의료기사 등에 관한 법률 및 같은법 시행령이 정하고 있는 업무의 범위와 한계를 벗어나는 의료행위를 하였다면 무면허 의료행위에 해당하는 것이고, 이는 비록 의사의 지시가 있다하여도 다를 바 없다.(대법원 2007.8.23. 선고 2007도4655 판결 참조)

원심이 이와같은 취지에서 치과위생사인 공소외 1이 치아 보철물은 환자 공소외 2의 치아에 임시 접착한 행위는 치과위생사의 업무의 범위와 한계를 국정한 의료기사등에 관한 법률 시행령 제2조 제1항 제6호 소정의 치아 및 구강질환의 예방과 위생에 관한 업무에 해당하지 않음이 문언상 명백하게 무면허 의료행위에 해당하고 비록 공소외1이 치과의사인 피고인의 지시 감독하에 위와같은 접착행위를 하였다고 하더라도 달리 볼 수없다고 판단한 조치는 정당하고 이와달리 치아보철 및 임시 접착행위는 위 보건위생상 위법령이 치과위생사의 업무로 명시하고 있는 "치석체거 및 치아우식증의 예방을 위한 불소도포행위보다 보건위생상 위해가 생길 위험성이 적은행위 이므로 치과 위생사의 업무범위내에 속한다고 보아야 한다는 상고이유의 주장을 독단적인 견해에 불과하며 알아들을수 없다.

제12절 약사 관련

1. 서울지법 2002.1.11. 2001다27449

(1) 사건의 내용

약국의 종업원인 B는 두통, 발열, 인후통 등을 호소하는 A에게 문진카드를 작성하게 하였다. 여기에 특이체질이 없다고 기재된 것을 기초로 B는 별다른 설명 없이 감기약을 조제(소염진통제인 이부프로펜 400mg 3알, 소염진통제인 피록시캄 20mg 3캡슐 등)하여 주었다.

이후 A에게 스티븐스-존스 증후군[73] 발병, 이를 치료하던 도중 사망하였다.

(2) 판시사항

[1] 구 약사법의 시행 당시 약사가 환자의 증세에 대하여 문진을 하고 감기약을 약을 지은 것이 무면허 의료행위에 해당하는지 여부(적극)

[2] 무면허 의료행위 자체를 근거로 불법행위책임을 지울 수 있는지(소극)

[3] 조제약을 복용한 환자에 대하여 복용 후의 예후관찰이나 부작용 발생 시 병원으로 입원시키는 등 처치의무가 약사에게 있는지(소극)

[4] 의약품을 조제·판매하는 약사에게 설명의무가 있는지(적극)

[5] 의약품 복용 후의 부작용의 발생 가능성이 극히 희소하고 사전의 검사방법이 없으나, 부작용이 발생할 수 있다는 사실 자체는 의학계에 널리 알려졌고 그 부작용이 아주 중대한 경우, 의약품을 조제·판매하는 약사의 설명의무가 면제되는지 여부(소극)

[6] 가정적 승낙에 의한 면책의 요건

[7] 가정적 승낙이 있었다고 볼 수 없다고 한 사례

[8] 설명의무 위반을 이유로 재산상 손해의 배상을 청구하기 위한 요건

[9] 약사의 설명의무 위반이 구체적 치료과정에서 요구되는 의사의 주의의무 위반과 동일시할 정도의 것이라거나 설명의무 위반행위와 환자의 사망 사이에 상당인과관계가

있다고 보기는 어렵다고 한 사례

(3) 판결요지

[1] 약사는 의약품을 약을 지을 수 있다 하여도 진단행위나 치료행위 등은 할 수 없으므로 의사가 아닌 약사가 스스로 또는 그 종업원을 통하여, 환자의 증세에 대하여 문진을 한 후 감기로 진단하고 각종 의약품을 혼합하여 약을 짓는 등의 행위를 한 일련의 행위는 무면허 의료행위에 해당한다.

[2] 무면허로 의료행위를 한 경우라도 그 자체가 의료상의 주의의무 위반행위는 아니라고 할 것이므로 당해 의료행위에서 구체적인 의료상의 주의의무 위반이 인정되지 아니한다면 그것만으로 불법행위책임을 부담하지는 아니한다.

[3] 환자가 조제감기약을 가지고 돌아가서 집에서 이를 복용한 이상 특별한 사정이 없으면 환자가 그 감기약을 복용한 후 예후를 관찰하거나 부작용 발생 시 병원으로 전원시키는 등의 필요한 처치를 하여야 할 주의의무가 약사에게 있다고 할 수는 없다.

[4] 환자에 대한 수술은 물론, 치료를 위한 의약품의 투여도 신체에 대한 침습(侵襲)을 포함하는 것이므로, 의사는 긴급한 경우 기타의 특별한 사정이 없으면, 그 침습에 대한 승낙을 얻기 위한 전제로서 환자에 대하여 질환의 증상, 치료방법 및 내용, 그 필요성, 예후 및 예상되는 생명, 신체에 대한 위험성과 부작용 등, 환자의 의사결정을 위하여 중요한 사항에 관하여 사전에 설명함으로써 환자로 하여금 투약에 응할 것인가의 여부를 스스로 결정할 기회를 가지도록 할 의무가 있고, 이러한 설명을 아니 한 채 승낙 없이 침습한 경우에는, 설령 의사에게 치료상의 과실이 없는 경우에도 환자의 승낙권을 침해하는 위법한 행위가 된다고 할 것이고, 투약에서 요구되는 의사의 이러한 설명의무는 약사가 의약품을 약을 지어 판매함으로써 환자로 하여금 복용하도록 하면 원칙적으로 적용된다고 보는 것이 타당하다.

[5] 약사가 환자를 문진의 방법으로 진단하여 감기약을 약을 지어 줄 당시 그 조제약

부작용의 발생 가능성에 관한 설명을 할 시간적 여유가 없는 긴급한 사태가 존재하지 아니하였고, 그 조제약의 복용 시 스티븐스-존슨 증후군과 같은 부작용이 발생할 수 있다는 사실 자체는 이미 의학계에 널리 알려졌으며, 그 부작용은 회복할 수 없을 정도로 중대하지만, 그에 관한 사전검사 방법이 알려졌지 아니하였다는 것이므로 약사로서는 사용설명서에 부작용에 대한 경고가 표시된 의약품을 단순 판매하는 경우와는 달리 감기약을 약을 지음에서 조제 전에 스티븐스-존슨 증후군 등 부작용의 발생 가능성을 미리 설명하여 부작용의 존재를 알 길이 없던 환자 측의 승낙을 받아야 하고, 그 발생 가능성이 극히 희소하다는 점만으로는 그와 같은 설명의무가 면제된다고 할 수는 없다.

[6] 환자가 올바른 설명을 들었더라도 투약에 동의하였을 것이라는 이른바 가정적 승낙에 의한 면책은 항변사항으로서 환자의 승낙이 명백히 예상되는 경우에만 허용된다.

[7] 약사가 설명의무를 제대로 하였을 때도 환자가 그 부작용을 고려하여 여러 가지로 대처할 다른 선택의 가능성을 모두 배제하고, 약사가 제조한 감기약의 복용을 승낙하였을 것이 명백하다고 추정할 수는 없다고 한 사례.

[8] 설명의무를 위반한 채 수술이나 투약을 하여 환자에게 사망 등의 중대한 결과가 발생하면 환자 측에서 선택의 기회를 잃고 자기결정권을 행사할 수 없게 된 데 대하여 위자료만을 청구하는 경우에는 설명결여나 부족으로 선택의 기회를 상실하였다는 사실만을 입증함으로써 충분하나, 위자료만이 아닌 전 손해의 배상을 구하면 그 설명의무의 위반이 구체적 치료과정에서 요구되는 의사 주의의무의 위반과 동일시할 정도의 것이어야 하고 그러한 위반행위와 환자의 사망과의 사이에 인과관계가 존재함이 입증되어야 한다.

[9] 약사의 설명의무 위반이 구체적 치료과정에서 요구되는 의사의 주의의무 위반과 동일시할 정도의 것이라거나 설명의무 위반행위와 환자의 사망 사이에 상당인과관계가

있다고 보기는 어렵다고 한 사례.

(4) 검토

이 사건은 약사와 관련한 판례이기는 하지만 설명의무에 관한 대법원의 판단은 의사의 경우와 다르지 않다. 즉, 이 사건에서 널리 알려진 후유증은 비록 그 발생 빈도가 높지 않다고 하더라고 환자에게 설명할 의무가 있으므로 이를 하지 않으면 약사는 설명의무 위반의 책임, 즉, 위자료의 배상책임을 진다.

그러나 이 때문인 스티븐스-존슨 증후군의 발병과 사망 때문인 모든 손해의 배상을 인정하기 위해서는 설명의무 위반이 곧 의사의 주의의무 위반에 해당할 정도로 인정되어야 하는데, 이를 인정할 수는 없다고 할 것이다. 왜냐하면, 약사가 환자에게 감기약의 후유증을 제대로 설명했다고 하여 환자가 이 약을 복용하지 않았을 것이라는 점은 인정되지 않기 때문이다. 따라서 이 사건에서 약사는 위자료에 대하여만 배상책임을 진다.

2. 사기 · 약사법위반

[대법원 2014.6.26, 선고, 2013도13673, 판결]

【판시사항】

유죄판결을 선고하면서 판결이유에 명시하여야 할 내용 중 하나를 전부 누락한 경우, 파기사유에 해당하는지 여부(적극)

【참조조문】

형사소송법 제323조 제1항, 제383조 제1호

【참조판례】

대법원 2009. 6. 25. 선고 2009도3505 판결(공2009하, 1265), 대법원 2010. 10. 14. 선고 2010도9151 판결, 대법원 2012. 6. 28. 선고 2012도4701 판결

【전문】
【피 고 인】

【상 고 인】
피고인

【변 호 인】
법무법인(유한) 바른 담당변호사 박일환 외 2인

【원심판결】
부산지법 2013. 10. 18. 선고 2013노1919 판결

【주 문】
원심판결을 파기하고, 사건을 부산지방법원 본원 합의부에 환송한다.

상고이유를 판단한다.

1. 형사소송법 제323조 제1항에 따르면, 유죄판결의 판결이유에는 범죄사실, 증거의 요지와 법령의 적용을 명시하여야 하는 것인바, 유죄판결을 선고하면서 판결이유에 그 중 어느 하나를 전부 누락한 경우에는 형사소송법 제383조 제1호에 정한 판결에 영향을 미친 법률위반으로서 파기사유가 된다(대법원 2009. 6. 25. 선고 2009도3505 판결 등 참조).

2. 원심판결 이유에 의하면, 원심은 피고인에 대한 공소사실 중 제1심이 무죄를 선고한 식대 관련 요양급여 편취로 인한 사기의 점(이하 '이 부분 공소사실'이라 한다)에 관하여 검사의 항소를 받아들여 유죄로 인정한 다음 제1심에서 유죄가 선고된 나머지 죄와 위 죄가 형법 제37조 전단의 경합범 관계에 있어 하나의 형을 선고하여야 함을 이유로 제1심판결 전부를 파기한 후 벌금 2,000만 원의 형을 선고하면서, 그 판결이유 중 증거의 요지는 형사소송법 제369조에 의하여 제1심판결의 해당 부분을 그대로 인용하였다. 그러나 원심이 인용한 제1심판결의 증거의 요지에는 제1심에서 유죄로 인정된 조제비 관련 요양급여 편취로 인한 사기의 점 및 의료법위반의 점에 대한 증거만이 기재되어 있을 뿐 이 부분 공소사실에 대한 증거는 기재되어 있지 아니하다.

앞서 본 법리에 위 사실을 비추어 살펴보면, 그 판결이유에 이 부분 공소사실에 관한 증거의 요지를 전부 누락한 원심판결은 위법하여 그 자체로 파기를 면할 수 없는바, 나아가 환송 후 원심으로서는 아래에서 보는 바와 같은 점을 유의하여 심리할 필요가 있음을 지적하기로 한다.

식대 관련 요양급여 편취로 인한 이 부분 공소사실 중에는 영양사 가산금, 조리사 가산금, 선택식단 가산금 및 직영 가산금에 관한 편취행위가 포함되어 있다. 그런데 국민건강보험법 제41조 제2항에 의해 위임을 받은 국민건강보험 요양급여의 기준에 관한 규칙 제5조 제2항, 제8조 제2항에 의해 고시된 '건강보험 행위 급여·비급여 목록표 및 급여 상대가치점수(보건복지부 고시 제2010-38호)'에 따르면, 식사가산 중 ① 영양사 가산금 및 조리사 가산금은 당해 요양기관에 소속된 상근 영양사 또는 조리사의 수에 따라 산정되고, ② 선택식단 가산금은 당해 요양기관 소속 영양사가 1인 이상 상근하는 경우에 있어 입원환자가 선택할 수 있도록 매일 2식 이상에 대하여 2가지 이상의 식단을 제공한 경우에 산정되며, ③ 직영 가산금은 당해 요양기관 소속 영양사가 1인

이상 상근하는 경우에 있어 입원환자식사에 필요한 인력이 당해 요양기관 소속이어야 하며 당해 요양기관에서 직접 운영하는 경우에 산정된다.

따라서 요양기관이 식당을 직영하는 것을 요건으로 하는 식사 가산은 직영 가산금에 한정되고, 나머지 영양사 가산금, 조리사 가산금, 선택식단 가산금은 요양기관 소속으로 상근하는 영양사, 조리사의 존재 및 그 수에 따라 결정(다만 선택식단 가산금의 경우에는 선택식단을 제공하였는지 여부도 요건이다)될 뿐 요양기관이 식당을 직영하는지 여부를 요건으로 하지 아니한다.

그런데 원심은 판결이유에서 그 설시와 같은 이유를 들어 ○○병원의 구내식당 운영방식은 직영 가산금의 지급대상이 되는 직영운영이라고 볼 수 없으므로 피고인이 구내식당을 직영하는 것처럼 신고하여 직영 가산금을 수령한 것은 사기죄에 해당한다고 판단하였을 뿐, 요양기관의 직영이 식사가산 요건이 아닌 영양사 가산금, 조리사 가산금, 선택식단 가산금을 수령한 것과 관련하여서는 그 요양급여비용의 청구 및 수령이 정당한 것인지 및 그와 관련하여 어떠한 피고인의 기망행위가 있었는지 등에 대하여 아무런 판단을 하지 아니하였다.

따라서 환송 후 원심으로서는 영양사 가산금, 조리사 가산금, 선택식단 가산금에 대하여 영양사, 조리사가 ○○병원 소속(이때의 '소속'이라 함은 형식적으로 근로계약이 체결되었음을 뜻하는 것이 아니라 실질적으로 요양기관에 의해 고용되어 요양기관으로부터 지휘·감독을 받고 있었는지 여부 등에 따라 결정될 것이다)으로서 상근하였는지 여부 등에 관하여 보다 구체적으로 심리함으로써 그에 관하여 피고인의 기망행위가 있었는지 여부를 판단하여야 할 것이다. 아울러 이러한 심리 과정에서 식자재의 검수, 식단의 작성, 조리절차 및 조리위생의 관리, 영양사 등 식당종사자들에 대한 고용 및 지휘·감독, 식당시설의 관리 등 구내식당의 전체적인 운영과정이 추가로 드러남으로써 ○○병원이 구내식당을 직영하였는지 여부에 대한 판단에도 영향을 미칠 수 있는 여지가 있을 것으로 보인다.

3. 그러므로 원심판결을 파기하고(원심판결 중 식대 관련 요양급여 편취로 인한 사기의 점은 앞서 본 이유로 파기되어야 하고, 위 죄는 나머지 각 죄와 형법 제37조 전단의 경합범 관계에 있다는 이유로 하나의 형이 선고되었으므로 원심판결은 전부 파기되어야 한다), 사건을 다시 심리·판단하게 하기 위하여 원심법원에 환송하기로 하여 관여 대법관의 일치된 의견으로 주문과 같이 판결한다.

대법관 김용덕(재판장) 신영철(주심) 이상훈 김소영

[대법원 2015.9.15, 선고, 2014도13656, 판결]

약사법위반, 공 2,015하, 1629

【판시사항】

약사법 제44조, 제45조의 규정 취지 및 약사법 제44조 제2항의 '판매'에 해당하는지 판단하는 기준

【판결요지】

약사법 제44조, 제45조의 규정 취지는 의약품 소비자인 개인 또는 의료기관에 대한 판매는 국민보건에 미치는 영향이 커서 판매행위를 국민의 자유에 맡기는 것은 보건위생상 부적당하므로 일반적으로 금지하고, 일정한 자격을 갖춘 약국개설자나 일정한 시설

---

67) 뇌의 표면은 2층으로 된 얇은 막으로 싸여 있으며, 그 외층은 지주막, 내층을 연막이라고 하는데 이 지주막과 연막 사이에 출혈을 일으킨 것이다.

등을 갖추어 허가를 받은 의약품 도매상 등에게만 일반적 금지를 해제하여 의약품의 판매를 허용하는 데 있으므로, 약사법 제44조 제2항의 '판매'에 해당하는지는 계약 당사자 명의 등 거래의 형식에 구애될 것이 아니라 판촉, 주문, 배송 등 의약품 판매에 이르는 일련의 행위의 주요 부분을 실질적으로 지배·장악하고 있는지를 포함하여 거래의 실질에 따라 판단하여야 한다.

【참조조문】

약사법 제44조, 제45조, 제93조 제1항 제8호

【전문】

【피 고 인】

【상 고 인】

피고인

【변 호 인】

법무법인 태신 담당변호사 장훈

【원심판결】

서울중앙지법 2014. 10. 2. 선고 2014노2333 판결

【주 문】

상고를 기각한다.

【이 유】

상고이유를 판단한다.

약사법 제44조는 약국개설자, 허가받은 의약품 도매상 등에 한하여 의약품을 판매하거나 판매할 목적으로 취득할 수 있다고 규정하고, 같은 법 제45조는 의약품 도매상이 되려는 자는 영업소와 창고 및 그 밖에 대통령령으로 정하는 기준에 맞는 시설을 갖추어 시장·군수·구청장의 허가를 받아야 하며, 허가를 받은 의약품 도매상은 약사를 두고 업무를 관리하게 하여야 한다고 규정하고 있다. 위와 같은 약사법의 규정 취지는 의약품 소비자인 개인 또는 의료기관에 대한 판매는 국민보건에 미치는 영향이 커서 그 판매행위를 국민의 자유에 맡기는 것은 보건위생상 부적당하므로 이를 일반적으로 금지하고, 일정한 자격을 갖춘 약국개설자나 일정한 시설 등을 갖추어 허가를 받은 의약품 도매상 등에게만 일반적 금지를 해제하여 의약품의 판매를 허용하는 데에 있다고 할 것이므로, 약사법 제44조 제2항의 '판매'에 해당하는지 여부는 계약당사자 명의 등 거래의 형식에 구애될 것이 아니라 판촉, 주문, 배송 등 의약품 판매에 이르는 일련의 행위의 주요 부분을 실질적으로 지배·장악하고 있는지 여부를 포함하여 그 거래의 실질에 따라 판단하여야 한다.

원심판결 이유에 의하면 원심은, 공소외 1 주식회사(이하 '공소외 1 회사'라 한다)가 클로르헥시딘크림 및 염산리도카인젤리2%에 대하여 의약품으로 품목허가를 받은 사실, 의료기기 제조업체인 ㅇㅇㅇ메디칼을 운영하는 피고인은 2000년경 공소외 1 회사와 총판 운영에 관한 약정을 체결하여 염산리도카인젤리2%는 공급가액의 70%를 ㅇㅇㅇ메디칼이 공소외 1 회사에 입금하고, 클로르헥시딘크림은 판매수량에 따라 개당 500원의 판매수당을 공소외 1 회사가 지급하기로 약정한 사실, 피고인은 의료기관과 의료도매상을 상대로 위 의약품의 사용용도 및 특징을 설명하면서 그 구매를 판촉하였고,

의료기관 등의 의약품 구매담당자들은 ○○○메디칼에 전화하여 위 의약품을 주문하였으며, 피고인은 주문을 받은 후 공소외 1 회사에 전화하여 구입처인 의료기관 등에 택배를 통해 배송하게 하거나 필요한 경우 ○○○메디칼이 직접 배송한 사실 등을 인정한 다음, 이러한 피고인의 행위는 실질적으로 위 의약품의 판매에 있어서 중추적인 역할에 해당하고, 비록 피고인이 형식상 공소외 1 회사에게 구입처인 의료기관 등에 거래명세서나 세금계산서를 발행하게 하고 그 명의로 대금결제를 하게 한 후 공소외 1 회사로부터 판매수당을 지급받기로 하였다고 하더라도 이는 피고인의 판매행위가 공소외 1 회사의 판매행위인 것처럼 가장하기 위하여 공소외 1 회사와 역할을 분담한 것에 불과하다고 판단하여, 피고인이 허가받은 의약품 도매상이 아님에도 불구하고 공소외 1 회사 영업담당 이사인 공소외 2와 공모하여 관할관청의 허가를 받지 아니하고 위 의약품을 판매하였다는 이 사건 공소사실을 유죄로 인정하였다.

앞서 본 법리와 기록에 비추어 살펴보면, 원심의 위와 같은 판단은 정당하고, 거기에 필요한 심리를 다하지 아니한 채 논리와 경험의 법칙을 위반하고 자유심증주의의 한계를 벗어나거나 의약품 판매, 공소권의 남용, 확정판결의 증명력, 공판중심주의와 직접심리주의의 원칙에 관한 법리를 오해하는 등의 위법이 없다. 그러므로 상고를 기각하기로 하여 관여 대법관의 일치된 의견으로 주문과 같이 판결한다.

대법관 김용덕(재판장) 이인복 고영한 김소영(주심)

제13절 기타

1. 대판 2005.6.24, 2005다16713 (응급처치와 전원)

(1) 사건의 내용

환자 A는 복부 외상 때문에 복부출혈과 소장 돌출을 보이며 B 종합병원의 응급실에 실려 왔다. 그런데 응급조치로 활력 징후는 정상화되었으며 특별한 출혈소견을 보이지 않자 의사 C는 일반외과 과장 D가 응급수술 준비를 지시하였음에도 즉각적인 응급 개복술을 받아야 할 환자가 아닌 것으로 판단하여 즉각적인 응급 개복술의 실시가 불가능한 E 병원으로 전원을 시켰다. 전원하면서 C는 환자의 상태를 묻는 의사 F에게 생체 징후나 혈색소 수치상 이상이 없고, 특별한 출혈소견은 보이지 않는다는 등의 대답만을 하고 응급실에서의 초기상황과 시행된 처치에 대한 반응 등에 관한 정보를 구체적으로 제공하지 아니하였다. 결국, A는 사망하였다.

(2) 판시 사항

[1] 환자의 전원 과정상 병원 측의 과실과 환자의 사망 사이의 인과관계를 인정한 원심의 판단을 수긍한 사례

[2] 의료과실 때문인 손해배상액을 산정하면서 피해자 측의 귀책사유와 무관한 피해자의 체질적 소인 또는 질병의 위험도 등을 감액사유로 참작할 수 있는지(적극)

[3] 과실상계사유에 대한 사실인정과 비율확정이 사실심의 전권사항인지 여부(적극)

[4] 다른 병원의 의사로부터 전원요청을 받은 의사는 환자의 상태를 구체적으로 정확하

게 파악한 후에야 전원을 허용할 것인지 아닌지를 결정하여야 할 주의의무까지 있다고 보기는 어렵다는 이유로, 전원을 허용한 의사의 과실을 인정한 원심판결을 파기한 사례

(3) 판결요지

[1] 즉각적인 응급수술을 받아야 할 환자임에도 환자의 상태를 잘못 판단하여 즉각적인 응급수술이 불가능한 병원으로 전원시키고, 또한 전원과정에서 환자의 초기상황과 시행된 처치에 대한 정보를 제공하지 아니한 결과 환자에 대한 즉각적인 응급수술의 시행이 지연됨으로써 환자가 사망에 이르게 된 것으로 보아 병원 측의 전원 상의 과실과 환자의 사망 사이의 인과관계를 인정한 원심의 판단을 수긍한 사례.

[2] 가해행위와 피해자 측의 요인이 경합하여 손해가 발생하거나 확대된 경우에는 피해자 측의 요인이 체질적인 소인 또는 질병의 위험도와 같이 피해자 측의 귀책사유와 무관한 것이라고 할지라도, 그 질환의 태양·정도 등에 비추어 가해자에게 손해 전부를 배상하게 하는 것이 공평의 이념에 반하면, 법원은 손해배상액을 정하면서 과실상계의 법리를 유추 적용하여 그 손해의 발생 또는 확대에 이바지한 피해자 측의 요인을 참작할 수 있다.

[3] 불법행위 때문인 손해배상 청구사건에서 과실상계사유에 관한 사실인정이나 그 비율을 정하는 것은 그것이 형평의 원칙에 비추어 현저히 불합리하다고 인정되지 않는 한 사실심의 전권에 속하는 사항이다.

[4] 응급수술이 불가능한 병원의 의사가 전원요청을 받은 환자의 상태에 대해 응급수술이 필요한지 아닌지를 전원을 요청하는 의사로부터 확인하여 전원을 허용하였다면 전원요청을 받은 의사로서는 구체적이고 추가적인 질문을 하여 환자의 상태를 더 구체적으로 정확하게 파악한 후에야 전원을 허용할 것인지 아닌지를 결정하여야 할 주의의무까지 있다고 보기는 어렵다는 이유로, 전원을 허용한 의사의 과실을 인정한 원심판결

을 파기한 사례

(4) 검토

이 사건에서 대법원은 의사의 과실과 인과관계를 인정하였다.

그런데 이 사건에서 대법원은 이미 출혈이 상당 정도 진행된 시점에서 환자가 응급실로 이송되었고, 설사 수술이 가능한 다른 병원으로 전원하여 수술하였다고 하더라도 상당 정도 시간이 지체되었으리라는 점, 12시간 이내에 수술이 이루어진 복부둔상 환자에 관한 조사에 의하면 쇼크 후 1시간 이내에 응급 개복술이 시행되어도 사망률이 17.1%에 이르고, 1시간이 지나 수술이 이루어지면 41.8%에 이르는 점 등을 볼 때, 사고의 모든 책임을 B 병원에 지우는 것은 신의칙과 형평의 원칙에 비추어 불합리하다고 보았다. 따라서 이러한 요소를 과실상계를 유추하여 참작한 것이다.

또한, 이 사건에서 전원을 요청한 의사 C뿐만 아니라 전원을 수용한 의사 F에 대한 불법행위책임 성립 여부도 문제 되었으나, C에게는 환자의 상태에 대한 B의 소견을 신뢰하는 것에서 나아가 더욱 자세한 환자의 상황까지를 적극 물어야 할 주의의무가 있다고 볼 수 없어서 그의 책임은 부정하였다.

2. 대판 2005. 4. 29, 2004다64067 (보건소의 결핵약 설명의무)

(1) 사실관계

A는 군 보건소에서 폐결핵 판정 및 결핵약 복용 처방을 받고 위 보건소 결핵실 담당 진료원 B로부터 결핵환자에게 일반적으로 처방되는 에탐부톨(EMB) 등의 약품을 한 달 단위로 받아 복용하기 시작하였다. 그런데 이 약품이 복용 시에 드물게 시력감퇴가 발생할 수 있다는 것은 결핵 관련 의료종사자들에게 널리 알려진 사실이었고, B는 A에게 결핵약의 복용방법, 주의사항(금주, 금연, 과도한 노동중지 등)과 함께 '이상증세가 있으면 보건

소에 나와 상담, 검진을 받도록' 알렸다.

몇 달 후 A는 안과에 들렀다가 시력이 급격히 저하되었다는 진단을 받았고, 이를 전해 들은 B는 즉시 에탐부톨의 투여를 중지하고 나머지 약제만으로 결핵약을 약을 짓도록 조치하였으나 A의 시력은 회복되지 않았다. (우안 0.05, 좌안 0.05, 시각장애 3급 1호의 판정)

(2) 판시사항

[1] 의사가 의료행위를 함에서 취하여야 할 주의의무의 정도와 그 판단 기준인 의료수준의 의미

[2] 중대한 부작용을 가져올 우려가 있는 약품을 투여하면서 그러한 부작용의 발생 가능성 등을 의사가 환자에게 알리는 것이 진료상의 설명의무에 포함되는지 여부(적극) 및 이때 요구되는 설명의 내용과 정도

[3] 결핵약인 '에탐부톨'이 시력약화 등 중대한 부작용을 가져올 우려가 있는 이상 이를 투약하면서 그 투약업무를 담당한 보건진료원 등은 위와 같은 부작용의 발생 가능성 및 구체적 증상과 대처방안을 환자에게 설명하여 줄 의료상의 주의의무가 있고, 그 설명은 구체적으로 이루어져야 한다고 한 사례

(3) 판결요지

[1] 의사가 진찰·치료 등의 의료행위를 함에는 사람의 생명·신체·건강을 관리하는 업무의 성질에 비추어 환자의 구체적인 증상이나 상황에 따라 위험을 방지하기 위하여 요구되는 최선의 조처를 하여야 할 주의의무가 있고, 환자에 대한 수술은 물론, 치료를 위한 약품의 투여도 신체에 대한 침습을 포함하는 것인 이상 마찬가지 주의의무가 요

구된다 할 것이며, 이와 같은 의료상의 주의의무는 의료행위를 할 당시 의료기관 등 임상의학 분야에서 실천되고 있는 의료행위의 수준을 기준으로 삼되, 그 의료수준은 통상의 의사에게 의료행위 당시 일반적으로 알려졌고 또 시인되고 있는 이른바 의학상식을 뜻하므로 진료환경 및 조건, 의료행위의 특수성 등을 고려하여 규범적인 수준으로 파악되어야 한다.

[2] 시각 이상 등 그 복용 과정에 전형적으로 나타나는 중대한 부작용을 가져올 우려가 있는 약품을 투여하면서 그러한 부작용의 발생 가능성 및 그 경우 증상의 악화를 막거나 원상으로 회복시키는 데에 필요한 조치사항에 관하여 환자에게 알리는 것은 약품의 투여에 따른 치료상의 위험을 예방하고 치료의 성공을 보장하기 위하여 환자에게 안전을 위한 주의로서의 행동지침의 준수를 알리는 진료상의 설명의무로서 진료행위의 본질적 구성 부분에 해당한다 할 것이고, 이때 요구되는 설명의 내용 및 정도는, 비록 그 부작용의 발생 가능성이 높지 않다고 하더라도 일단 발생하면 그 때문인 중대한 결과를 미리 방지하는 데 필요한 조치가 무엇인지를 환자 스스로 판단, 대처할 수 있도록 환자의 교육 정도, 나이, 심신상태 등의 사정에 맞추어 구체적인 정보의 제공과 함께 이를 설명, 지도할 의무가 있다.

[3] 결핵약인 '에탐부톨'이 시력약화 등 중대한 부작용을 가져올 우려가 있는 이상 이를 투약하면서 그 투약업무를 담당한 보건진료원 등은 위와 같은 부작용의 발생 가능성 및 구체적 증상과 대처방안을 환자에게 설명하여 줄 의료상의 주의의무가 있고, 그 설명은 추상적인 주의사항의 고지나 약품설명서에 부작용에 관한 일반적 주의사항이 기재되어 있다는 것만으로는 불충분하고 환자가 부작용의 증세를 자각하는 즉시 복용을 중단하고 보건소에 나와 상담하는 조처를 할 수 있도록 구체적으로 이루어져야 한다고 한 사례

(4) 검토

 이 사안과 같이 비록 드물게 발생하여도 중대한 부작용이 있는 약품의 경우, 의료종사자는 이에 대한 설명의무를 진다. 이 판례는 그러한 설명의무의 이행 방법과 정도에 대하여 판시한 것이다. 즉, 대법원은 막연히 "이상증세가 있으면 보건소에 나와 상담, 검진하라."라고 이야기하거나 혹은 위 약품에 첨부된 제약회사의 약품설명서에 그 부작용에 관한 일반적 주의사항이 기재되어 있다는 것만으로는 필요한 설명을 다하였다고 할 수 없고, 이러한 사실은 A가 그 시력이 매우 약화한 시점에서 보건소가 아닌 일반병원의 안과에 진료차 들렀다고 하는 사실이 바로 위와 같은 주의사항의 설명이 제대로 이루어지지 않았음을 방증한다고 보았다.

3. 대판 1997.2.13, 96다7854 (수혈 때문인 에이즈 감염)

(1) 사건의 내용

A는 B 병원에서 자궁적출수술을 받으면서 출혈 과다로 수혈을 받게 되었다. 그런데 그 혈액은 대한적십자사가 거리 헌혈행사 중 동성애자인 C로부터 헌혈 받아, 그 혈액의 인간면역결핍 바이러스(Human Immunodeficiency Virus, 약칭 HIV, 이하 에이즈 바이러스라고 한다.) 감염 여부를 효소면역측정법이라는 방법으로 검사하여 이상이 없는 것(음성)으로 판정되자 이를 B 병원 측에 공급한 것인데, 그 혈액은 위 효소면역측정법에 따른 판정 결과와는 달리 실제로는 에이즈 바이러스에 감염되어 있었던 것이었다. (당시에는 헌혈 시 채혈 가능 여부를 묻기 위한 16개 항목에 답을 하게 되었으나 여기에 에이즈에 관한 질문은 없었고, C의 개인적인 인적사항에 관하여도 전혀 물은 바 없었다.) 이후 검사결과 A는 에이즈에 걸린 것으로 판명되었다.

(2) 판시사항

[1] 혈액원의 업무를 수행하는 자가 부담하는 주의의무의 내용 및 그 위반 여부의 판단 기준

[2] 수혈받은 환자의 에이즈 바이러스 감염에 대하여 대한적십자사의 과실을 인정한 사례

[3] 의료행위에서 의사 설명의무의 내용, 대상 및 위반의 효과

[4] 수술 중의 출혈로 수술 후 수혈하는 경우, 의사가 환자에게 수술에 대한 설명, 동의와는 별개로 수혈에 의한 에이즈 바이러스 감염 위험 등을 설명할 의무가 있는지(적극)

[5] 공동불법행위의 성립 요건

[6] 대한적십자사의 주의의무 위반 때문인 에이즈 감염행위와 의사의 수혈 시의 설명의무 위반 때문인 환자의 자기결정권 침해행위가 공동불법행위를 구성하는지 여부(소극)

(3) 판결요지

[1] 혈액관리법의 관련 규정에 따라 혈액원을 개설하여 수혈 또는 혈액제제의 제조에 필요한 혈액을 채혈·조작·보존 또는 공급하는 업무는 성질상 전문적인 지식이 있어야 할 뿐만 아니라 수혈자나 혈액제제의 이용자 등의 생명·신체에 직접적인 영향을 미치는 것이어서 만일 그 업무가 적정하게 수행되지 못할 때 국민 보건에 광범위하고도 중대한 위해를 가하게 될 것임이 분명하므로, 이와 같은 혈액원의 업무를 수행하는 자는 수혈 또는 혈액제제의 제조를 위한 혈액의 순결을 보호하고 혈액 관리의 알맞고 바르게 하려고 최선의 조치를 다하여야 할 고도의 주의의무가 있고, 이러한 주의의무의 구체적 내용은 혈액을 채혈하는 시기에서 현실적으로 가능한 범위 내에서 최고의 의학기술 수준에 맞추어 병원균 감염 여부를 검사하여 하자를 제거하는 노력을 기울이고 에이즈 감염 위험군으로부터의 헌혈을 배제하는 등 위험성에 대한 예견의무와 결과회피의무이며, 이러한 주의의무의 위반 여부를 판단하면서는 문제가 된 행위 당시의

일반적인 의학의 수준과 그 행위로부터 생기는 결과 발생의 가능성의 정도, 피침해 법익의 중대성, 결과회피의무를 부담함 때문에 희생되는 이익 등이 함께 고려되어야 한다.

[2] 현재의 의학적 수준과 경제적 사정 및 혈액 공급의 필요성 측면에서 항체 미형성 기간에 있는 에이즈 감염자가 헌혈한 혈액은 에이즈 바이러스 검사를 시행하더라도 감염 혈액임을 밝혀내지 못하게 되어 이러한 혈액의 공급을 배제할 적절한 방법이 없으므로 위와 같은 경로로 말미암은 수혈에 따른 에이즈 감염의 위험에 대하여는 무방비 상태에 있다 할 것인데, 수혈 때문인 에이즈 감염이라는 결과와 그 때문인 피침해이익의 중대성에 비추어 볼 때, 혈액원의 업무를 수행하는 대한적십자사로서는 사전에 동성연애자나 성생활이 문란한 자 등 에이즈 감염 위험군으로부터의 헌혈이 배제될 수 있도록 헌혈의 대상을 비교적 건강한 혈액을 가졌다고 생각되는 집단으로 한정하고, 헌혈자가 에이즈 바이러스에 감염되어 있을 위험이 큰 자인지를 판별하여 그러한 자에 대하여는 스스로 헌혈을 포기하도록 유도하기 위하여 그의 직업과 생활관계, 건강 상태 등을 조사하고 필요한 설명과 문진을 하는 등 거리 헌혈의 대상이나 방법을 개선하여야 할 의무가 있음에도, 에이즈 감염 위험군을 헌혈 대상에서 제외하기는커녕, 오히려 헌혈 시 에이즈 바이러스 감염 여부의 검사를 무료로 해준다고 홍보함으로써 에이즈 감염 위험자들이 헌혈을 에이즈 바이러스 감염 여부를 확인할 기회로 이용하도록 조장하였을 뿐만 아니라, 에이즈 바이러스 감염자로부터 헌혈 받을 당시 헌혈자의 직업이나 생활관계 등에 관하여는 아무런 조사를 하지 아니하고 에이즈 감염 여부에 대하여는 설문사항에 포함하지도 아니하였으며 전혀 문진하지 아니하여 동성연애자인 위 감염자의 헌혈을 무방비 상태에서 허용함으로써 감염자가 헌혈한 혈액을 수혈받은 피해자로 하여금 에이즈 바이러스에 감염되게 하였다는 이유로, 대한적십자사에 혈액원의 업무를 수행하는 자의 주의의무를 다하지 아니한 과실이 있다고 본 사례.

[3] 의사는 응급환자의 경우나 그 밖의 특별한 사정이 없으면, 환자에게 수술 등 인체에 위험을 가하는 의료행위를 함에서 그에 대한 승낙을 얻기 위한 전제로서, 당해 환자에 대하여 사전에 질병의 증상, 치료 방법의 내용 및 필요성, 예후 및 예상되는 생명, 신체에 대한 위험과 부작용 등에 관하여 당시의 의료수준에 비추어 상당하다고 생각되는 사항을 설명함으로써 환자로 하여금 수술이나 투약에 응할 것인가의 여부를 스스로 결정할 기회를 가지도록 할 의무가 있고, 이와 같은 의사의 설명의무는 그 예상되는 생명, 신체에 대한 위험과 부작용 등의 발생 가능성이 희소하다는 사정만으로는 면제될 수 없으며, 위험과 부작용 등이 당해 치료행위에 전형적으로 발생하는 위험이거나 회복할 수 없는 중대한 경우에는 그 발생 가능성의 희소성에도 설명의 대상이 된다고 보아야 하고, 이러한 설명을 하지 아니한 채 환자의 승낙 없이 의료행위를 하면, 설령 의사에게 치료상의 과실이 없는 경우에도 그 의료행위는 환자의 승낙권을 침해하는 위법한 행위가 된다.

[4] 수혈에 의한 에이즈 바이러스의 감염은 수혈행위에 전형적으로 발생하는 위험이고, 그 때문에 에이즈 바이러스에 감염되는 경우 현대의학으로는 치료 방법이 없어 결국 사망에 이르게 되는 것으로서 그 피해는 회복할 수 없는 중대한 것인 데다가 의학적으로 문외한인 환자로서는 예상할 수 없는 의외의 것이므로, 위험 발생 가능성의 희소성에도 의사들의 설명의무가 면제될 수 없다고 보아야 하고, 수술 후 수술 중의 출혈 때문에 수혈하는 경우에는 수혈 때문인 에이즈 바이러스 감염 위험은 당해 수술과는 별개의 수혈 그 자체에 특유한 위험으로서 당해 수술 자체 때문인 위험 못지아니하게 중대한 것이므로 의사는 환자에게 그 수술에 대한 설명, 동의와는 별개로 수혈 때문인 위험 등을 설명하여야 한다.

[5] 수인이 공동하여 타인에게 손해를 입히는 민법 제760조 제1항의 공동불법행위가 성립하려면 각 행위가 독립하여 불법행위의 요건을 갖추고 있으면서 객관적으로 관련

되고 공동하여 위법하게 피해자에게 손해를 입힌 것으로 인정되어야 한다.

[6] 에이즈 바이러스에 감염된 혈액을 환자가 수혈받음으로써 에이즈에 걸릴 위험을 배제할 의무 및 그와 같은 결과를 회피할 의무를 다하지 아니하여 감염된 혈액을 수혈받은 환자로 하여금 에이즈 바이러스 감염이라는 치명적인 건강 침해를 입게 한 대한적십자사의 과실 및 위법행위는 신체상해 자체에 대한 것인데 비하여, 수혈 때문인 에이즈 바이러스 감염 위험 등의 설명의무를 다하지 아니한 의사들의 과실 및 위법행위는 신체상해의 결과 발생 여부를 묻지 아니하는 수혈 여부와 수혈 혈액에 대한 환자의 자기결정권이라는 인격권의 침해에 대한 것이므로, 대한적십자사와 의사의 양 행위가 경합하여 단일한 결과를 발생시킨 것이 아니고 각 행위의 결과 발생을 구별할 수 있으니, 이 같은 경우에는 공동불법행위가 성립한다고 할 수 없다.

(4) 검토

이 사안은 수혈 때문인 에이즈 감염과 관련된 여러 가지 쟁점을 담고 있다.

우선, 대한적십자사로서는 헌혈 당시 에이즈 검사를 하였고 그 결과가 음성이었으므로 자신들의 주의의무를 다한 것이라고 주장할 수 있다. 그러나 항체 미형성 기간에 있는 에이즈 감염자가 헌혈한 혈액은 에이즈 바이러스 검사를 시행하더라도 감염 혈액임을 밝혀내지 못하게 되어 이러한 혈액의 공급을 배제할 적절한 방법이 없다는 것은 이미 알려진 사실이므로 헌혈 단계에서 그 위험성을 제거하도록 최선의 조처를 할 의무가 있다. 즉, 헌혈자가 에이즈 바이러스에 감염되어 있을 위험이 큰 자(사안과 같은 동성연애자 등)인지를 판별하기 위하여 그의 직업과 생활관계, 건강 상태 등을 조사하고 필요한 설명과 문진을 하는 등 거리 헌혈의 대상이나 방법을 개선하여야 할 의무가 있음에도, 오히려 헌혈 시 에이즈 바이러스 감염 여부의 검사를 무료로 해준다고 홍보함으로써 에이즈 감염 위험자들이 헌혈을 에이즈 바이러스 감염 여부를 확인할 기회로 이용하도록 조장하였던 것이다. 따라서 대한적십자사는 A의 에이즈 감염에 관한 책임이 있다.

한편, 수술을 담당한 B 병원은 수혈 때문인 에이즈 바이러스 감염 위험은 당해 수술과는 별개의 수혈 그 자체에 특유한 위험으로서 당해 수술 자체 때문인 위험 못지아니하게 중대한 것이라 할 것이므로 의사는 환자에게 그 수술에 대한 설명, 동의와는 별개로 수혈 때문인 위험 등을 설명하였어야 한다. 따라서 B 병원 역시 설명의무 위반의 책임을 져야 한다.

그런데 이 사안에서는 대한적십자사와 B 병원이 민법 제760조 제1항의 공동불법행위자가 될 수 있는가가 문제 되었다. 그런 이것이 성립하기 위해서는 각 행위가 독립하여 불법행위의 요건을 갖추고 있으면서 객관적으로 관련되고 공동하여 위법하게 피해자에게 손해를 입힌 것으로 인정되어야 한다. 그런데 사안에서 대한적십자사의 책임은 A의 에이즈 감염이라는 신체 상해에 관한 책임인 반면(업무상 주의의무 위반), B 병원의 책임은 설 A 자기결정권의 침해에 관한 책임(설명의무 위반)으로 각 행위가 관련되어 하나의 결과를 일으킨 것이라고 볼 수 없으므로 공동불법행위가 성립하지 않는다고 보았다.

4. 서울 민사 지판 1997. 9. 3. 선고 97가합12858 (에이즈 환자에 대한 보건소의 의무)

(1) 사건의 내용

유흥업소 종업원인 A는 해당 지역 보건소에서 실시한 혈액검사 결과 국립보건원에서 에이즈 양성 판정을 받았다. 이를 비관한 A는 유흥업소를 전전하며 전국을 떠돌아다니며 무절제한 생활을 계속하였다. 그리고 몇 군데 지역 보건소에서 계속 혈액검사를 하였으나 별다른 통보를 받지 못했다. 그러던 중 방송국에서 A를 취재하게 되었고 그 과정에서 자신의 혈액검사 결과 중 3번의 음성판정이 있었다는 것을 알게 되었다. 현재 A는 에이즈 감염자이지만 이 사실을 알고 나서는 자신이 원래는 에이즈 보균자가 아니었음에도 이를 제대로 통보받지 못해 이후 문란한 생활을 하여 그 결과 에이즈에 걸렸을지도 모른다는 의심을 하게 되었다.

(2) 판시사항

에이즈 검사 결과 양성으로 판정된 자에 대해 국립보건원 등이 실시한 정기검사 결과 중 일부가 음성으로 판정된 적이 있음에도 이를 본인에게 통보하지 않고 그에 따른 후속조치도 없이 형식적인 검사만 반복한 경우, 국가의 위자료 지급의무를 인정한 사례

(3) 판결요지

에이즈 검사 결과 양성으로 판정된 자에 대해 시행된 정기적인 항체검사 결과 중 일부 결과가 음성으로 판정된 적이 있으나 국립보건원 등 관련 검사기관이 본인에게는 그 결과를 통보하지도 않고 그에 대한 후속조치 없이 형식적인 검사와 판정만을 반복한 경우, 그 후 위 사실을 알게 된 당사자로서는 최초의 양성 판정에 대한 의심을 품기 시작하고 그에 따라 자신이 최초 검사 당시 HIV에 실제로 걸려 있었던 것인지 아니면 잘못된 양성 판정 결과를 통보받고 자포자기한 상태로 살아옴으로써 사후 감염된 것인지 아닌지에 대하여 계속된 의구심을 떨치지 못하고 지나온 삶에 대한 회한에 사로잡히게 됨으로써 정신적 고통을 받았을 것임이 경험칙상 추인된다는 이유로, 검사기관인 국가의 위자료지급의무를 인정한 사례.

(4) 검토

우선 사안에서 국립보건원의 에이즈 검사가 그 검사상 어떠한 문제가 있다고 할 수는 없다.

그러나 에이즈 발병은 단순한 개인의 문제가 아니라 사회 전체의 문제로 받아들여야 할 필요가 있고 에이즈 환자에 대한 각별한 관리와 대책이 필요하다는 점을 생각했을 때 국립보건원의 태도에는 문제가 있다. 즉, A에 대한 HIV 항체검사 결과가 음성으로 판정되어 종전의 결과와 다른데다가, HIV에 대한 양성 판정 후 음성으로의 변화는 발생할 수 없는 것으로 알려졌어. 현대의학상 설명하기 어려운 판정이 나온 상황에 해당하므로 당연히 가장 직접적인 이해를 하는 A에게 즉시 그 결과를 통보한 상호 협력하에 재확인검사를 함으로써 위와 같은 다른 결과가 나오게 된 원인을 철저히 규명하였어야 했다. 그리고 나아가 이를 계기로 현행 HIV 항체검사 체계에 근본적인 문제점은 없는지도 검증할 필요가 있었다 하겠다.

따라서 A의 에이즈 발병이나 에이즈 검사에 대하여 국가에 과실이 있는 것은 아니나 음성 결과를 제대로 알리지 않은 것은 잘못이었다 하겠다. 따라서 이 때문인 A의 정신적 고통에 대해서는 위자료를 인정하여 준 것이다.

[형사판례]

1. 대판 2003. 8. 19, 2001도3667 — 업무상 과실치사
(1) 사건의 내용

의사 B는 종전 처방과 마찬가지로 환자 A에게 항생제, 소염진통제 등을 정맥에 투여할 것을 당직간호사에게 지시하자, 위 병원의 책임간호사(경력 7년) C는 신경외과 간호실습을 하고 있던 간호학과 3학년 학생 D를 병실에 대동하고 가서 주사약을 A의 정맥에 주사하라고 지시하고 자신은 그 병실의 다른 환자에게 주사하였다. 그 사이에 D는 뇌 실외 배액 관을 넓적다리부 정맥에 연결된 튜브로 착각하여 그곳에 주사액을 주입하였고 이를 책임간호사가 뒤늦게 발견하고 즉시 이를 제지하였지만, A는 뇌압상승에 의한 호흡중추마비로 같은 날 사망하였다.

(2) 판시사항

[1] 의사가 간호사의 진료보조행위에 일일이 입회하여 지도·감독하여야 하는지 여부(소극) 및 입회가 필요한 경우의 판단 기준

[2] 간호사가 의사의 처방에 의한 정맥주사(Side Injection 방식)를 의사의 입회 없이 간호실습생(간호학과 대학생)에게 실시하도록 하여 발생한 의료사고에 대한 의사의 과실을 부정한 사례

(3) 판결요지

[1] 간호사가 '진료의 보조'를 함에는 모든 행위 하나하나마다 항상 의사가 현장에 입회하여 일일이 지도·감독하여야 한다고 할 수는 없고, 경우에 따라서는 의사가 진료의 보조행위 현장에 입회할 필요 없이 일반적인지도·감독을 하는 것으로 충분한 예도 있다 할 것인데, 여기에 해당하는 보조행위인지 아닌지는 보조행위의 유형에 따라 일률적으로 결정할 수는 없고 구체적이면 있어서 그 행위의 객관적인 특성상 위험이 따르거나 부작용 혹은 후유증이 있을 수 있는지, 당시의 환자 상태가 어떠한지, 간호사의 자질과 숙련도는 어느 정도인지 등의 여러 사정을 참작하여 개별적으로 결정하여야 한다.

[2] 간호사가 의사의 처방에 의한 정맥주사(Side Injection 방식)를 의사의 입회 없이 간호실습생(간호학과 대학생)에게 실시하도록 하여 발생한 의료사고에 대한 의사의 과실을

부정한 사례

(4) 검토

의사가 간호사에게 투약을 지시하였고 간호사가 이를 다른 간호사에게 지시하여 진료하던 중 사고가 발생하면 의사에게 이 책임을 물을 수 있을 것인지가 문제 된 사안이다.

보통 판례는 이와 유사한 경우에도 의사의 과실을 물었으나 모든 간호사의 보조행위에 일일이 의사가 상관하는 것은 사실상 불가능하다는 이유에서 이 같은 경우에는 의사의 과실은 부정했던 것이다.

2. 대법원 2003.1.10. 2001도3292 판결 - 업무상과실치상

(1) 사건의 내용

A는 극심한 두통과 구토로 종합병원에 입원하였다. 내과의사 B는 A에게 일반적으로 요구되는 문진을 한 후, 진찰과 신경학적 기본검사를 하였으나 별 이상이 없자 고혈압이라고 판단, 이에 대해 처방을 하였다. 그리고 다른 병일지도 모른다고 의심하여 신경외과 의사 C에게 협의진료를 요청하였고, C 역시 각 검사 결과 이상이 없다고 회신하였다. B는 C의 회신 결과를 믿고 치료를 계속하였고 1주일 정도가 지나서 A의 상황이 호전되자 퇴원을 지시하였다. 그러나 그 후로 계속 외래진료를 받던 A는 몇 달 후 뇌동맥류파열에 의한 지주막하출혈[74]로 쓰러져 식물인간 상태에 이르렀다.

(2) 판시사항

[1] 의료사고에서 의사의 과실을 인정하기 위한 요건 및 그 판단 기준
[2] 내과의사가 신경과 전문의의 협의진료 결과와 환자에 대한 진료경과 등을 신뢰하

여 뇌혈관계통 질환의 가능성을 염두에 두지 않고 내과 영역의 진료 행위를 계속하다가 환자의 뇌지주막하출혈을 발견하지 못하여 식물인간상태에 이르게 한 경우, 내과의사의 업무상과실을 부정한 사례

(3) 판결요지

[1] 의료사고에서 의사의 과실을 인정하기 위해서는 의사가 결과 발생을 예견할 수 있었음에도 그 결과 발생을 예견하지 못하였고, 그 결과 발생을 회피할 수 있었음에도 그 결과 발생을 회피하지 못한 과실이 검토되어야 하고, 그 과실의 유무를 판단함에는 같은 업무와 직무에 종사하는 일반적 보통사람의 주의 정도를 표준으로 하여야 하며, 이에는 사고 당시의 일반적인 의학의 수준과 의료 환경 및 조건, 의료행위의 특수성 등이 고려되어야 한다.

[2] 내과의사가 신경과 전문의의 협의진료 결과 피해자의 증세와 관련하여 신경과 영역에서 이상이 없다는 회신을 받았고, 그 회신 전후의 진료 경과에 비추어 그 회신 내용에 의문을 품을 만한 사정이 있다고 보이지 않자 그 회신을 신뢰하여 뇌혈관계통 질환의 가능성을 염두에 두지 않고 내과 영역의 진료 행위를 계속하다가 피해자의 증세가 호전되기에 이르자 퇴원하도록 조치한 경우, 피해자의 지주막하출혈을 발견하지 못한 데 대하여 내과의사의 업무상과실을 부정한 사례.

(4) 검토

사안에서 B는 자신의 분야에서 필요로 하는 문진과 검사 등을 모두 다 하였고, 협의진료를 한 C의 회신을 신뢰하였다. 그리고 뇌출혈 분야를 전문하는 의사가 아니라면 가벼운 뇌동맥류 파열에 의한 소량의 지주막하출혈을 진단하기 어렵고, 협의 진료한 의

사의 회신에서는 달리 의심을 품을 수 없었던 점 등을 미루어 보았을 때 B에게 과실이 없다고 판단한 것이다.

3. 대판 2000.1.28, 99도 2884 – 상습사기

(1) 사건의 내용

아들 낳기를 간절히 바라던 주부 A는 산부인과 병원 가서 의사로부터 특정한 시술을 받으면 아들을 낳을 수 있다고 생각하고 의사 B를 찾았다. 그러나 이러한 사실을 안 B는 아들을 낳을 수 있다는 착오에 빠져 있는 A에게 사실대로 설명하지 아니한 채 마치 자기가 하는 시술이 아들 낳기에 필요한 것처럼 시술하고 A로부터 진찰비 및 약값을 받았다.

(2) 판시사항

[1] 사기죄의 요건으로서의 부작위에 의한 기망의 의미
[2] 특정 시술을 받으면 아들을 낳을 수 있을 것이라는 착오에 빠진 피해자들에게 그 시술의 효과와 원리에 관하여 사실대로 알리지 아니한 채 아들을 낳을 수 있는 시술인 것처럼 가장하여 일련의 시술과 처방을 한 의사에 대하여 사기죄의 성립을 인정한 사례

(3) 판결요지

[1] 사기죄의 요건으로서의 기망은 널리 재산상의 거래관계에서 서로 지켜야 할 신의와 성실의 의무를 저버리는 모든 적극적 또는 소극적 행위를 말하는 것이고, 이러한 소극적 행위로서의 부작위에 의한 기망은 법률상 알릴 의무 있는 자가 일정한 사실에 관하여 상대

방이 착오에 빠져 있음을 알면서도 이를 알리지 아니함을 말하는 것으로서, 일반거래의 경험칙상 상대방이 그 사실을 알았더라면 당해 법률행위를 하지 않았을 것이 명백한 경우에는 신의칙에 비추어 그 사실을 알릴 법률상 의무가 인정되는 것이다.

[2] 특정 시술을 받으면 아들을 낳을 수 있을 것이라는 착오에 빠진 피해자들에게 그 시술의 효과와 원리에 관하여 사실대로 알리지 아니한 채 아들을 낳을 수 있는 시술인 것처럼 가장하여 일련의 시술과 처방을 한 의사에 대하여 사기죄의 성립을 인정한 사례.

(4) 검토

사기죄가 성립하기 위해서는 사람을 기망하여 재물의 교부를 받거나 재산상의 이익을 취득하여야 한다. 그런데 이 사안은 사기죄의 성립요건 중 '기망'과 관련하여 문제가 된 사건이다. 보통 사기죄가 성립하기 위한 기망이라고 하면 적극 어떠한 행동이나 말을 통하여 다른 사람을 속이는 것만을 생각하기 쉬우나 반드시 그러한 것은 아니라는 것을 보여주는 판례이다. 즉, 기망은 어떠한 행위를 하는 작위에 의해 행해질 수 있으나 이미 착오에 빠진 상대방에 대하여 이를 알려줄 의무가 있음에도 그대로 두는 부작위에 의해서도 행해질 수 있다.

이 사안에서 의사 B가 적극 자신이 아들을 낳는 시술을 할 수 있다고 기망을 한 것은 아니나, 이미 아들을 낳는 시술을 받을 수 있다고 착오하고 있는 A에 대하여 의사로서 사실을 알리지 않고 이를 그대로 이용한 것은 역시 기망에 해당하는 행위이다.

결국, 수년에 걸쳐 1,000여 명 정도의 환자들에게 아들 낳게 해준다며 의료행위를 하였던 의사 B는 상습 사기의 죄책을 지게 되었다.

4. 대판 2000.1.14. 99도3621 – 업무상과실치사

(1) 사건의 내용

산모 A는 자연분만을 하려고 하였으나 중간에 이상증세를 보이자 의사 B는 태반조기박리[75]로 진단하고 그 대응조치로서 응급 제왕절개 수술을 시행하기로 하였다. 그러나 그 수술 도중 태반조기박리와 아울러 자궁파열과 이완성 자궁출혈을 발견하여 자궁파열 부위에 봉합과 압박지혈을 한 다음 강력 자궁수축제를 투여하는 등 지혈조치를 반복하였으나 출혈이 계속되고 혈압이 내려가자 종합병원 후송을 결정하였다. 그러나 A는 종합병원으로 후송되어 인공호흡과 심장마사지 및 자궁출혈 중지를 위한 자궁수축제 투여와 함께 수혈하는 등 치료를 받았으나 끝내 실혈사 하였다.

(2) 판시사항

산모의 태반조기박리에 대한 대응조치로서 응급 제왕절개 수술을 하는 산부인과 의사에게 수혈용 혈액을 미리 준비하여야 할 업무상 주의의무가 있다고 한 사례

(3) 판결요지

산모의 태반조기박리에 대한 대응조치로서 응급 제왕절개 수술을 시행하기로 하였다면 이러면 적어도 제왕절개 수술 시행 결정과 아울러 산모에게 수혈할 필요가 있을 것이라고 예상되는 특별한 사정이 있어 미리 혈액을 준비하여야 할 업무상 주의의무가 있다고 보아야 한다고 한 사례.

(4) 검토

 태반조기박리에 대한 일반적인 의사의 대처방법을 살펴보면 즉시 분만이 필요한 경우 Oxytocin(분만촉진호르몬)을 투여하여 분만을 유도하거나 제왕절개수술을 하여 벗겨진 태반과 태아를 되도록 빨리 끌어내는 것이 제일 나은 방법이라고 이때 많은 피를 흘리기 쉬우므로 수혈 병행해야 한다고 한다. 이러한 상황을 예상할 수 있는데도 불구하고 의사 B는 수혈용 혈액을 준비해 두지 않았으므로 결과예견의무와 결과회피의무를 다하지 못한 것이다.

5. 대판 1999.12.10. 99도3711 - 업무상 과실치상

(1) 사건의 내용
의사 B가 A의 제5번 요추 척추후궁절제수술을 하던 중 수술용 메스 조각 부러지게 되었다. 그리고 이 조각이 피해자의 체내에 남게 되었는데도 이를 제거함이 없이 그대로 봉합하였고, 이에 A는 이를 알고 매우 불안한 상태가 되었다.

(2) 판시사항

[1] 의료사고에서 의사의 과실을 인정하기 위한 요건 및 그 판단 기준
[2] 허리뼈 척추후궁절제 수술 도중에 수술용 메스가 부러지자 담당의사가 부러진 메스 조각을 찾아 제거하기 위한 최대의 노력을 다하였으나 찾지 못하고 무리하게 제거할 경우의 위험성을 고려하여 부러진 메스 조각을 그대로 둔 채 수술부위를 봉합한 경우, 담당의사의 과실을 부정한 사례

(3) 판결요지

[1] 의료사고에서 의사의 과실을 인정하기 위해서는 의사가 결과발생을 예견할 수 있었음에도 그 결과발생을 예견하지 못하였고 그 결과발생을 회피할 수 있었음에도 그 결과발생을 회피하지 못한 과실이 검토되어야 하고, 그 과실의 유무를 판단함에는 같은 업무와 직무에 종사하는 일반적 보통사람의 주의 정도를 표준으로 하여야 하며, 이에는 사고 당시의 일반적인 의학의 수준과 의료 환경 및 조건, 의료행위의 특수성 등이 고려되어야 한다.

[2] 허리뼈 척추후궁절제 수술 도중에 수술용 메스가 부러지자 담당의사가 부러진 메스 조각(3×5㎜)을 찾아 제거하기 위한 최대의 노력을 다하였으나 찾지 못하여 부러진 메스 조각을 그대로 둔 채 수술부위를 봉합한 경우, 같은 수술과정에서 메스 끝이 부러지는 일이 흔히 있고, 부러진 메스가 쉽게 발견되지 않을 때 수술과정에서 무리하게 제거하려고 하면 부가적인 손상을 줄 우려가 있어 일단 봉합한 후에 재수술을 통하여 제거하거나 그대로 두는 경우가 있는 점에 비추어 담당의사의 과실을 인정할 수 없다고 한 사례.

(4) 검토

A는 부러진 메스 때문에 신경불안증과 요통을 겪고 있다고 하지만 이는 단지 심리적 불안감에 기인한 것으로 메스 조각은 그 크기가 아주 작고(3×5㎜) 신경조직이 없는 추간판 사이에 있어 신경이나 혈관을 손상하지 않고 있고, 금속 이물질은 통상 수술 후 3~6개월이 지나면 일반 섬유세포와 결합조직형성 세포에 의해 그 자리에 고정되어 버리기 때문에 별다른 신경학적 이상도 나타나지 않는다고 한다. 따라서 A가 상해를 입었다고 할 수는 없을 것이며 또한 당시 상황에 비추어 보았을 때 메스를 제거하는 것이

오히려 더 위험한 일이었으므로 의사에게 과실이 있다고도 할 수 없다. 따라서 업무상 과실치상죄는 성립하지 않는다고 하겠다.

6. 서울지법 남부지원 1998. 5. 15. 선고 98고합9 판결 - 살인

(1) 사건의 내용

A는 기둥에 머리를 부딪치고 시멘트 바닥에 넘어져 종합병원으로 응급 후송되었다. 그리고 의사 B의 집도하에 경막외출혈 때문인 혈종 제거 수술을 받고 중환자실로 옮겨져 계속 치료를 받으며 상태가 호전되어 계속 치료를 받을 때 회복될 가능성이 많았다. 그러나 뇌수술에 따른 뇌부종으로 자가 호흡을 하기 어려운 상태에서 인공호흡을 위한 산소 호흡기를 부착한 채 계속 치료를 받던 중이었다. 그런데 그의 아내 C는 경제적으로 도저히 치료비를 감당할 수 없으며 평소 A가 술만 마시고 구타를 일삼았으므로 살려줄 필요가 없다고 판단하였다. 이에 의사 B에게 계속 더는 치료비를 댈 수 없음을 주장하자 B는 퇴원하게 되면 A는 사망하게 된다고 계속 말하였고, 그럼에도 C가 계속 퇴원을 종용하자 결국 퇴원을 허락하며 산소 호흡기를 뽑았다. 이에 A는 사망하였다.

(2) 판시사항

[1] 과다한 치료비 때문인 치료 중지 행위가 사회상규에 위배되지 않는 정당한 행위로 인정되기 위한 요건

[2] 의료행위의 중지가 환자의 사망을 가져오는 경우, 퇴원을 요구받은 의사의 의무

[3] 의사가 치료를 중단할 때 사망에 이르게 된다는 사실을 알고서도 회복 가능성이 있는 환자를 그 처의 요구에 따라 퇴원시켜 사망케 한 경우, 부작위에 의한 살인죄를

인정한 사례

(3) 판결요지

[1] 배우자에 대한 치료비가 자신과 가족의 경제적 능력에 비추어 지나치게 과다하여 더는 부담할 수 없어 치료를 중지할 수밖에 없는 경우, 그 치료 중지 행위가 사회상규에 어긋나지 아니하는 정당한 행위라고 인정되기 위하여서는 적어도 환자의 병의 상태, 그를 치료한 내용, 앞으로의 치료 경과와 환자의 예후에 대하여 담당의사 등을 통하여 충분한 설명을 듣고 정보를 얻음으로써 그에 대해 정확한 인식을 하는 것이 요구되고, 또한 환자에 대한 현재까지의 치료비와 향후의 치료비가 어느 정도가 될 것인지에 대하여도 병원의 관계자를 통하여 충분한 정보를 얻고 그에 대해 정확한 인식을 해야 할 것이며, 그런 연후에 더 이상의 치료비 부담이 배우자 자신과 가족의 경제적 능력에 비추어 도저히 불가능한 것인지 아닌지를 판단하여야 할 것이고, 나아가 객관적으로도 더 이상의 치료비 부담이 배우자와 가족의 부양의무의 한계를 벗어나는 정도에 이르러서야 비로소 사회상규에 반하지 아니한다 할 것인데, 이러한 판단에서도 치료의 중지가 곧 환자의 사망을 가져오면 생명의 존엄성을 최우선적인 가치로 고려하여야 하는 점에서 더욱더 신중한 자세가 요구된다 할 것이다.

[2] 의료행위의 중지가 곧바로 환자의 사망이라는 중대한 결과를 가져오면 있어서는 의료행위의 중지, 즉 퇴원을 요구받은 의사로서는 환자의 생명을 보호하기 위하여 의료행위를 계속하여야 할 의무와 환자의 요구에 따라 환자를 퇴원시킬 의무와의 사이에 충돌이 일어나게 되는바, 그러한 의무의 충돌이 있는 경우 의사로서는 더 높은 가치인 환자의 생명을 보호할 의무가 우선하여 환자의 퇴원 요구에도 환자를 보호하여야 할 지위나 의무가 종료되지는 아니한다고 할 것이고, 이는 의료행위의 중지가 곧바로 환자의 사망이라는 결과를 가져오는 경우 부작위에 의한 살인이라는 결과에 이를 수 있

고, 우리 형법이 일반적인 살인행위뿐만 아니라 촉탁, 승낙에 의한 살인행위와 자살을 방조하는 행위에 대하여도 처벌을 하는 점에 비추어서도 그러한바, 위 같은 경우 의사로서는 의료행위를 중지할 시점에서 환자의 자기결정권을 근거로 한 진정한 의료행위의 중지 요구가 있었는지와 환자의 상태, 회복 가능성 등에 대하여 진지하게 고려하고, 그것이 법률상 허용되는 것인가 여부에 대해 검토를 하여야 할 것이며, 환자를 보호하여야 할 지위나 의무가 종료되지 아니하였음에도 회복 가능성이 높은 환자에 대하여 환자의 자기결정권만을 존중하여 의료행위를 중지하거나, 의료행위의 중지 요구가 환자의 자기결정권을 근거로 한 진정한 의사표시라고 보기 어려움에도 이를 오인하여 의료행위를 중지하고, 그것이 직접적인 원인이 되어 환자를 사망케 하면 특별한 사정이 없으면 그 행위는 위법하다고 할 것이다.

[3] 의사가 치료를 중단할 때 사망에 이르게 된다는 사실을 알고서도 회복 가능성이 있는 환자를 그 처의 요구에 따라 퇴원시켜 사망케 한 경우, 부작위에 의한 살인죄를 인정한 사례

(4) 검토

일반적으로 사람들은 '살인'이라고 하면 어떤 사람을 죽이리라고 결심하고 적극적인 행위를 하는 것만을 생각하기 쉽다. 그러나 죽을 것을 알면서도 그래도 어쩔 수 없다고 생각한 때도 살인의 고의는 인정된다. 또한, 반드시 적극적인 행위뿐 아니라 생명유지에 필요한 조치를 제대로 이행하지 않는 것도 살인죄의 행위가 될 수 있다.

치료비 문제보다 환자의 생명이 중하다는 것은 너무나 당연한 일이며, 회복 가능성이 높은 환자에 대해서 경제적인 이유로 진료를 중단하는 것은 의사로서는 결코 해서는 안 되는 일임을 확인시켜 준 판례이다.

7. 대판 1991.2.12. 90도2547 – 업무상 과실치사

(1) 사건의 내용

A는 집에서 자던 도중 일산화탄소(연탄가스 중독)에 중독되어 B의 병원에 실려 왔다. 응급조치한 후 퇴원하게 된 A는 자신의 병명을 물었으나 B는 A에게 별다른 주의할 점을 알려주지 않았다. 집으로 돌아온 A는 아무런 조치 없이 다시 그 방에서 자다가 다시 일산화탄소에 중독되었다.

(2) 판시사항

연탄가스 중독 환자가 퇴원 시 자신의 병명을 물었으나 환자를 그 병명으로 진단, 치료한 의사가 아무런 요양방법을 지도하여 주지 아니하여 병명을 알지 못한 환자가 퇴원 즉시 처음 사고 난 방에서 다시 자다가 재차 연탄가스에 중독된 경우 의사의 의무상 과실 유무(적극) 및 그 과실과 재차의 연탄가스 중독과의 인과관계 유무(적극)

(3) 판결요지

자기 집 안방에서 취침하다가 일산화탄소(연탄가스) 중독으로 병원 응급실에 후송되어 온 환자를 진단하여 일산화탄소 중독으로 판명하고 치료한 담당의사에게 회복된 환자가 이튿날 퇴원할 당시 자신의 병명을 문의하였는데도 의사가 아무런 요양방법을 지도하여 주지 아니하여, 환자가 일산화탄소에 중독되었던 사실을 모르고 퇴원 즉시 사고 난 자기 집 안방에서 다시 취침하다 전신 피부파열 등 일산화탄소 중독을 입은 것이라면, 위 의사에게는 그 원인사실을 모르고 병명을 문의하는 환자에게 그 병명을 알려주고 이에 대한 주의사항인 피해 장소인 방의 수선이나 환자를 요양하는 방법 기타 건강관리에 필요한 사항을 지도하여 줄 요양방법의 지도의무가 있는 것이므로 이를 게으른 것으로서 의사로서의 업무상과실이 있고, 이 과실과 재차의 일산화탄소 중독과의 사이와 인과관계가 있다고 보아야 한다.

(4) 검토

A는 B에게 자신의 병명을 물었음에도 B가 별다른 설명을 하지 않자 자기가 연탄가스 중독이라는 사실을 모른 채 다시 그 방에서 잠들게 되었다. 만약 B가 이를 제대로 가르쳐 줬더라면 A는 연탄가스 누출을 막도록 조처를 하였을 것임에도 아무런 조치를 하지 못한 것이다. 따라서 의사 B는 환자에 대한 여양 방법의 지도의무를 소홀히 한 과실이 있고, 과실과 2차의 가스 중독과 인과관계가 있으므로 업무상 과실치상죄를 지게 된다.

8. 의료법위반(대구지법 2015.9.25. 선고 2014 노 4356판결상고)

[1] 의료법제90조에 따라 처벌되는 의료법 제41조 위반행위가 당직의뢰인을 두지 않은 경우에 한정 되는지 여부(적극) 및 의료법 시행령 제18조 제1항에 규정된 당직의료인 수를 준수하지 않는 행위를 처벌하는 것이 최형법정주의에 위반되는지 여부(적극)

[2] 요양병원 운영자인 피고인이 130여명의 입원환자 진료등에 필요한 당직 의료인을 두지않고 병원을 운영하였다고 하여 의료법 위반으로 기소된 사안에서 피고인 당시 병원에 간호사 31명은 당직 의료인으로 배치한 이상의 의료법 제41조를 위반하였다고 할 수 없고, 의료법시행 충족하지 못하였다는 것만으로도 피고인은 처벌 할 수 없다는 이유로 무죄를 선고한 사례.

9. 의료법위반(대법원 2013.4.11.선고.2011 도 14690 판결)

의사등이 처방전에 환자를 기재한 사람이 아닌 제3자를 진찰하고도 환자의 성명 및 주민번호를 허위기재하여 처방전을 작성, 교부한 행위가 의료법 제17조 제1항에 위배되는지 여부(적극)

의료법위반(대법원 2013.4.11.선고. 2010도 1388. 판결)

의사가 환자와 대면하지 아니하고 전화나 화상등을 이용하여 환자의 용태를 스스로 듣고 판단하여 처방전 등을 발급한 행위가 2007.4.11 개정되기전 구 의료법 제18조 제1항에 전한 자신이 진찰한 의사 또는 2007.4.11 개정된 구 의료법 제17조 1항에서 정한 직접 진찰한 의사가 아닌 처방전등을 발급한 경우에 해당하는지 여부(적극)

10. 대판 1984.6.12. 82도3199 – 업무상 과실치사

(1) 사건의 내용

내과의사 B는 기관지 폐렴환자인 A에 대하여 과민성 쇼크반응이 음성일 경우에 '페니실린'을 투여하도록 처방하였다. 이에 주사실 검사결과 양성반응이 나왔다고 하자, 그렇다면 역시 반응검사가 음성일 경우에 '엠피시린'을 투여하도록 처방하였다. 그런데 '엠피시린'을 투여받은 A는 과민성 쇼크로 사망하였다.

(2) 판시사항

가. 의료과오 사건에서 의사의 과실 유무의 판단 기준

나. 기관지폐렴환자에게 피부반응검사결과 음성인 때에만 "엠피시린" 주사액(注射液)을 시주케 한 의사의 진료상 과실 유무(소극)

(3) 판결요지

[1] 의료과오사건에서 의사의 과실은 결과발생을 예견할 수 있었음에도 그 결과발생을 예견하지 못하였고 그 결과발생을 회피할 수 있었음에도 그 결과발생을 회피하지 못한 과실이 검토되어야 할 것이고 특히 의사의 질병 진단의 결과에 과실이 없다고 조처를 하여야 할 것인가는 의사 스스로 환자의 상황 기타 이에 터 잡은 자기의 전문적 지식경험에 따라 결정하여야 할 것이고 생각할 수 있는 몇 가지의 조치가 의사로서 취할 조치로서 합리적인 것인 한 그 어떤 것을 선택할 것이냐는 당해 의사의 재량의 안의 범위에 속하고 반드시 그 중 어느 하나만이 정당하고 이와 다른 조처를 한 것은 모두 과실이 있는 것이라고 할 수는 없다.

[2] 내과 전문의가 기관지폐렴환자로 진단한 환자에 대하여 그 요법으로 일반적으로 통용되고 있는 "엠피시린"주사액(注射液)을 피부반응검사를 거쳐 음성인 때에만 그 주사액을 시주케 한 행위에는 내과 전문의로서의 과실이 있다고 보기 어렵다

(4) 검토

일반적인 의학 수준에 비추어 보면 기관지 폐렴환자 등에 대하여는 "페니실린계" 주사액의 시주가 가장 적절한 치료방법으로 인정되어 통상적으로 위 환자 등에게 "페니실린" 주사액의 양성반응이 나타나더라도 다시 "엠피시린" 주사액의 반응검사를 하여 음성이면 "엠피시린" 주사액을 시주하는 것이 보통이다. 그리고 그렇게 "엠피시린" 주사액을 시주하여 그 때문인 쇼크사의 전례가 이전에는 없었다. 또한, 내과의사로서는 주

사실에서의 피부검사 반응 결과를 믿을 수밖에 없다. 이러한 점들에 비추어 보았을 때 의사 B에게 어떠한 업무상의 과실이 있다고 할 수는 없다.

11. 의료법위반, 업무상과실치사(대법원 2013.12.12 선고)

[1] 의료법제23조 제3항의 적용대상이 되는 전자의무기록에 저장된 개인정보의 범위

[2] 전자의무기록을 작성한 당해 의료인이 그 전자 의무기록에 기재된 의료내용에 관하여 의료법 제23조제3항에 정한 개인정보 변로행위의 주체가 될수 있는지 여부

형사

특정경제범죄가중처벌등에 관한 법률위반 (사기)업무상 횡령 사기 생명윤리 및 안전한 관한 법률위반(줄기세포 연구논문 조작사건)

[대법원 2014.2.27. 선고 2011 도 48 판결]

[1] 난자의 유상거래를 금지하고 처벌하는 구 생명윤리 및 안전에 관한 법률제13조 제3항, 51조 제1항 제5호에서 정한 "재산상의 이익" 그 밖에 반대 급부를 조건으로 난자를 이용하는 행위에 난자제공의 대가로 채무면제등 소극적 이익을 제공하는것이 포함 되는지 여부(적극) 및 위 규정이 난자를 체세포 복제 배아의 생성에 이용하는 경우에 적용되는지 여부(적극)

[2] 피고인이 갑과 공모하여, 갑이 운영하는 병원세서 불임여성들로 부터 인공수정 시술비등을 감면하여 주는 조건으로 난자를 제공받아 체세포 복제 및 배아줄기세포연구에 이용하였다고 하여 구 생명윤리 및 안전에 관한 법률위반으로 기소된 사안에서 피고인의 행위가 같은법 제13조 제3항에서 금지하는 "재산상의 이익" 그 밖에 반대 급부를 조건으로 난자를 이용하는 행위에 해당한다고 본 원심판단을 정당하다고 한 사례.

11. 의료법 진료거부

정당한 이유 의료법

제15조 보건복지부 유권해석

〈의료법 제15조 1항〉
-진료거부에 대한 정당한 사유-

의료법 제15조 1항에서는 '의료인은 진료나 조산 요청을 받으면 정당한 사유 없이 거부하지 못한다.'고 규정하고 있습니다. 일반적으로 '진료거부'라 함은 의료기관 또는 의료인이 환자를 진료할 수 있는 필요한 시설과 인력 등을 갖추고 있는데도 불구하고 정당한 이유 없이 진료를 거부하거나 진료하지 않는 행위를 뜻한다 할 수 있습니다. 또한, 위 '진료거부의 정당한 사유'라 함은 다음과 같은 명백한 이유가 있는 상황을 뜻하는 것으로서 참고하시길 바라며, 다만 최종적인 위작법 여부의 판단은 명확한 사실관계 및 정황을 바탕으로 이루어질 것입니다.

진료거부의 정당한 사유 예시

의사가 부재중이거나 신병 때문에 진료할 수 없는 상황인 경우
의사가 타 전문과목 영역 또는 고난도의 진료를 수행할 전문지식 또는 경험이
부족한 경우 환자가 요구하는 검사나 투약을 의사의 의학적 판단과 양심상 받아드릴 수 없는 경우 환자 또는 보호자 등이 해당 의료인에 대하여 모욕죄, 명예훼손죄, 폭행죄, 업무 방해죄에 해당할 수 있는 상황을 형성하여 의료인이 정상적인 의료행위를 행할 수 없도록 한 경우

병상, 의료인력, 의약품, 치료재료 등 시설 및 인력이 부족하여 새로운 환자를 받아드릴 수 없는 경우

서울고등법원 63노410판결

12. 의료법 20조

(1) 의료법 시행규칙 제18조

1)의료기관의 개설과 또는 관리자는 진료에 관한 기록을 각 호와 같이 보존하여야 한다.

1. 환자의 명부 : 5년

2. 진료기록부 : 10년

3. 처방전 : 5년

4. 수술기록 : 10년

5. 검사소견기록 : 5년

6. 방사선 사진과 그 소견서 : 5년

7. 간호기록부 : 5년

8. 조산기록부 : 5년

9. 진단서 등 부본 (진단서, 사망진단서 등 별도 구분하여 보존할 것) : 3년

(2)민사소송법 제344조 (문서의 제출의무)

2)형사소송법 제215조 (압수, 수색, 검증)

제1항 : 검사는 범죄수사에 필요할 때에는 지방법원 판사에게 청구하여 발부받은 후 압

수수색 또는 검증할 수 있다.

제2항 : 사법 경찰관이 범죄 수사에 필요한 때에는 검사에게 신청하여 검사의 청구를 지방법원 판사가 발부한 영장에 의하여 압수. 수색 또는 검증할 수 있다.

경찰관 직무집행법 제8조 (사실의 확인 등)
직무 수행에 관련된 사실 조회를 할 수 있다.

1) 진단요약 색인 기록부

2) 입 · 퇴원기록지

3) 퇴원 요약지

4) 병력 기록지

5) 신체 검진 기록지

6) 경과기록지

7) 수술기록지

8) 의사지시 전

9) 협의 진료기록지

10) 임상병리 검사기록지

11) 조직 병리 검사보고서

12) 체온, 맥박, 호흡 기록지

13) 약물 투입 배출표

14) 활력 징후기록지

15) 검사결과기록지

16) 간호기록지

17) 방사선 기록지

18) 방사선 필름

19) 심전도 검사보고서

20) 뇌파 검사 보고서

21) 마취 기록지

22) 회복실 기록지

23) 수혈 기록지

24) 응급실 기록지

25) 수술, 마취 청약서

26) 자퇴 서약서

27) 문제 항목지

28) 투약기록지

29) 중환자 기록지

30) 전원기록지

31) 초음파 기록지

32) 기타, 진료기록 일체

대법원 판례 2016. 1. 28. 선고 2015다9769 판결

진료비 〈연명치료 중단과 기존 의료계약의 존속 여부〉

[공 2,016상, 345]

대상판결은 특히 환자 본인의 사전의료지시가 없는 상태에서 환자 측이 환자의 추정적 의사를 토대로 무의미한 연명치료 중단을 요구하고 병원 측이 이에 대하여 다투면서 진료를 계속하면 의료계약의 해지 시점을 대법원 확정판결 시로 해석하였는데, 양쪽 주장에 옳고 그름이 아닌 최종적 법리판단에 따른 해결이 필요한 사안에서의 타당한 해석이라 생각한다. 아울러 의료계약의 해지범위에 대해서도 무의미한 연명장치인 인공호흡기 부착에 한정하고 존엄한 죽음을 맞이하기 위한 필수적이고도 최소한의 생명 유지를 위한 진료는 해지범위에 포함되지 않음을 명시하였다. 이는 유사 사건이나 최근 국회를 통과하여 2018년부터 시행예정인 임종봉사자·완화 의료 및 임종과정에 있는 환자의 연명 의료결정에 관한 법률의 시행과정에서 발생할 수 있는 진료비 분쟁의 해결지침으로서 역할을 할 수 있을 것으로 본다.

1) 의료사고소송 소멸시효. 공소시효

민법 제750조 (불법행위)
1) 민법상 불법행위 때문인 손해배상 청구권을 손해 빛 가해자를 안 날로부터 3년,
2) 불법 행위가 있는 날로부터 10년 이내에 행사해야 하고, 둘 중 먼저 도래하는 기간을 기분으로 판단

2) 업무상 과실치상죄 (형법 제268조)

공소시효란 범죄행위가 종료된 이후 일정 기간 공소제기를 하지 않는 경우 공소를 하지 못하는 제도 (공소권 소멸)
1) 업무상 과실치상죄는 공소시효가 7년 (형소법 제249조)
2) 병원이 환자에게 청구하는 진료비 소멸시효는 3년의 단기 소멸시효
(소멸시효 환산은, 환자 퇴원 시 등의 아니라 개개 의료행위 종료 시마다 진행.)

환자의 이송지연과 관련된 판례

(1) 서울 동부지원 1992.4.29 선고 91가합18833판결

병원이 휴일 당직운영체계의 미비로 적절한 조처를 하지 못하고 다른 병원에 이송하지 못하여 사망한 것은 병원의 과실이다. 당직운영 체계가 제대로 가동되지 못하여 적기에 수술 가능한 의사를 확보하지 한 잘못과 그것이 불가능하다면 적기에 다른 병원으로 이송하여 수술받도록 하는 조처를 하지 못한 잘못, 치료능력이 부족하여 부득이 다른 병원으로 이송 시에 의사나 간호사를 동승시키지 않은 잘못 등 때문에 발생한 것이라면 병원은 환자의 사망 때문에 망인 및 그와 신분관계에 있는 원고들이 입은 손해를 모두 배상할 임이 있다.

(2) 대법원 1982.4.27. 선고 81도 판결

구급환자에 대하여 즉시 진단하고 최선의 처리를 행한 후 당해 의료기관의 능력으로 충분한 치료를 할 수 없다고 판단될 때에는 다른 의료기관으로 이송하여야 한다.

(3) 서울고등법원 1997.8.21 선고 95나27136판결

신생아의 상태가 좋지 않으면 보호자에게 다른 병원에 가보라고 권유할 것이 아니라 적극 처치하고 이송하여야 한다.

(4) 대법원 1993.1.26. 선고 92다4871 판결

교통사고 때문인 상해의 치료 중 의사의 과실 등으로 증상이 악화하거나 새로운 증상이 생겨 손해가 확대된 경우 확대 손해와 교통사고 사이에 상당인과관계가 있는지(한정적극)에 대한 법률적 해석은 교통사고와 의료사고가 각기 독립하여 불법행위의 요건을 갖추고 있으면서 객관적으로 관련되고 공동하여 위법하게 피해자에게 손해를 입힌 것으로 인정된다면, 공동불법행위가 성립되어 공동불법행위자들이 연대하여 손해를 배상할 책임이 있다

(5) 대법원 1993.1.26. 선고 92다4871 판결

공동불법행위자 중 1인과 체결한 보험계약이나 공제계약에 따라 보험자나 공제사업자가 손해배상금을 지급하여 공동불법행위자들이 공동면책된 경우 보험계약 등을 체결한 공동불법행위자의 다른 공동불법행위지에 대한 구상권행사 가부(적극) 및 보험자나 공제사업자가 보험자대위에 의하여 위 구상권을 취득하는지 여부(적극)에 대한 법률적 해석에서 그 공동불법행위자는 다른 공동불법행위자의 부담부분에 대하여 구상권을 행사할 수 있고, 보험금액을 지급한 보험자나 공제사업자는 상법 제682조 소정의 보험자대위의 제도에 따라 공동불법행위자에 대한 위와 같은 구상권을 취득한다.

(6) 대법원 1993. 7. 27 선고 92다15031 판결

피해자가 종전 직장에서 종전과 같은 수입을 얻고 있는 경우 신체적 기능장애 때문인 재산상 손해의 인정 가부에서 그것이 사고와 상당인과관계에 있는 이익이라고 볼 수 없어 가해자가 배상하여야 할 손해액에서 그 보수액을 뺄 것은 아니다.

(7) 대법원 1995.10.12. 선고 94다 42846 판결

화해계약을 분쟁의 대상인 법률관계 자체에 관한 착오를 이유로 취소할 수 있은 지 여부.

화해계약의 의사표시에 착오가 있더라도 이것이 당사자의 자격이나 목적인 분쟁 이외

의 사항에 관한 것이 아니고 분쟁의 대상인 법률관계 자체에 관한 것일 때에는 이를 취소할 수 없다.

(8) 대법원 1995.10.12. 선고 94다 42846 판결

수술 후 발생한 새로운 증세에 관한 분쟁을 종결짓기 위하여 합의에 이른 경우, 그 인과관계 및 귀책사유의 부존재를 이유로 이를 취소할 수 없다고 한 사례 가해자는 피해자의 수술 후의 증세가 가해자의 수술 행위에 의한 것이 아니라든지 그에 대하여 가해자에게 귀책사유가 없다는 등의 이유를 들어 그 합의를 취소할 수 없다.

(9) 일본 동경 고등재판소, 1970. 5. 26. 판결

차량 사고 환자 진료에서 사인과 무관한 의료상의 실수를 사인으로 작용한 것같이 인정한 것은 잘못이다. 비록 불상사가 치료 중에 야기되었다 할지라도 사인과 무관한 경우 의사의 잘못 주장은 부당

(10) 일본 오사카 지방재판소, 1971. 4. 19. 민사 제7부 판결

수술하면 좋아진다 하였으나 오히려 악화한 경우에서의 법률적 판단은 수술 후 취한 처치에 특별한 잘못이 없으나 후유증(실명)이 남았을 때 과실이 없다는 의사의 입증이 없는 한 채무불이행에 관한 책임은 면할 수 없다

(11) 일본 동경 지방재판소, 1972. 3. 18. 민사 제7부 판결

진료부는 의사와 환자의 진료계약에 의한 법률행위로 작성된 문서이다. 환자 사망의 원인이 진찰 소홀에 있다고 환자의 진료기록부의 제시요구 시 응할 이유가 없다.

(12) 대법원 제2형사부, 1972. 3. 28. 판결
치과의사가 안면의 성형수술을 하였다 하여 이를 의료법 위반이라 할 수 없다

(13) Salinetro v. Nystrom, 341 So 2d 1059 Flo, 1977
구급환자의 X 선진 당시 임신 초기를 오진한 것은 의사의 책임이라 할 수 없다

(14) 일본 오사카 고등재판소, 1967. 4. 28. 판결).
혈관종의 방사선치료로 혈관종은 치료되었으나 방사선 화상 때문인 흉터를 남긴 것은 의사의 과실이다

제6장
의료사고와 관련한 각종 통계 자료

1. 의료사고 시민연합 · 의료소비자 시민연대 통계 자료

국내에서 제대로 된 통계자료조차 없는 의료사고 분야에서 의료사고 상담을 통한 첫 통계분석자료[76]가 발표됐다.

의료사고 시민연합 · 의료소비자 시민연대 출범 준비위원회는 2003년 의료사고 실태를 파악하기 위해 인터넷과 전화로 접수된 총 2천793건의 의료사고 상담을 분석한 결과, 남성은 정형외과에서, 여성은 산부인과에서 가장 많은 의료사고가 발생했다고 밝혔다. 이번 통계자료는 성, 연령, 의료기관 종별, 의료소재지, 진료과목, 진료내용, 병원감염 관련, 피해내용 등 8가지 항목으로 분류, 조사됐다.

통계자료를 보면 의료사고 피해자 성별분포는 남성은 나이가 높을수록 의료사고 피해자가 증가하는 추세를 보였으며, 여성은 남성보다 20~30대의 의료사고 발생건수가 높은 특징을 나타냈다. 성별 진료과목분포를 살펴보면 남성은 정형외과, 외과, 내과 등의 순으로, 여성은 산부인과(30.6%), 정형외과, 외과 순으로 발생했다. 의료사고 피해자의 연령분포는 60세 이상 노인인구의 비율이 다른 나이에 비해 월등히 높은 것으로 나타났으며, 40세 이상의 나이에서는 의원에서의 의료사고 발생이 많았다.

의료사고 발생의료기관으로는 의원이 598건(21.8%)으로 가장 많았으며, 병원과 종합병원 423건(15.4%), 사립대 병원 250건(9.1%), 국공립대 병원 57건(2.1%) 등의 순으로

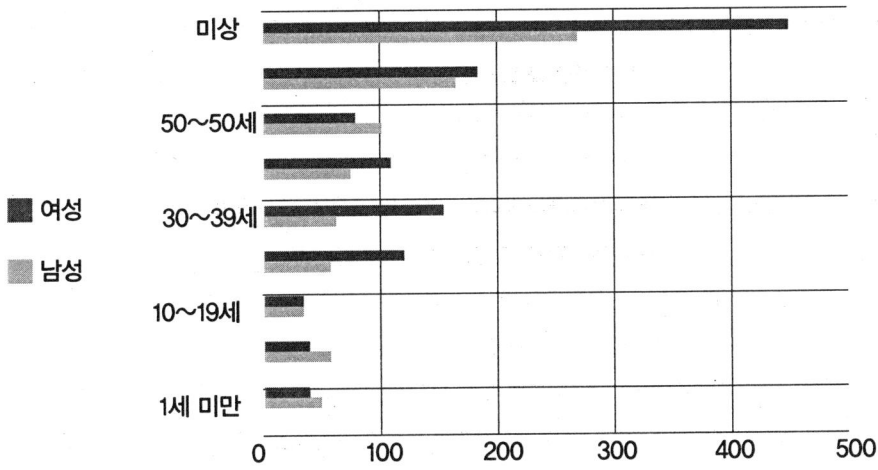

[표1] 연령별 의료사고

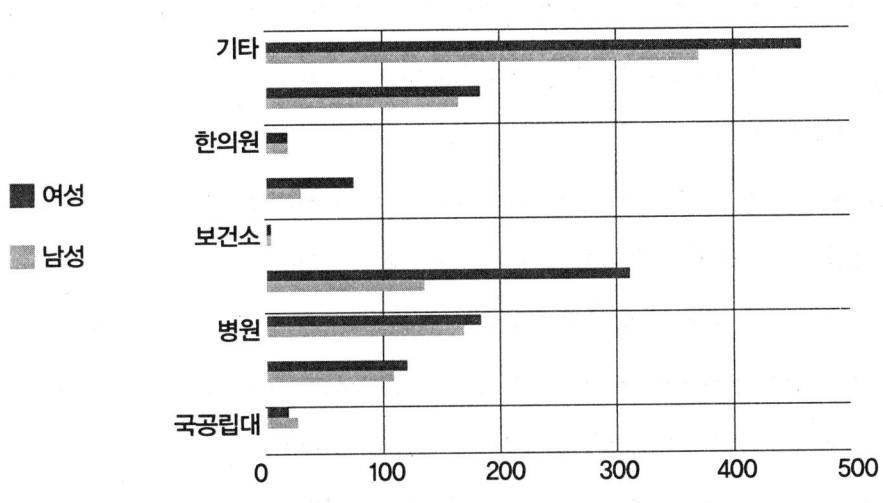

[표2] 의료기관별 의료사고

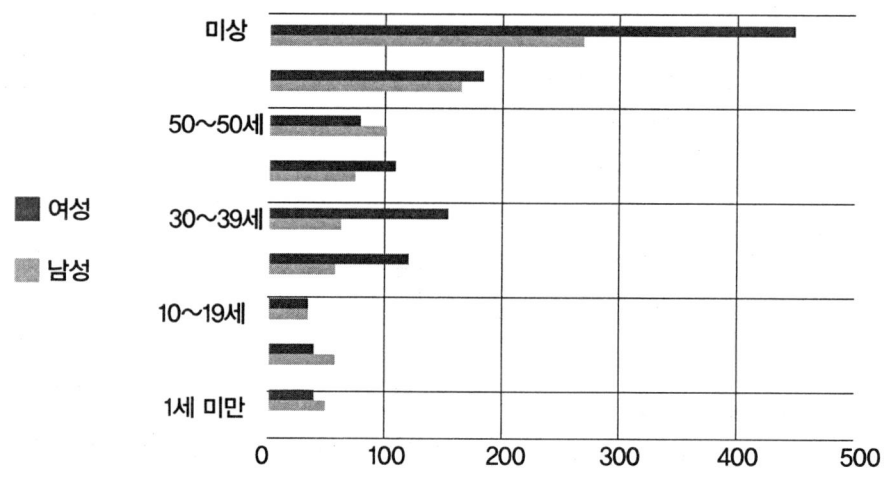

[표3] 진료과목별 의료사고

1. 의료사고 시민연합 · 의료소비자 시민연대 통계 자료

국내에서 제대로 된 통계자료조차 없는 의료사고 분야에서 의료사고 상담을 통한 첫 통계분석자료[76]가 발표됐다.

의료사고 시민연합 · 의료소비자 시민연대 출범 준비위원회는 2003년 의료사고 실태를 파악하기 위해 인터넷과 전화로 접수된 총 2천793건의 의료사고 상담을 분석한 결과, 남성은 정형외과에서, 여성은 산부인과에서 가장 많은 의료사고가 발생했다고 밝혔다. 이번 통계자료는 성, 연령, 의료기관 종별, 의료소재지, 진료과목, 진료내용, 병원감염 관련, 피해내용 등 8가지 항목으로 분류, 조사됐다.

통계자료를 보면 의료사고 피해자 성별분포는 남성은 나이가 높을수록 의료사고 피해자가 증가하는 추세를 보였으며, 여성은 남성보다 20~30대의 의료사고 발생건수가 높은 특징을 나타냈다. 성별 진료과목분포를 살펴보면 남성은 정형외과, 외과, 내과 등의 순으로, 여성은 산부인과(30.6%), 정형외과, 외과 순으로 발생했다. 의료사고 피해자의 연령분포는 60세 이상 노인인구의 비율이 다른 나이에 비해 월등히 높은 것으로 나타났으며, 40세 이상의 나이에서는 의원에서의 의료사고 발생이 많았다.

의료사고 발생의료기관으로는 의원이 598건(21.8%)으로 가장 많았으며, 병원과 종합병원 423건(15.4%), 사립대 병원 250건(9.1%), 국공립대 병원 57건(2.1%) 등의 순으로 나타났다.

의료사고 발생 의료기관 소재지를 살펴보면 거주인과 의료기관이 집중된 서울, 경기지역이 높은 것으로 나타났다.

진료과목별로는 산부인과 관련 상담이 511건(18.7%)으로 가장 많았으며, 정형외과(17.9%), 일반외과(10.6%) 순으로 많이 발생했다. 특히 최근에는 치과의 경우 치료의 부작용 및 치료결과에 대한 불만족을 호소하는 상담사례가 급증하고 있다고 의시연 관계자는 밝혔다.

진료내용별 상담현황을 살펴보면 치료 및 처치 관련 2,083건(76.0%), 진단 및 검사 관련 460건(16.8%), 간호 및 관리 관련 122건(4.5%) 순으로 나타났다.

진료과정 중 본인이 보유한 질환과 관련이 없는 감염증이 발생한 병원감염은 주로 침습적인 진료행위 과정에서 발생했으며 진료과목별 병원감염은 정형외과 67건, 외과 52건, 산부인과 44건, 치과 26건의 순으로 조사됐다.

의료사고 피해자의 피해내용별 상담현황은 '부작용 및 악화'가 1,704건(62.2%)으로 가장 많았고, '사망' 378건(13.8%), '치료 불만족' 368건(13.4%) 순으로 나타났다.

2. 조정에 의한 의료 분쟁 해결 상황

현행 의료법에 따르면 의료소비자가 의료사고 손해를 입었을 때 의료심사조정위원회에서 피해를 구제받을 수 있다. 그러나 2003년 한 해 동안 의료심사조정위원회가 개최된 건수는 6건에 불과했다. 이 가운데 3건이 조정되고 1건은 반환, 2건은 취하됐다.

소비자원에 의한 구제건수는 2003년 한 해 동안 661건이었지만, 이 역시 외국에 비하면 매우 미흡한 수준이다. 그나마도 소비자원은 병·의원에 대한 강제력이 없어 병원측이 조정에 응하지 않으면 피해자가 별다른 배상을 받을 수 없다.

구분	신청	조정	반려	취하
2000년	11	5	5	1
2001년	6	1	5	–
2002년	5	2	3	–
2003년	6	3	1	2

[표4] 의료심사조정위원회의 운영 현황 자료: 보건복지부

종류법원	자동차 (2002년)	산업재해 (2002년)	의료과오 (2002년)	의료과오 (2001년)	의료과오 (2000년)
서울지방법원	3,249	214	159	160	203
동 부 지 원	78	45	35	37	20
남 부 지 원	193	53	41	23	23
북 부 지 원	98	36	22	21	22
서 부 지 원	95	30	26	21	10
의정부지원	112	43	30	6	0
소 계	3,825	421	313	268	278
인천지방법원	166	122	32	37	20
부 천 지 원	46	19	10	6	6
소 계	212	141	42	43	26
수원지방법원	194	90	30	31	26

성남지원	81	18	7	7	0
여주지원	32	4	3	1	0
평택지원	72	28	8	0	1
안산지원	16	19	1		
소 계	413	157	49	39	27
춘천지방법원	36	2	1	4	7
강릉지원	53	12	4	2	1
원주지원	50	3	9	0	3
속초지원	27	1	0	0	3
영월지원	11	2	1	0	0
소 계	243	45	15	6	14
대전지방법원	301	55	21	15	15
홍성지원	36	8	3	1	0
공주지원	7	1	0	0	0
논산지원	15	6	1	0	0
서산지원	42	11	0	2	5
천안지원	74	31	3	1	0
소 계	475	112	28	19	20
청주지방법원	95	29	6	9	5
충주지원	15	4	0	1	2
제천지원	27	11	2	1	1
영동지원	47	0	0	0	2
소 계	184	44	8	11	10
대구지방법원	353	111	39	127	34
안동지원	61	4	11	10	2
경주지원	24	10	0	1	2
포항지원	57	20	4	5	7
김천지원	27	8	2	1	1
상주지원	15	1	0	0	1
의성지원	13	1	0	1	0
영덕지원	16	4	0	0	0
소 계	566	159	56	145	47
부산지방법원	455	216	64	57	26

동 부 지 원	29	19	5	8	6
소 계	484	235	69	65	32
울산지방법원	152	98	7	5	4
창원지방법원	156	47	20	12	5
진 주 지 원	35	12	5	6	5
통 영 지 원	27	7	2	0	1
밀 양 지 원	19	1	1	0	0
거 창 지 원	9	0	1	1	0
소 계	246	67	29	19	11
광주지방법원	250	65	29	15	26
목 포 지 원	28	10	3	4	3
장 흥 지 원	3	1	1	0	0
순 천 지 원	76	24	3	8	5
해 남 지 원	6	1	0	0	0
소 계	363	101	36	27	34
전주지방법원	160	29	11	6	7
군 산 지 원	52	16	4	7	5
정 읍 지 원	27	2	2	2	0
남 원 지 원	9	1	1	0	0
소 계	248	48	18	15	12
제주지방법원	37	2	1	4	4
합 계	7,382	1,604	671	666	519

[표5] 의료심사조정위원회의 운영 현황 자료: 보건복지부

종류법원	자동차 (2002년)	산업재해 (2002년)	의료과오 (2002년)	의료과오 (2001년)	의료과오 (2000년)
합계	1,396	216	167	150	190
고등법원계	968	164	145	121	144
서울고등법원	451	62	101	80	92
대전고등법원	16	18	8	8	23

대구고등법원	81	12	6	13	5
부산고등법원	123	44	17	9	18
광주고등법원	187	28	13	11	6
지방법원계	428	52	22	27	46
서울지방법원	103	8	13	8	
인천지방법원	37	5	1	2	
수원지방법원	41	12	1	3	
춘천지방법원	17	5			
대전지방법원	46	5	1		
청주지방법원	13	2		2	
대구지방법원	34	6	2	3	
부산지방법원	31	3		1	
울산지방법원	19	2		3	
창원지방법원	22	1	1	2	
광주지방법원	26	1	3	2	
전주지방법원	35	2		3	
제주지방법원	4				

[표6] 민사 손해배상 본안사건 항소심 법원별 종류별 건수표 자료: 사법연감 2003

	자동차사고	산업 재해	의료 사고
합 계	9034	1844	882
제 1 심	7382	1605	671
항 소 심	1396	216	167
상 고 심	256	23	44

[표7] 2003년 사건별 민사본안사건 자료: 사법연감 2004

구분 /종류	처리											
	합계	각하명령	판결					소 취하(간주)	조정	화해	인낙	기타
			원고승	원고일부승	원고패	각하	기타					
자동차	8,264	25	229	1,971	349	29	0	1,617	3,042	777	4	218
산업재해	1,512	5	32	358	106	9	0	307	595	69	1	30
의료과오	492	2	10	109	103	6	0	62	137	11	1	51
합계	10,265	32	271	2,438	558	44	0	1,986	3,774	857	6	299

[표8] 민사 손해배상 본안사건 제1심 처리내용별 종류별 건수표 자료: 사법연감 2003

구분 /종류	처리										
	합계	각하명령	판결			소 취하	항소 취하(간주)	조정	화해	인낙	기타
			항소 기각	취소	기타						
자동차	818	1	187	311	0	7	83	215	14		
산업재해	130		24	34		6	24	41	1		
의료과오	122		46	36		1	5	33	1		
합계	1,070	1	257	381	0	14	112	289	16	0	0

[표9] 민사 손해배상 본안사건 고등법원 항소심 처리내용별 종류별 건수표 자료: 사법연감 2003

구분 /종류	처리										
	합계	각하명령	판결			소 취하	항소 취하(간주)	조정	화해	인낙	기타
			항소 기각	취소	기타						
자동차	608		112	278		25	53	122	12		6
산업재해	102		22	36		12	10	22			
의료과오	18		7	7				4			
합계	728	0	141	321	0	37	37	148	12	0	6

[표10] 민사 손해배상 본안사건 지방법원 항소심 처리내용별 종류별 건수표 자료: 사법연감 2003

구분 /종류	처리										
	합계	각하명령	판결			소 취하	상고취하	조정	화해	인낙	기타
			항소 기각	취소	기타						
자동차	292		258	26	1		83	215	14		
산업재해	32	1	28	22			24	41	1		
의료과오	51		47	4			5	33	1		
합계	375	1	333	32	1	0	112	289	16	0	0

[표11] 민사 손해배상 본안사건 상고심 처리내용별 종류별 건수표 자료: 사법연감 2003

3. 소송에 의한 의료분쟁 해결 현황

의료사고 분쟁을 최종적으로 해결할 수 있는 소송의 경우, 1심 판결에만 평균 2.3년이 소요되고 2심 판결까지는 3.9년, 3심까지는 4.6년이 소요돼 피해자나 의료인 모두에게 경제적 시간적 손실을 강요하고 있는 것으로 조사되고 있다.

피해자가 의료진에게 과실에 대한 형사상 민사상 책임을 묻기 위해서는 의료진의 과실 여부를 스스로 밝혀야 한다. 의료 지식이 짧은 일반인들에게는 매우 힘겨운 싸움일 수밖에 없다. 그뿐만 아니라 경찰이나 법원이 과실에 대한 감정을 의뢰하는 주체가 대한의사협회다. 그래서 피해자들은 '가재는 게 편'격으로 의사들이 집단보호행태를 보인다는 불만을 토로한다.

이 때문인지, 지난 2003년 동안 접수된 775건의 의료소송 가운데 원고가 승소한 경우는 207건(승소 39건, 일부승소 168건)에 그쳤다. 반면 원고 패소 건은 184건, 소 취하나 조정 등 기타 건수는 343건이었다.

진료과목	서울대	충북대	충남대	전북대	전남대	경북대	경상대	과목별계
내과	7	2	1	13	5	4	1	33
신경외과	10		1	10	3	6	2	32
정형외과	3	1	3	5	4	1	1	18
흉부외과	6	1	1	5	1	2	2	18
외과	2	2	2	3		3	5	17
소아과	3			6	1	3		13
산부인과	2	2		5	4	2		15
이비인후과	1	1		4	1	4	1	12
비뇨기과	2		1	2	2	2		9
응급의학과	2	1	1	2			1	7
성형외과	1			3	1			5

신경과	2	1			2				5
마취 통증의학과					2	2			5
안과	2				1	1			4
구강악 안면외과	2				1				3
진단 방사선과	2	1							3
종합		2							2
종합피부과			1						1
신경정신과	1								1
병리과	1								1
중환자실	1								1
치료 방사선과						1			
병원별합계	50	15	11	62	28	27	13	205

[표12] 최근 5년간 대학별 진료과목별 의료사고 현황

	2003		2004		계	
서울대	6	4	14	10	20	14
충북대	3	1	0	0	3	1
충남대	5	3	8	7	13	10
전북대	3	0	2	1	5	1
전남대	7	2	5	4	12	6
경북대	8	3	5	5	13	8
경상대	6	2	1	0	7	2
합 계	38	15	35	27	73	42

[표13] 2003~2004년 소 제기된 사건 중 계류 중인 사건 수

연도	소송현황					분쟁 조정	
	소송건수	청구액	소송진행상황		비고(패소+조정금액)	건수	조정(화해)금
			진행	승/패/조정/합의			
2003	5	1,404	3	2(승:1/패:0/조:1)	35	24	72
2004	8	1,588	7	1(승:0/패:0/합:1)	10	15	56
2005	2	146	2	0	-	3	9
계	15	8,498	12	3(승:1/패:0/조:1/합:1)	560	42	137

[표14] 서울대병원의 2003년 이후 의료 분쟁 현황

연도	소송현황					분쟁 조정	
	소송건수	청구액	소송진행상황		비고(패소+조정금액)	건수	조정(화해)금
			진행	승/패/조정/합의			
2003	5	1,404	3	2(승:1/패:0/조:1)	35	24	72
2004	8	1,588	7	1(승:0/패:0/합:1)	10	15	56
2005	2	146	2	0	-	3	9
계	15	8,498	12	3(승:1/패:0/조:1/합:1)	560	42	137

[표15] 충남대병원의 2003년 이후 의료 분쟁 현황

4. 대학병원의 의료사고[77]

최근 5년간 국립대병원 가운데 의료사고가 가장 잦았던 곳은 전북대병원인 것으로 드러났다. 지난 2001년부터 올해까지 국립대 의료사고 2백5건 가운데 62건이 전북대병원에서 발생한 것으로 나타난 것. 전북대 다음으로 많은 의료사고가 발생한 국립대병원은 서울대병원으로 50건의 사고가 발생했다. 가장 의료사고가 빈번했던 전북대병원의 경우 전체 국립대 의료사고건 수의 30%를 넘어 서울대의 50건과 합치면 조사 대상 7개 국립대병원에서 발생한 전체 의료사고 가운데 전북대와 서울대 두 대학병원에서만 절반가량이 발생했던 것으로 밝혀졌다. 이들 두 대학에 이어 전남대에서 28건, 경북

대에서 27건의 의료사고가 있었으며 충북대(15건), 경상대(13건), 충남대(11건)의 순으로 의료사고가 많았다.

또 진료과별로는 내과가 33건, 신경외과가 32건으로 가장 많은 비중을 차지하고 있었으며 정형외과 18건, 흉부외과 18건, 외과 17건, 산부인과 15건, 소아과 13건, 이비인후과 12건의 순이었다.

5. 한국 소비자보호원 조사 종합병원의 의료분쟁 처리 실태[78]

(1) 의료분쟁 담당부서 및 인원

81개 병원의 의료분쟁 담당부서, 인원 및 전담 여부를 분석한 결과, 원무부(과)에서 담당하는 병원이 57개 병원(70.4%)으로 가장 많았으며, 분쟁업무를 담당하는 인원은 1~2명이 64개 병원(79.0%)으로 나타났다.

그리고 조사병원 중 5개 병원(6.2%)만이 의료분쟁을 전담하는 직원을 두고 있다고 응답했으며, 대부분 병원(76개 병원, 93.8%)에서는 의료분쟁 담당직원이 다른 업무도 겸하고 있는 것으로 나타났다.

(2) 의료분쟁처리위원회 운영 및 의료배상책임보험 가입실태

병원 내에 의료분쟁 처리를 위한 위원회를 운영하고 있는 병원은 69개 병원(85.2%)이었으며, 이 중 위원회 구성인원에 외부인사가 포함된 병원은 13개 병원(18.8%)이었고, 이들 외부인사는 주로 법률적 자문을 위해 변호사가 위촉된 것으로 나타났다.

동 위원회의 결정사항에 대해 57개 병원(82.6%)이 위원회의 결정사항대로 의료분쟁을 해결한다고 응답했으며, 12개 병원(17.4%)은 위원회 결정을 참고하여 분쟁을 해결한다고 응답하였다.

한편, 81개 병원의 의료배상책임보험 가입실태를 조사한 결과, 24개 병원(29.6%)만이 가입한 것으로 나타났으며, 가입병원 중 15개 병원(62.5%)만 동 보험이 의료분쟁 해결에 실질적인 도움이 되고 있다고 응답한 것으로 나타나, 의료배상책임보험상품에 대한 개선의 여지가 있는 것으로 조사되었다.

병원들이 의료배상책임보험에 대하여 문제점으로 지적하고 있는 사항으로는 다음과 같은 내용을 들었다.

> 높은 자기부담금(2~3천만 원)
> – 대부분의 의료분쟁은 자기부담금 내에서 처리
> – 보험으로 의료분쟁을 해결한 경우, 다음 년도 보험 가입 시 할증되는 자기부담금과 보험료가 지나치게 높음
> – 건당 한도액 및 연간 한도액의 문제
> – 병원 측의 부담 지속 및 기밀 유출 우려
> – 보험에 가입되어 있다고 하더라도 환자 측에서 직접 당사자와의 해결을 고집할 경우, 자기부담금 이내의 사건 등은 결국 병원에서 해결해야 하고, 보험회사에 대행하는 경우 기밀 유출의 우려

(3) 의료분쟁 관련 의사에 대한 조치

의료분쟁 관련 의사에 대해서는 조사병원 81개 중 54개 병원(66.7%)에서 진료환경 안정화를 통한 소신 있는 진료를 위하여 '관련 의사에게 어떠한 부담도 주지 않는다.'고 응답했으며, '근무평가에 반영한다.'고 응답한 병원은 9개 병원(11.1%), '배상액 일부를 부담시킨다'는 병원은 5개 병원(6.2%)인 것으로 나타났다. '기타'에 응답한 11개 병원(13.6%)은 의사의 과실이 명백하거나 법원의 판결금액이 고액인 경우 관련 의사에게 배상금액 일부를 부담시키는 것으로 조사되었다.

(4) 의료분쟁 예방 및 신속 해결을 위한 병원 내 대책

의료분쟁의 예방을 위한 병원 내 대책에 대하여 설문한 결과(복수응답)는 다음과 같다.

- '의료과정에 대한 상세한 설명'이라고 응답한 병원이 64개 병원으로 가장 많았으며,
- '의료분쟁 관련 교육의 정기적 시행'이 61개 병원,
- '의료인의 자질 및 실력 향상'이 15개 병원
- '직원들의 친절성 향상' 6개 병원

한편, 의료분쟁의 신속한 해결을 위한 병원 내 대책으로는 다음과 같이 대답하였다.

> '의료분쟁을 전담하는 부서 설치'라고 응답한 병원이 38개 병원
> - '환자에 대한 서비스 질 제고' 33개 병원
> - '의료분쟁 담당자의 역할 및 재량권 확대' 32개 병원

(5) 의료피해구제 건에 대한 해당 병원의 관련 자료 제출 및 해명 실태

2004. 1 ~ 8월 말 까지 한국소비자보호원에 접수된 315건에 대하여 해당 병원의 관련 자료 및 해명서 제출기간을 분석한 바로는, 전담부서가 있는 병원과 전담부서가 없는 병원간의 차이는 상당히 심한 것으로 나타났으며, 2-3주 이후에 제출한 경우가 많고, 30일이 경과하여 제출한 병원도 있었다.

또한, 자료 제출기간뿐만 아니라 제출된 자료의 질적인 측면에서도 전담부서가 있는 병원과 없는 병원, 의료분쟁에 적극 대처하는 병원과 그렇지 않은 병원 사이에는 상당한 차이가 있는 것으로 나타났다.

제7장 응급의료관리

제1절 응급의료관리

1. 목적

응급의료 자원의 관리에 필요한 사항을 규정하여 응급환자의 생명과 건강을 보호하고 국민의료의 적정을 기하기 위해 제정한 법(1994.1.7 법률 제4730호)

2. 응급의료관리란?

(1) 응급증상

① 신경학적 응급증상 : 급성 의식장애, 급성 신경학적 이상, 구토, 의식장애 등의 증상이 있는 두부손상

② 심혈관계 응급증상 : 심폐소생술이 필요한 증상, 급성 호흡곤란, 심장질환으로 인한 급성 흉통, 심계항진, 박동이상 및 쇼크

③ 중독 및 대사 장애 : 심한 탈수, 약물, 알코올 또는 기타 물질의 과다 복용이나 중독, 급성 대사장애(간부전, 신부전, 당뇨병 등)

④ 외과적 응급증상 : 개복술을 요하는 급성 복증(급성복막염, 장폐색증, 급성 췌장염 등 중한 경우에 해당), 광범위한 화상(외부 신체표면의 18 % 이상), 관통상, 개방성, 다발성 골절 또는 대퇴부, 척추의 골절, 사지를 절단할 우려가 있는 혈관손상, 전신마

취 하에 응급수술을 요하는 증상, 다발성 외상

⑤ 출혈 : 계속되는 각혈, 지혈이 안 되는 출혈, 급성 위장관 출혈

⑥ 안과적 응급증상 : 화학물질에 의한 눈의 손상, 급성 시력소실

⑦ 소아과적 응급증상 : 소아 경련성장애

⑧ 정신과적 응급증상 : 자신 또는 다른 사람을 해할 우려가 있는 정신장애

(2) 응급증상에 준하는 증상

① 신경과적 응급증상 : 의식장애, 현훈

② 심혈관계 응급증상 : 호흡곤란, 과호흡

③ 외과적 응급증상 : 화상, 급성 복증을 포함한 복부의 전반적인 이상증상, 골절, 외상 또는 탈골, 그 밖의 응급수술을 요하는 증상, 배뇨장애

④ 출혈 : 혈관손상

⑤ 소아과적 응급증상 : 소아경련, 38 ℃이상인 소아고열(공휴일, 야간 등 의료서비스가 제공되기 어려운 때에 8세 이하의 소아에게 나타나는 증상)

⑥ 산부인과적 응급증상 : 분만 또는 성폭력으로 인하여 산부인과적 검사 또는 처치가 필요한 증상

⑦ 이물에 의한 응급증상 : 귀, 눈, 코, 항문 등에 이물이 들어가 제거술이 필요한 환자

(3) 응급환자에 대한 응급 의료 등

① 응급의료에 관한 제8조(응급환자에 대한 우선 응급의료 등)

- 응급의료 종사자는 응급환자에 대하여는 다른 환자보다 우선하여 상담 구조 및 응급 처치를 하고 진료를 위하여 필요한 조치를 하여야 한다.
- 응급의료 종사자는 응급환자가 2명 이상이면 의학적 판단에 따라 더 위급한 환자부터 응급의료를 실시하여야 한다. [전문개정2011.8.4]

② 동법 제 7조(응급환자가 아닌 사람에 대한 조치)

- 의료인은 응급환자가 아닌 사람을 응급실이 아닌 의료시설에 진료를 의뢰하거나 다른 의료기관에 이송할 수 있다.
- 진료의뢰·환자이송의 기준 및 절차 등에 관하여 필요한 사항은 대통령령으로 정한다. [전문개정 2011.8.4.]

(4) 응급의료에 관한 법률

1. 응급증상 및 이에 준하는 증상(제2조 제1호)
2. 응급증상에 준하는 증상

제2절
응급의료에 관한 법률(應急醫療에 關한 法律)

제1장 총칙

제1조(목적) 이 법은 국민들이 응급상황에서 신속하고 적절한 응급의료를 받을 수 있도록 응급의료에 관한 국민의 권리와 의무, 국가·지방자치단체의 책임, 응급의료제공자의 책임과 권리를 정하고 응급의료자원의 효율적 관리에 필요한 사항을 규정함으로써 응급환자의 생명과 건강을 보호하고 국민의료를 적정하게 함을 목적으로 한다.

제2조(정의) 이 법에서 사용하는 용어의 뜻은 다음과 같다. 〈개정 2015.1.28.〉

1. "응급환자"란 질병, 분만, 각종 사고 및 재해로 인한 부상이나 그 밖의 위급한 상태로 인하여 즉시 필요한 응급처치를 받지 아니하면 생명을 보존할 수 없거나 심신에 중대한 위해(危害)가 발생할 가능성이 있는 환자 또는 이에 준하는 사람으로서 보건복지부령으로 정하는 사람을 말한다.

2. "응급의료"란 응급환자가 발생한 때부터 생명의 위험에서 회복되거나 심신상의 중대한 위해가 제거되기까지의 과정에서 응급환자를 위하여 하는 상담·구조(救助)·이송·응급처치 및 진료 등의 조치를 말한다.

3. "응급처치"란 응급의료행위의 하나로서 응급환자의 기도를 확보하고 심장박동의 회복, 그 밖에 생명의 위험이나 증상의 현저한 악화를 방지하기 위하여 긴급히 필요로 하는 처치를 말한다.

4. "응급의료종사자"란 관계 법령에서 정하는 바에 따라 취득한 면허 또는 자격의 범위에서 응급환자에 대한 응급의료를 제공하는 의료인과 응급구조사를 말한다.

5. "응급의료기관"이란 「의료법」 제3조에 따른 의료기관 중에서 이 법에 따라 지정된 중앙응급의료센터, 권역응급의료센터, 전문응급의료센터, 지역응급의료센터 및 지역응급의료기관을 말한다.

6. "구급차등"이란 응급환자의 이송 등 응급의료의 목적에 이용되는 자동차, 선박 및 항공기 등의 이송수단을 말한다.

7. "응급의료기관등"이란 응급의료기관, 구급차등의 운용자 및 응급의료지원센터를 말한다.

8. "응급환자이송업"이란 구급차등을 이용하여 응급환자 등을 이송하는 업(業)을 말한다.

제2장 국민의 권리와 의무 〈개정 2011.8.4.〉

제3조(응급의료를 받을 권리) 모든 국민은 성별, 나이, 민족, 종교, 사회적 신분 또는 경제적 사정 등을 이유로 차별받지 아니하고 응급의료를 받을 권리를 가진다. 국내에 체류하고 있는 외국인도 또한 같다.

제4조(응급의료에 관한 알 권리) ① 모든 국민은 응급상황에서의 응급처치 요령, 응급의료기관등의 안내 등 기본적인 대응방법을 알 권리가 있으며, 국가와 지방자치단체는 그에 대한 교육·홍보 등 필요한 조치를 마련하여야 한다.

② 모든 국민은 국가나 지방자치단체의 응급의료에 대한 시책에 대하여 알 권리를 가진다.

제5조(응급환자에 대한 신고 및 협조 의무) ① 누구든지 응급환자를 발견하면 즉시 응급의료기관등에 신고하여야 한다.

② 응급의료종사자가 응급의료를 위하여 필요한 협조를 요청하면 누구든지 적극 협조하여야 한다.

제5조의2(선의의 응급의료에 대한 면책) 생명이 위급한 응급환자에게 다음 각 호의

어느 하나에 해당하는 응급의료 또는 응급처치를 제공하여 발생한 재산상 손해와 사상(死傷)에 대하여 고의 또는 중대한 과실이 없는 경우 그 행위자는 민사책임과 상해(傷害)에 대한 형사책임을 지지 아니하며 사망에 대한 형사책임은 감면한다. [개정 2011.3.8., 2011.8.4.]

1. 다음 각 목의 어느 하나에 해당하지 아니하는 자가 한 응급처치

가. 응급의료종사자

나. 「선원법」 제86조에 따른 선박의 응급처치 담당자, 「119구조·구급에 관한 법률」 제10조에 따른 구급대 등 다른 법령에 따라 응급처치 제공의무를 가진 자

2. 응급의료종사자가 업무수행 중이 아닌 때 본인이 받은 면허 또는 자격의 범위에서 한 응급의료

3. 제1호나목에 따른 응급처치 제공의무를 가진 자가 업무수행 중이 아닌 때에 한 응급처치[전문개정 2011.8.4.]

제3장 응급의료종사자의 권리와 의무 〈개정 2011.8.4.〉

제6조(응급의료의 거부금지 등) ① 응급의료기관등에서 근무하는 응급의료종사자는 응급환자를 항상 진료할 수 있도록 응급의료업무에 성실히 종사하여야 한다.

② 응급의료종사자는 업무 중에 응급의료를 요청받거나 응급환자를 발견하면 즉시 응급의료를 하여야 하며 정당한 사유 없이 이를 거부하거나 기피하지 못한다.

[전문개정 2011.8.4.]

제7조(응급환자가 아닌 사람에 대한 조치) ① 의료인은 응급환자가 아닌 사람을 응급실이 아닌 의료시설에 진료를 의뢰하거나 다른 의료기관에 이송할 수 있다.

② 진료의뢰·환자이송의 기준 및 절차 등에 관하여 필요한 사항은 대통령령으로 정한

다.[전문개정 2011.8.4.]

제8조(응급환자에 대한 우선 응급의료 등) ① 응급의료종사자는 응급환자에 대하여는 다른 환자보다 우선하여 상담·구조 및 응급처치를 하고 진료를 위하여 필요한 최선의 조치를 하여야 한다.

② 응급의료종사자는 응급환자가 2명 이상이면 의학적 판단에 따라 더 위급한 환자부터 응급의료를 실시하여야 한다.[전문개정 2011.8.4.]

제9조(응급의료의 설명·동의) ① 응급의료종사자는 다음 각 호의 어느 하나에 해당하는 경우를 제외하고는 응급환자에게 응급의료에 관하여 설명하고 그 동의를 받아야 한다.

1. 응급환자가 의사결정능력이 없는 경우
2. 설명 및 동의 절차로 인하여 응급의료가 지체되면 환자의 생명이 위험하여지거나 심신상의 중대한 장애를 가져오는 경우

② 응급의료종사자는 응급환자가 의사결정능력이 없는 경우 법정대리인이 동행하였을 때에는 그 법정대리인에게 응급의료에 관하여 설명하고 그 동의를 받아야 하며, 법정대리인이 동행하지 아니한 경우에는 동행한 사람에게 설명한 후 응급처치를 하고 의사의 의학적 판단에 따라 응급진료를 할 수 있다.

③ 응급의료에 관한 설명·동의의 내용 및 절차 등에 관하여 필요한 사항은 보건복지부령으로 정한다.[전문개정 2011.8.4.]

제10조(응급의료 중단의 금지) 응급의료종사자는 정당한 사유가 없으면 응급환자에 대한 응급의료를 중단하여서는 아니 된다.[전문개정 2011.8.4.]

제11조(응급환자의 이송) ① 의료인은 해당 의료기관의 능력으로는 응급환자에 대하여 적절한 응급의료를 할 수 없다고 판단한 경우에는 지체 없이 그 환자를 적절한 응급의료가 가능한 다른 의료기관으로 이송하여야 한다.

② 의료기관의 장은 제1항에 따라 응급환자를 이송할 때에는 응급환자의 안전한 이송에 필요한 의료기구와 인력을 제공하여야 하며, 응급환자를 이송받는 의료기관에 진료에 필요한 의무기록(醫務記錄)을 제공하여야 한다.

③ 의료기관의 장은 이송에 든 비용을 환자에게 청구할 수 있다.

④ 응급환자의 이송절차, 의무기록의 이송 및 비용의 청구 등에 필요한 사항은 보건복지부령으로 정한다.[전문개정 2011.8.4.]

제12조(응급의료 등의 방해 금지) 누구든지 응급의료종사자(「의료기사 등에 관한 법률」 제2조에 따른 의료기사와 「의료법」 제80조에 따른 간호조무사를 포함한다)의 응급환자에 대한 구조·이송·응급처치 또는 진료를 폭행, 협박, 위계(僞計), 위력(威力), 그 밖의 방법으로 방해하거나 의료기관 등의 응급의료를 위한 의료용 시설·기재(機材)·의약품 또는 그 밖의 기물(器物)을 파괴·손상하거나 점거하여서는 아니 된다. 〈개정 2012.5.14.〉

제4장 국가 및 지방자치단체의 책임

제13조(응급의료의 제공) 국가 및 지방자치단체는 응급환자의 보호, 응급의료기관등의 지원 및 설치·운영, 응급의료종사자의 양성, 응급이송수단의 확보 등 응급의료를 제공하기 위한 시책을 마련하고 시행하여야 한다.[전문개정 2011.8.4.]

제13조의2(응급의료기본계획 및 연차별 시행계획) ① 보건복지부장관은 제13조에 따른 업무를 수행하기 위하여 제13조의5에 따른 중앙응급의료위원회의 심의를 거쳐 응급의료기본계획(이하 "기본계획"이라 한다)을 5년마다 수립하여야 한다.

② 기본계획은 다음 각 호의 사항을 포함하여야 한다.

  1. 국민의 안전한 생활환경 조성을 위한 다음 각 목의 사항

가. 국민에 대한 응급처치 및 응급의료 교육·홍보 계획

　　　나. 생활환경 속의 응급의료 인프라 확충 계획

　　　다. 응급의료의 평등한 수혜를 위한 계획

　2. 응급의료의 효과적인 제공을 위한 다음 각 목의 사항

　　　가. 민간 이송자원의 육성 및 이송체계의 개선 계획

　　　나. 응급의료기관에 대한 평가·지원 및 육성 계획

　　　다. 응급의료 인력의 공급 및 육성 계획

　　　라. 응급의료정보통신체계의 구축·운영 계획

　　　마. 응급의료의 질적 수준 개선을 위한 계획

　　　바. 재난 등으로 다수의 환자 발생 시 응급의료 대비·대응 계획

　3. 기본계획의 효과적 달성을 위한 다음 각 목의 사항

　　　가. 기본계획의 달성목표 및 그 추진방향

　　　나. 응급의료제도 및 운영체계에 대한 평가 및 개선방향

　　　다. 응급의료재정의 조달 및 운용

　　　라. 기본계획 시행을 위한 중앙행정기관의 협조 사항

③ 보건복지부장관은 기본계획을 확정한 때에는 지체 없이 이를 관계 중앙행정기관의 장과 특별시장·광역시장·특별자치시장·도지사·특별자치도지사(이하 "시·도지사"라 한다)에게 통보하여야 한다.〈개정 2015.1.28.〉

④ 보건복지부장관은 보건의료 시책상 필요한 경우 제13조의5에 따른 중앙응급의료위원회의 심의를 거쳐 기본계획을 변경할 수 있다.

⑤ 보건복지부장관은 대통령령으로 정하는 바에 따라 기본계획에 따른 연차별 시행계획을 수립하여야 한다.[전문개정 2011.8.4.]

제13조의3(지역응급의료시행계획) ① 시·도지사는 기본계획에 따라 매년 지역응급의

료시행계획을 수립하여 시행하여야 한다.

② 보건복지부장관은 대통령령으로 정하는 바에 따라 지역응급의료시행계획 및 그 시행결과를 평가할 수 있다.

③ 보건복지부장관은 지역응급의료시행계획 및 그 시행결과에 대하여 평가한 결과를 토대로 시·도지사에게 계획 및 사업의 변경 또는 시정을 요구할 수 있다.

④ 그 밖에 지역응급의료시행계획의 수립·시행 및 평가에 관하여는 대통령령으로 정한다.[전문개정 2011.8.4.]

제13조의4(응급의료계획에 대한 협조) ① 보건복지부장관 및 시·도지사는 기본계획 및 지역응급의료시행계획의 수립·시행을 위하여 필요한 경우에는 국가기관, 지방자치단체, 응급의료에 관련된 기관·단체 및 「공공기관의 운영에 관한 법률」 제4조에 따른 공공기관(이하 "공공기관"이라 한다)의 장에게 자료제공 등의 협조를 요청할 수 있다. 〈개정 2015.1.28.〉

② 제1항에 따라 협조요청을 받은 국가기관, 지방자치단체, 관계 기관·단체, 공공기관의 장 등은 특별한 사유가 없는 한 이에 응하여야 한다.

〈개정 2015.1.28.〉

③ 제1항에 따라 요청할 수 있는 자료의 범위와 그 관리 및 활용 등은 대통령령으로 정한다. 〈신설 2015.1.28.〉[본조신설 2011.8.4.]

제13조의5(중앙응급의료위원회) ① 응급의료에 관한 주요 시책을 심의하기 위하여 보건복지부에 중앙응급의료위원회(이하 "중앙위원회"라 한다)를 둔다.

② 중앙위원회는 위원장 1명과 부위원장 1명을 포함한 15명 이내의 위원으로 구성한다.

③ 중앙위원회의 위원장은 보건복지부장관이 되고 부위원장은 위원 중 위원장이 지명하며 위원은 당연직 위원과 위촉 위원으로 한다.

④ 당연직 위원은 다음 각 호의 사람으로 한다. 〈개정 2013.3.23., 2014.11.19.〉

  1. 기획재정부차관

  2. 교육부차관

  3. 국토교통부차관

  4. 국민안전처의 소방사무를 담당하는 본부장

  5. 제25조에 따른 중앙응급의료센터의 장

⑤ 위촉 위원은 다음 각 호의 사람으로서 위원장이 위촉한다.

  1. 「비영리민간단체 지원법」 제2조에 따른 비영리민간단체를 대표하는 사람 3명

  2. 응급의료에 관한 학식과 경험이 풍부한 사람 3명

  3. 제2조제5호에 따른 응급의료기관을 대표하는 사람 1명

  4. 보건의료 관련 업무를 담당하는 지방공무원으로서 특별시·광역시를 대표하는 사람 1명

  5. 보건의료 관련 업무를 담당하는 지방공무원으로서 도(특별자치도를 포함한다)를 대표하는 사람 1명

⑥ 중앙위원회는 다음 각 호의 사항을 심의한다.

  1. 제13조의 2에 따른 응급의료기본계획 및 연차별 시행계획의 수립 및 변경

  2. 「국가재정법」 제74조에 따라 응급의료기금의 기금운용심의회에서 심의하여야 할 사항

  3. 응급의료에 관련한 정책 및 사업에 대한 조정

  4. 응급의료에 관련한 정책 및 사업의 평가 결과

  5. 지역응급의료시행계획 및 특별시·광역시·도·특별자치도(이하 "시·도"라 한다)의 응급의료에 관련한 사업의 평가 결과

  6. 응급의료의 중기·장기 발전방향 및 제도 개선에 관한 사항

7. 그 밖에 응급의료에 관하여 보건복지부장관이 부의하는 사항

⑦ 중앙위원회는 매년 2회 이상 개최하여야 한다.

⑧ 그 밖에 중앙위원회의 회의 및 운영에 관한 사항은 대통령령으로 정한다.

[본조신설 2011.8.4.]

제13조의6(시·도응급의료위원회) ① 응급의료에 관한 중요 사항을 심의하기 위하여 시·도에 시·도응급의료위원회(이하 "시·도위원회"라 한다)를 둔다.

② 시·도위원회는 해당 시·도의 응급의료에 관한 다음 각 호의 사항을 심의한다.

1. 제13조의3제1항에 따른 지역응급의료시행계획의 수립 및 변경

2. 응급의료를 위한 지방 재정의 사용

3. 응급의료 시책 및 사업의 조정

4. 응급의료기관등에 대한 평가 결과의 활용

5. 그 밖에 응급의료에 관하여 시·도지사가 부의하는 사항

③ 시·도위원회는 매년 2회 이상 개최하여야 한다.

④ 시·도위원회의 구성·기능 및 운영 등에 관하여 필요한 사항은 대통령령으로 정하는 기준에 따라 해당 시·도의 조례로 정한다.[본조신설 2011.8.4.]

제14조(구조 및 응급처치에 관한 교육) ① 보건복지부장관 또는 시·도지사는 응급의료종사자가 아닌 사람 중에서 다음 각 호의 어느 하나에 해당하는 사람에게 구조 및 응급처치에 관한 교육을 받도록 명할 수 있다.

〈개정 2011.8.4., 2012.6.1.〉

1. 구급차등의 운전자

2. 「여객자동차 운수사업법」 제3조제1항에 따른 여객자동차운송사업용 자동차의 운전자

3. 「학교보건법」 제15조에 따른 보건교사

4. 도로교통안전업무에 종사하는 사람으로서 「도로교통법」 제5조에 규정된 경찰공무원등

5. 「산업안전보건법」 제32조제1항에 따른 안전·보건에 관한 교육의 대상자

6. 「체육시설의 설치·이용에 관한 법률」 제5조 및 제10조에 따른 체육시설에서 의료·구호 또는 안전에 관한 업무에 종사하는 사람

7. 「유선 및 도선 사업법」 제22조에 따른 인명구조요원

8. 「관광진흥법」 제3조제1항제2호부터 제6호까지의 규정에 따른 관광사업에 종사하는 사람 중 의료·구호 또는 안전에 관한 업무에 종사하는 사람

9. 「항공법」 제2조제4호 및 제5호에 따른 항공종사자 또는 객실승무원 중 의료·구호 또는 안전에 관한 업무에 종사하는 사람

10. 「철도안전법」 제2조제10호가목부터 다목까지의 규정에 따른 철도종사자 중 의료·구호 또는 안전에 관한 업무에 종사하는 사람

11. 「선원법」 제2조제1호에 따른 선원 중 의료·구호 또는 안전에 관한 업무에 종사하는 사람

12. 「소방시설 설치·유지 및 안전관리에 관한 법률」 제20조에 따른 소방안전관리자 중 대통령령으로 정하는 사람

13. 「국민체육진흥법」 제2조제6호에 따른 체육지도자

② 보건복지부장관 및 시·도지사는 대통령령으로 정하는 바에 따라 제4조제1항에 따른 응급처치 요령 등의 교육·홍보를 위한 계획을 매년 수립하고 실시하여야 한다. 이 경우 보건복지부장관은 교육·홍보 계획의 수립 시 국민안전처장관과 협의하여야 한다.〈신설 2008.6.13., 2010.1.18., 2011.8.4., 2014.11.19.〉

③ 시·도지사는 제2항에 따라 응급처치 요령 등의 교육·홍보를 실시한 결과를 보건복지부장관에게 보고하여야 한다.〈신설 2011.8.4.〉

④ 제1항부터 제3항까지의 규정에 따른 구조 및 응급처치에 관한 교육의 내용 및 실시 방법, 보고 등에 관하여 필요한 사항은 보건복지부령으로 정한다.〈개정 2011.8.4.〉[제목개정 2011.8.4.]

제14조(구조 및 응급처치에 관한 교육) ① 보건복지부장관 또는 시·도지사는 응급의료종사자가 아닌 사람 중에서 다음 각 호의 어느 하나에 해당하는 사람에게 구조 및 응급처치에 관한 교육을 받도록 명할 수 있다.
〈개정 2011.8.4., 2012.6.1., 2016.3.29.〉

1. 구급차등의 운전자
2. 「여객자동차 운수사업법」 제3조제1항에 따른 여객자동차운송사업용 자동차의 운전자
3. 「학교보건법」 제15조에 따른 보건교사
4. 도로교통안전업무에 종사하는 사람으로서 「도로교통법」 제5조에 규정된 경찰공무원등
5. 「산업안전보건법」 제32조제1항에 따른 안전·보건에 관한 교육의 대상자
6. 「체육시설의 설치·이용에 관한 법률」 제5조 및 제10조에 따른 체육시설에서 의료·구호 또는 안전에 관한 업무에 종사하는 사람
7. 「유선 및 도선 사업법」 제22조에 따른 인명구조요원
8. 「관광진흥법」 제3조제1항제2호부터 제6호까지의 규정에 따른 관광사업에 종사하는 사람 중 의료·구호 또는 안전에 관한 업무에 종사하는 사람
9. 「항공안전법」 제2조제14호 및 제17호에 따른 항공종사자 또는 객실승무원 중 의료·구호 또는 안전에 관한 업무에 종사하는 사람
10. 「철도안전법」 제2조제10호가목부터 다목까지의 규정에 따른 철도종사자 중 의료·구호 또는 안전에 관한 업무에 종사하는 사람

11. 「선원법」 제2조제1호에 따른 선원 중 의료·구호 또는 안전에 관한 업무에 종사하는 사람

12. 「소방시설 설치·유지 및 안전관리에 관한 법률」 제20조에 따른 소방안전관리자 중 대통령령으로 정하는 사람

13. 「국민체육진흥법」 제2조제6호에 따른 체육지도자

② 보건복지부장관 및 시·도지사는 대통령령으로 정하는 바에 따라 제4조제1항에 따른 응급처치 요령 등의 교육·홍보를 위한 계획을 매년 수립하고 실시하여야 한다. 이 경우 보건복지부장관은 교육·홍보 계획의 수립 시 국민안전처장관과 협의하여야 한다. 〈신설 2008.6.13., 2010.1.18., 2011.8.4., 2014.11.19.〉

③ 시·도지사는 제2항에 따라 응급처치 요령 등의 교육·홍보를 실시한 결과를 보건복지부장관에게 보고하여야 한다.〈신설 2011.8.4.〉

④ 제1항부터 제3항까지의 규정에 따른 구조 및 응급처치에 관한 교육의 내용 및 실시방법, 보고 등에 관하여 필요한 사항은 보건복지부령으로 정한다.〈개정 2011.8.4.〉[제목개정 2011.8.4.][시행일 : 2017.3.30.] 제14조

제15조(응급의료정보통신망의 구축) ① 국가 및 지방자치단체는 국민들에게 효과적인 응급의료를 제공하기 위하여 각종 자료의 수집과 정보 교류를 위한 응급의료정보통신망을 구축하여야 한다.

② 제1항에 따른 응급의료정보통신망의 통신체계 및 운용비용 등에 관하여 필요한 사항은 보건복지부령으로 정한다.

③ 보건복지부장관은 응급의료정보통신망 구축을 위하여 필요한 경우 관계 중앙행정기관의 장 또는 지방자치단체의 장 및 응급의료와 관련된 기관·단체 등에 대하여 정보통신망의 연계를 요구할 수 있다. 이 경우 정보통신망의 연계를 요구받은 관계 중앙행정기관의 장 또는 지방자치단체의 장 및 응급의료와 관련된 기관·단체 등은 특별한

사유가 있는 경우 외에는 이에 응하여야 한다.

[전문개정 2011.8.4.]

제15조의2(비상대응매뉴얼) ① 국가와 지방자치단체는 「재난 및 안전관리 기본법」 제3조제1호 및 제2호의 재난 및 해외재난으로부터 국민과 주민의 생명을 보호하기 위하여 응급의료에 관한 기본적인 사항과 응급의료 지원 등에 관한 비상대응매뉴얼을 마련하고 의료인에게 이에 대한 교육을 실시하여야 한다.

② 제1항에 따른 비상대응매뉴얼의 내용, 교육의 대상·방법, 교육 참가자에 대한 비용지원 등에 필요한 사항은 대통령령으로 정한다.[본조신설 2014.3.18.]

제16조(재정 지원) ① 국가 및 지방자치단체는 예산의 범위에서 응급의료기관등에 대하여 필요한 재정 지원을 할 수 있다.

② 국가 및 지방자치단체는 제47조의2에 따른 자동제세동기(自動除細動器) 등 심폐소생을 위한 응급장비를 갖추어야 하는 시설 등에 대하여 필요한 재정 지원을 할 수 있다.[전문개정 2011.8.4.]

제17조(응급의료기관등에 대한 평가) ① 보건복지부장관은 응급의료기관등의 시설·장비·인력, 업무의 내용·결과 등에 대하여 평가를 할 수 있다. 이 경우 평가 대상이 되는 응급의료기관등의 장은 특별한 사유가 없으면 평가에 응하여야 한다. 〈개정 2015.1.28.〉

② 보건복지부장관은 제1항에 따른 응급의료기관등의 평가를 위하여 해당 응급의료기관등을 대상으로 필요한 자료의 제공을 요청할 수 있다. 이 경우 자료의 제공을 요청받은 응급의료기관등은 정당한 사유가 없으면 이에 따라야 한다.

③ 보건복지부장관은 응급의료기관등에 대한 평가 결과를 공표할 수 있다.

④ 보건복지부장관은 제1항에 따른 응급의료기관등에 대한 평가 결과에 따라 응급의료기관등에 대하여 행정적·재정적 지원을 할 수 있다.

⑤ 제1항 및 제3항에 따른 응급의료기관등의 평가방법, 평가주기, 평가결과 공표 등에 관하여 필요한 사항은 보건복지부령으로 정한다. 〈개정 2015.1.28.〉

[전문개정 2011.8.4.]

제18조(환자가 여러 명 발생한 경우의 조치) ① 보건복지부장관, 시·도지사 또는 시장·군수·구청장(자치구의 구청장을 말한다. 이하 같다)은 재해 등으로 환자가 여러 명 발생한 경우에는 응급의료종사자에게 응급의료 업무에 종사할 것을 명하거나, 의료기관의 장 또는 구급차등을 운용하는 자에게 의료시설을 제공하거나 응급환자 이송 등의 업무에 종사할 것을 명할 수 있으며, 중앙행정기관의 장 또는 관계 기관의 장에게 협조를 요청할 수 있다.

② 응급의료종사자, 의료기관의 장 및 구급차등을 운용하는 자는 정당한 사유가 없으면 제1항에 따른 명령을 거부할 수 없다.

③ 환자가 여러 명 발생하였을 때 인명구조 및 응급처치 등에 필요한 사항은 대통령령으로 정한다.[전문개정 2011.8.4.]

제5장 재정 〈개정 2011.8.4.〉

제19조(응급의료기금의 설치 및 관리·운용) ① 보건복지부장관은 응급의료를 효율적으로 수행하기 위하여 응급의료기금(이하 "기금"이라 한다)을 설치한다.

② 보건복지부장관은 기금의 관리·운용을 대통령령으로 정하는 의료 관련 기관 또는 의료 관련 단체(이하 "기금관리기관의 장"이라 한다)에 위탁할 수 있다. 이 경우 보건복지부장관은 기금의 관리·운용에 관한 사무를 감독하며 이에 필요한 명령을 할 수 있다.

③ 그 밖에 기금의 설치 및 관리·운용에 필요한 사항은 대통령령으로 정한다.

[전문개정 2011.8.4.]

제20조(기금의 조성) ① 기금은 다음 각 호의 재원으로 조성한다.

〈개정 2011.8.4.〉

1. 「국민건강보험법」에 따른 요양기관의 업무정지를 갈음하여 보건복지부장관이 요양기관으로부터 과징금으로 징수하는 금액 중 「국민건강보험법」에 따라 지원하는 금액

2. 응급의료와 관련되는 기관 및 단체의 출연금 및 기부금

3. 정부의 출연금

4. 그 밖에 기금을 운용하여 생기는 수익금

② 정부는 제1항제3호의 정부출연금으로 다음 각 호의 해당 연도 예상수입액의 100분의 20에 해당하는 금액을 매 회계연도의 세출예산에 계상하여야 한다.

〈개정 2008.12.31.〉

1. 「도로교통법」 제160조제2항 및 제3항에 따른 과태료(같은 법 제161조제1항제1호에 따라 지방경찰청장이 부과·징수하는 것에 한한다)

2. 「도로교통법」 제162조제3항에 따른 범칙금[제목개정 2011.8.4.]

[법률 제9305호(2008.12.31.) 부칙 제3항의 규정에 의하여 이 조 제2항제1호는 2017년 12월 31일까지 유효함]

제21조(기금의 사용) 기금은 다음 각 호의 용도로 사용한다.

1. 응급환자의 진료비 중 제22조에 따른 미수금의 대지급(代支給)

2. 응급의료기관등의 육성·발전과 의료기관의 응급환자 진료를 위한 시설 등의 설치에 필요한 자금의 융자 또는 지원

3. 응급의료 제공체계의 원활한 운영을 위한 보조사업

4. 대통령령으로 정하는 재해 등이 발생하였을 때의 의료 지원

5. 구조 및 응급처치 요령 등 응급의료에 관한 교육··홍보 사업

6. 응급의료의 원활한 제공을 위한 자동제세동기 등 응급장비의 구비 지원

7. 응급의료를 위한 조사·연구 사업

8. 기본계획 및 지역응급의료시행계획의 시행 지원 [전문개정 2011.8.4.]

제22조(미수금의 대지급) ① 의료기관과 구급차등을 운용하는 자는 응급환자에게 응급의료를 제공하고 그 비용을 받지 못하였을 때에는 그 비용 중 응급환자 본인이 부담하여야 하는 금액(이하 "미수금"이라 한다)에 대하여는 기금관리기관의 장(기금의 관리·운용에 관한 업무가 위탁되지 아니한 경우에는 보건복지부장관을 말한다. 이하 이 조 및 제22조의2에서 같다)에게 대신 지급하여 줄 것을 청구할 수 있다.

② 기금관리기관의 장은 제1항에 따라 의료기관 등이 미수금에 대한 대지급을 청구하면 보건복지부령으로 정하는 기준에 따라 심사하여 그 미수금을 기금에서 대신 지급하여야 한다.

③ 국가나 지방자치단체는 제2항에 따른 대지급에 필요한 비용을 기금관리기관의 장에게 보조할 수 있다.

④ 기금관리기관의 장은 제2항에 따라 미수금을 대신 지급한 경우에는 응급환자 본인과 그 배우자, 응급환자의 1촌의 직계혈족 및 그 배우자 또는 다른 법령에 따른 진료비 부담 의무자에게 그 대지급금(代支給金)을 구상(求償)할 수 있다.

⑤ 기금관리기관의 장은 제4항에 따라 대지급금을 구상하였으나 상환받기가 불가능하거나 제22조의3에 따른 소멸시효가 완성된 대지급금을 결손으로 처리할 수 있다.

⑥ 미수금 대지급의 대상·범위·절차 및 방법, 구상의 절차 및 방법, 상환이 불가능

한 대지급금의 범위 및 결손처분 절차 등에 관하여 필요한 사항은 대통령령으로 정한다.[전문개정 2011.8.4.]

제22조의2(자료의 제공) ① 기금관리기관의 장은 국가ㆍ지방자치단체 및 의료기관 등 관계기관에 미수금 심사, 대지급금 구상 및 결손처분 등을 위하여 국세ㆍ지방세, 토지ㆍ주택ㆍ건축물ㆍ자동차ㆍ선박ㆍ항공기, 국민건강보험ㆍ국민연금ㆍ고용보험ㆍ산업재해보상보험ㆍ보훈급여ㆍ공무원연금ㆍ군인연금ㆍ사립학교교직원연금ㆍ별정우체국연금ㆍ기초연금, 주민등록ㆍ가족관계등록 등에 관한 자료의 제공을 요청할 수 있다. 〈개정 2011.8.4., 2015.1.28.〉

② 제1항에 따른 요청을 받은 기관은 특별한 사유가 없으면 이에 따라야 한다. 〈개정 2011.8.4.〉

③ 제1항에 따라 관계 기관이 기금관리기관의 장에게 제공하는 자료에 대하여는 사용료와 수수료 등을 면제한다. 〈신설 2015.1.28.〉[본조신설 2002.3.25.]

제22조의3 (구상권의 시효) ① 제22조제4항에 따른 대지급금에 대한 구상의 권리는 그 대지급금을 청구할 수 있는 날부터 3년 동안 행사하지 아니하면 소멸시효가 완성된다.

② 시효중단, 그 밖의 소멸시효에 관하여는 「민법」에 따른다.

[본조신설 2011.8.4.]

제23조(응급의료수가의 지급기준) ① 응급의료수가(應急醫療酬價)의 지급기준은 보건복지부장관이 정한다.

② 보건복지부장관은 제1항에 따른 응급의료수가의 지급기준을 정할 때 제17조에 따른 응급의료기관에 대한 평가 결과를 반영하여 응급의료수가에 차등(差等)을 둘 수 있다.[전문개정 2011.8.4.]

제24조(이송처치료) ① 구급차등을 운용하는 자가 구급차등을 이용하여 응급환자 등을 이송하였을 때에는 보건복지부령으로 정하는 이송처치료를 그 응급환자로부터 받을 수

있다.

② 구급차등을 운용하는 자는 구급차등의 이용자로부터 제1항에 따른 이송처치료 외에 별도의 비용을 받아서는 아니 된다.[전문개정 2011.8.4.]

제6장 응급의료기관등 〈개정 2011.8.4.〉

제25조(중앙응급의료센터)
① 보건복지부장관은 응급의료에 관한 다음 각 호의 업무를 수행하게 하기 위하여 「의료법」 제3조의3에 따른 종합병원(이하 "종합병원"이라 한다) 중에서 중앙응급의료센터를 지정할 수 있다. 〈개정 2015.1.28.〉

   1. 응급의료기관등에 대한 평가 및 질을 향상시키는 활동에 대한 지원

   2. 응급의료종사자에 대한 교육훈련

   3. 제26조에 따른 권역응급의료센터 간의 업무조정 및 지원

   4. 응급의료 관련 연구

   5. 국내외 재난 등의 발생 시 응급의료 관련 업무의 조정 및 그에 대한 지원

   6. 응급의료 통신망 및 응급의료 전산망의 관리·운영과 그에 따른 업무

   7. 그 밖에 보건복지부장관이 정하는 응급의료 관련 업무

② 중앙응급의료센터 지정의 기준·방법 및 절차 등에 관하여 필요한 사항은 보건복지부령으로 정한다.[전문개정 2011.8.4.]

제26조(권역응급의료센터의 지정) ① 보건복지부장관은 응급의료에 관한 다음 각 호의 업무를 수행하게 하기 위하여 「의료법」 제3조의4에 따른 상급종합병원 또는 같은 법 제3조의3에 따른 300병상을 초과하는 종합병원 중에서 권역응급의료센터를 지정할 수 있다.

〈개정 2015.1.28.〉
　1. 중증응급환자 중심의 진료
　2. 대형 재해 등의 발생 시 응급의료 지원
　3. 권역(圈域) 내에 있는 응급의료종사자에 대한 교육·훈련
　4. 권역 내 다른 의료기관에서 제11조에 따라 이송되는 중증응급환자에 대한 수용
　5. 그 밖에 보건복지부장관이 정하는 권역 내 응급의료 관련 업무
② 권역응급의료센터의 지정 기준·방법·절차 및 업무와 중증응급환자의 기준 등은 권역 내 응급의료 수요와 공급 등을 고려하여 보건복지부령으로 정한다.

제27조(응급의료지원센터의 설치 및 운영)
① 보건복지부장관은 응급의료를 효율적으로 제공할 수 있도록 응급의료자원의 분포와 주민의 생활권을 고려하여 지역별로 응급의료지원센터를 설치·운영하여야 한다. 〈개정 2015.1.28.〉
② 응급의료지원센터의 업무는 다음 각 호와 같다. 〈개정 2015.1.28.〉
　1. 삭제 〈2012.3.21.〉
　2. 삭제 〈2012.3.21.〉
　3. 응급의료에 관한 각종 정보의 관리 및 제공
　4. 삭제 〈2015.1.28.〉
　5. 지역 내 응급의료종사자에 대한 교육훈련
　6. 지역 내 응급의료기관 간 업무조정 및 지원
　7. 지역 내 응급의료의 질 향상 활동에 관한 지원

8. 지역 내 재난 등의 발생 시 응급의료 관련 업무의 조정 및 지원

9. 그 밖에 보건복지부령으로 정하는 응급의료 관련 업무

③ 보건복지부장관은 응급의료지원센터를 효율적으로 운영하기 위하여 필요하다고 인정하면 그 운영에 관한 업무를 대통령령으로 정하는 바에 따라 관계 전문기관·법인·단체에 위탁할 수 있다. 〈개정 2015.1.28.〉

④ 국가 및 지방자치단체는 제3항에 따라 응급의료지원센터의 운영에 관한 업무를 위탁한 경우에는 그 운영에 드는 비용을 지원할 수 있다.

〈신설 2015.1.28.〉[전문개정 2011.8.4.][제목개정 2015.1.28.]

제28조(응급의료지원센터에 대한 협조 등)

① 응급의료지원센터의 장은 응급의료 관련 정보를 효과적으로 관리하기 위하여 응급의료정보관리체계를 구축하여야 하며, 이를 위하여 응급의료기관의 장과 구급차등을 운용하는 자에게 응급의료에 관한 정보제공을 요청할 수 있다. 〈개정 2015.1.28.〉

② 응급의료지원센터의 장은 그 업무를 수행할 때 필요하다고 인정하면 의료기관 및 구급차등을 운용하는 자에게 응급의료에 대한 각종 정보를 제공하고, 구급차등의 출동 등 응급의료에 필요한 조치를 요청할 수 있다. 〈개정 2015.1.28.〉

③ 제1항과 제2항에 따라 응급의료에 관한 정보 제공이나 필요한 조치를 요청받은 자는 특별한 사유가 없으면 이에 따라야 한다.

④ 응급의료지원센터에 대한 정보제공 등에 필요한 사항은 대통령령으로 정한다.

제29조(전문응급의료센터의 지정)

① 보건복지부장관은 소아환자, 화상환자 및 독극물중독환자 등에 대한 응급의료를 위하여 중앙응급의료센터, 권역응급의료센터, 지역응급의료센터 중에서 분야별로 전문

응급의료센터를 지정할 수 있다. 〈개정 2015.1.28.〉

② 전문응급의료센터 지정의 기준·방법 및 절차 등에 관하여 필요한 사항은 보건복지부령으로 정한다.[전문개정 2011.8.4.]

제30조(지역응급의료센터의 지정)
① 시·도지사는 응급의료에 관한 다음 각 호의 업무를 수행하게 하기 위하여 종합병원 중에서 지역응급의료센터를 지정할 수 있다. 〈개정 2015.1.28.〉

1. 응급환자의 진료
2. 제11조에 따라 응급환자에 대하여 적절한 응급의료를 할 수 없다고 판단한 경우 신속한 이송
② 지역응급의료센터의 지정 기준·방법·절차와 업무 등에 필요한 사항은 시·도의 응급의료 수요와 공급 등을 고려하여 보건복지부령으로 정한다.

〈개정 2015.1.28.〉[전문개정 2011.8.4.]
제30조의2(권역외상센터의 지정)
① 보건복지부장관은 외상환자의 응급의료에 관한 다음 각 호의 업무를 수행하게 하기 위하여 중앙응급의료센터나 권역응급의료센터, 전문응급의료센터 및 지역응급의료센터 중 권역외상센터를 지정할 수 있다. 〈개정 2013.6.4., 2015.1.28.〉

   1. 외상환자의 진료
   2. 외상의료에 관한 연구 및 외상의료표준의 개발
   3. 외상의료를 제공하는 의료인의 교육훈련
   4. 대형 재해 등의 발생 시 응급의료 지원

5. 그 밖에 보건복지부장관이 정하는 외상의료 관련 업무

② 권역외상센터는 외상환자에 대한 효과적인 응급의료 제공을 위하여 다음 각 호의 요건을 갖추어야 한다. 이 경우 각 호에 따른 구체적인 요건은 보건복지부령으로 정한다.

1. 외상환자 전용 중환자 병상 및 일반 병상
2. 외상환자 전용 수술실 및 치료실
3. 외상환자 전담 전문의
4. 외상환자 전용 영상진단장비 및 치료장비
5. 그 밖에 외상환자 진료에 필요한 인력·시설·장비

③ 그 밖에 권역외상센터 지정의 기준·방법 및 절차 등에 관한 구체적인 사항은 보건복지부령으로 정한다.[본조신설 2012.5.14.]

제30조의3(지역외상센터의 지정)

① 시·도지사는 관할 지역의 주민에게 적정한 외상의료를 제공하기 위하여 응급의료기관 중 지역외상센터를 지정할 수 있다. 〈개정 2013.6.4.〉

② 지역외상센터 지정의 기준·방법 및 절차 등에 관한 구체적인 사항은 보건복지부령으로 정한다.[본조신설 2012.5.14.]

제30조의4(권역외상센터 및 지역외상센터에 대한 지원) 국가 및 지방자치단체는 중증 외상으로 인한 사망률을 낮추고 효과적인 외상의료체계를 구축하기 위하여 권역외상센터 및 지역외상센터에 대한 행정적·재정적 지원을 실시할 수 있다.[본조신설 2012.5.14.]

제31조(지역응급의료기관의 지정)

① 시장·군수·구청장은 응급의료에 관한 다음 각 호의 업무를 수행하게 하기 위하여

종합병원 중에서 지역응급의료기관을 지정할 수 있다. 다만, 시·군의 경우에는 「의료법」 제3조제2항제3호가목의 병원 중에서 지정할 수 있다.

1. 응급환자의 진료

  2. 제11조에 따라 응급환자에 대하여 적절한 응급의료를 할 수 없다고 판단한 경우 신속한 이송

② 지역응급의료기관의 지정 기준·방법·절차와 업무 등에 필요한 사항은 시·군·구의 응급의료 수요와 공급 등을 고려하여 보건복지부령으로 정한다.

[전문개정 2015.1.28.]

제31조의2 (응급의료기관의 운영) 응급의료기관은 응급환자를 24시간 진료할 수 있도록 응급의료기관의 지정기준에 따라 시설, 인력 및 장비 등을 유지하여 운영하여야 한다.[전문개정 2011.8.4.]

제31조의3 (응급의료기관의 재지정)

① 보건복지부장관 및 시·도지사, 시장·군수·구청장은 3년마다 해당 지정권자가 지정한 모든 응급의료기관을 대상으로 다음 각 호의 사항을 반영하여 재지정하거나 지정을 취소할 수 있다. 다만, 제1호를 충족하지 못한 경우에는 지정을 취소하여야 한다.

  1. 제31조의2에 따른 지정기준의 준수

  2. 제17조에 따른 응급의료기관의 평가 결과

  3. 그 밖에 보건복지부령으로 정하는 사항

② 응급의료기관의 재지정 절차 및 방법 등은 보건복지부령으로 정한다.

[본조신설 2015.1.28.]

제32조(비상진료체계)

① 응급의료기관은 공휴일과 야간에 당직응급의료종사자를 두고 응급환자를 언제든지 진료할 준비체계(이하 "비상진료체계"라 한다)를 갖추어야 한다.

② 응급의료기관의 장으로부터 비상진료체계의 유지를 위한 근무명령을 받은 응급의료종사자는 이를 성실히 이행하여야 한다.

③ 응급의료기관의 장은 제1항에 따른 당직응급의료종사자로서 제31조의2에 따른 인력기준을 유지하는 것과는 별도로 보건복지부령으로 정하는 바에 따라 당직전문의 또는 당직전문의를 갈음할 수 있는 당직의사(이하 "당직전문의등"이라 한다)를 두어야 한다.

④ 응급의료기관의 장은 제31조의2에 따라 응급실에 근무하는 의사가 요청하는 경우 다음 각 호의 어느 하나에 해당하는 자가 응급환자를 직접 진료하게 하여야 한다.

  1. 당직전문의등

  2. 해당 응급환자의 진료에 적합한 자로서 보건복지부령에 따라 당직전문의등과 동등한 자격을 갖춘 것으로 인정되는 자

⑤ 비상진료체계에 관하여 필요한 사항은 보건복지부령으로 정한다.

[전문개정 2011.8.4.]

제33조(예비병상의 확보)

① 응급의료기관은 응급환자를 위한 예비병상을 확보하여야 하며 예비병상을 응급환자가 아닌 사람이 사용하게 하여서는 아니 된다.

② 예비병상의 확보 및 유지에 필요한 사항은 보건복지부령으로 정한다.

[전문개정 2011.8.4.]

제34조(당직의료기관의 지정) 보건복지부장관, 시·도지사 또는 시장·군수·구청장

은 공휴일 또는 야간이나 그 밖에 응급환자 진료에 지장을 줄 우려가 있다고 인정할 만한 이유가 있는 경우에는 응급환자에 대한 응급의료를 위하여 보건복지부령으로 정하는 바에 따라 의료기관의 종류별·진료과목별 및 진료기간별로 당직의료기관을 지정하고 이들로 하여금 응급의료를 하게 할 수 있다.
[전문개정 2011.8.4.]

제35조(응급의료기관의 지정 취소) 중앙응급의료센터, 권역응급의료센터, 전문응급의료센터, 지역응급의료센터, 권역외상센터, 지역외상센터, 지역응급의료기관이 다음 각 호의 어느 하나에 해당하는 경우에는 보건복지부장관 시·도지사 또는 시장·군수·구청장 중 해당 지정권자가 그 지정을 취소할 수 있다. 〈개정 2012.5.14.〉

1. 지정기준에 미달한 경우
2. 이 법에 따른 업무를 수행하지 아니한 경우
3. 이 법 또는 이 법에 따른 처분이나 명령을 위반한 경우

[전문개정 2011.8.4.]

제35조의2(응급의료기관 외의 의료기관) 이 법에 따른 응급의료기관으로 지정받지 아니한 의료기관이 응급의료시설을 설치·운영하려면 보건복지부령으로 정하는 시설·인력 등을 갖추어 시장·군수·구청장에게 신고하여야 한다. 다만, 종합병원의 경우에는 그러하지 아니하다. [전문개정 2011.8.4.]

제7장 응급구조사 〈개정 2011.8.4.〉

제36조(응급구조사의 자격)

① 응급구조사는 업무의 범위에 따라 1급 응급구조사와 2급 응급구조사로 구분한다.

② 1급 응급구조사가 되려는 사람은 다음 각 호의 어느 하나에 해당하는 사람으로서 보건복지부장관이 실시하는 시험에 합격한 후 보건복지부장관의 자격인정을 받아야 한다.

  1. 대학 또는 전문대학에서 응급구조학을 전공하고 졸업한 사람
  2. 보건복지부장관이 인정하는 외국의 응급구조사 자격인정을 받은 사람
  3. 2급 응급구조사로서 응급구조사의 업무에 3년 이상 종사한 사람

③ 2급 응급구조사가 되려는 사람은 다음 각 호의 어느 하나에 해당하는 사람으로서 보건복지부장관이 실시하는 시험에 합격한 후 보건복지부장관의 자격인정을 받아야 한다.

  1. 보건복지부장관이 지정하는 응급구조사 양성기관에서 대통령령으로 정하는 양성과정을 마친 사람
  2. 보건복지부장관이 인정하는 외국의 응급구조사 자격인정을 받은 사람

④ 보건복지부장관은 제2항과 제3항에 따른 응급구조사시험의 실시에 관한 업무를 대통령령으로 정하는 바에 따라 「한국보건의료인국가시험원법」에 따른 한국보건의료인국가시험원에 위탁할 수 있다. 〈개정 2015.6.22.〉

⑤ 1급 응급구조사 및 2급 응급구조사의 시험과목, 시험방법 및 자격인정에 관하여 필요한 사항은 보건복지부령으로 정한다.[전문개정 2011.8.4.]

제37조(결격사유) 다음 각 호의 어느 하나에 해당하는 사람은 응급구조사가 될 수 없다. 〈개정 2007.10.17., 2007.12.14., 2011.8.4., 2015.1.28.〉

  1. 「정신보건법」 제3조제1호에 따른 정신질환자. 다만, 전문의가 응급구조사로서 적합하다고 인정하는 사람은 그러하지 아니하다.
  2. 마약·대마 또는 향정신성의약품 중독자

3. 피성년후견인 · 피한정후견인

4. 다음 각 목의 어느 하나에 해당하는 법률을 위반하여 금고 이상의 실형을 선고받고 그 집행이 끝나지 아니하거나 면제되지 아니한 사람

가. 이 법

나. 「형법」 제233조, 제234조, 제268조(의료과실만 해당한다), 제269조, 제270조제1항부터 제3항까지, 제317조제1항

다. 「보건범죄 단속에 관한 특별조치법」, 「지역보건법」, 「국민건강증진법」, 「후천성면역결핍증 예방법」, 「의료법」, 「의료기사 등에 관한 법률」, 「시체해부 및 보존에 관한 법률」, 「혈액관리법」, 「마약류 관리에 관한 법률」, 「모자보건법」, 「국민건강보험법」 [제목개정 2011.8.4.]

제38조(부정행위에 대한 제재)

① 부정한 방법으로 응급구조사시험에 응시한 사람 또는 응급구조사시험에서 부정행위를 한 사람에 대하여는 그 수험을 정지시키거나 합격을 무효로 한다.

② 제1항에 따라 수험이 정지되거나 합격이 무효로 된 사람은 그 처분이 있은 날부터 2년간 응급구조사시험에 응시할 수 없다.[전문개정 2011.8.4.]

제39조(응급구조사의 준수 사항) 응급구조사는 응급환자의 안전을 위하여 그 업무를 수행할 때 응급처치에 필요한 의료장비, 무선통신장비 및 구급의약품의 관리·운용과 응급구조사의 복장·표시 등 응급환자 이송·처치에 필요한 사항에 대하여 보건복지부령으로 정하는 사항을 지켜야 한다.[전문개정 2011.8.4.]

제40조(비밀 준수 의무) 응급구조사는 직무상 알게 된 비밀을 누설하거나 공개하여서는 아니 된다.[전문개정 2011.8.4.]

제41조(응급구조사의 업무) 응급구조사는 응급환자가 발생한 현장에서 응급환자에 대하여 상담·구조 및 이송 업무를 수행하며, 「의료법」 제27조의 무면허 의료행위 금지 규정에도 불구하고 보건복지부령으로 정하는 범위에서 현장에 있거나 이송 중이거나 의료기관 안에 있을 때에는 응급처치의 업무에 종사할 수 있다.[전문개정 2011.8.4.]

제41조의2(응급구조사 업무지침의 개발 및 보급)
① 보건복지부장관은 응급구조사 업무의 체계적·전문적 관리를 위하여 보건복지부령으로 정하는 절차·내용·방법에 따라 응급구조사 업무지침을 작성하여 보급하여야 한다.
② 응급구조사는 제41조에 따른 업무를 수행할 때 제1항에 따른 업무지침을 활용하여야 한다.[본조신설 2012.5.14.]

제42조(업무의 제한) 응급구조사는 의사로부터 구체적인 지시를 받지 아니하고는 제41조에 따른 응급처치를 하여서는 아니 된다. 다만, 보건복지부령으로 정하는 응급처치를 하는 경우와 급박한 상황에서 통신의 불능(不能) 등으로 의사의 지시를 받을 수 없는 경우에는 그러하지 아니하다.[전문개정 2011.8.4.]

제43조(응급구조사의 보수교육 등)
① 보건복지부장관은 응급구조사의 자질향상을 위하여 필요한 보수교육을 매년 실시하여야 한다.
② 보건복지부장관은 제1항에 따른 보수교육에 관한 업무를 보건복지부령으로 정하는 관계 기관 또는 단체에 위탁할 수 있다.
③ 보건복지부장관은 제2항에 따라 보수교육에 관한 업무를 위탁하는 경우 보수교육의

실효성을 확보하기 위한 평가 및 점검을 매년 1회 이상 정기적으로 실시하여야 한다.
④ 제1항에 따른 보수교육의 내용·대상과 제3항에 따른 평가 및 점검에 필요한 사항은 보건복지부령으로 정한다.[전문개정 2012.5.14.]

제43조의2(응급구조학을 전공하는 학생의 응급처치 허용) 대학 또는 전문대학에서 응급구조학을 전공하는 학생은 보건복지부령으로 정하는 경우에 한하여 의사로부터 구체적인 지시를 받아 응급처치를 할 수 있다. 이 경우 제39조부터 제41조까지 및 제41조의2에 따른 응급구조사에 관한 규정을 준용한다.
[본조신설 2012.5.14.]

제8장 응급환자 이송 등 〈개정 2011.8.4.〉

제44조(구급차등의 운용자)
① 다음 각 호의 어느 하나에 해당하는 자 외에는 구급차등을 운용할 수 없다.
  1. 국가 또는 지방자치단체
  2. 「의료법」 제3조에 따른 의료기관
  3. 다른 법령에 따라 구급차등을 둘 수 있는 자
  4. 이 법에 따라 응급환자이송업(이하 "이송업"이라 한다)의 허가를 받은 자
  5. 응급환자의 이송을 목적사업으로 하여 보건복지부장관의 설립허가를 받은 비영리법인
② 의료기관은 구급차등의 운용을 제1항제4호에 따른 이송업의 허가를 받은 자(이하 "이송업자"라 한다) 또는 제1항제5호에 따른 비영리법인에 위탁할 수 있다.
③ 제2항에 따라 구급차등의 운용을 위탁한 의료기관과 그 위탁을 받은 자는 보건복지부령으로 정하는 구급차등의 위탁에 대한 기준 및 절차를 지켜야 한다.

[전문개정 2011.8.4.]

제44조의2(구급차등의 운용신고 등)
① 제44조제1항제1호의 국가 또는 지방자치단체가 구급차등을 운용하고자 할 때에는 해당 구급차등을 관계 법령에 따라 등록한 후 지체 없이 보건복지부령으로 정하는 바에 따라 시장·군수·구청장에게 통보하여야 한다. 그 통보 후 보건복지부령으로 정하는 중요 사항을 변경할 때에도 같다.

② 제44조제1항제2호·제3호 및 제5호에 해당하는 자가 구급차등을 운용하고자 할 때에는 해당 구급차등을 관계 법령에 따라 등록한 후 지체 없이 보건복지부령으로 정하는 바에 따라 시장·군수·구청장에게 신고하여야 한다. 그 신고 후 보건복지부령으로 정하는 중요 사항을 변경할 때에도 같다.

[본조신설 2013.6.4.]

제45조(다른 용도에의 사용 금지)
① 구급차등은 다음 각 호의 용도 외에는 사용할 수 없다.

  1. 응급환자 이송

  2. 응급의료를 위한 혈액, 진단용 검사대상물 및 진료용 장비 등의 운반

  3. 응급의료를 위한 응급의료종사자의 운송

  4. 사고 등으로 현장에서 사망하거나 진료를 받다가 사망한 사람을 의료기관 등에 이송

  5. 그 밖에 보건복지부령으로 정하는 용도

② 시·도지사 또는 시장·군수·구청장은 제1항 또는 제44조의2제2항을 위반한 구급차등의 운용자에 대하여는 그 운용의 정지를 명하거나 구급차등의 등록기관의 장에

게 해당 구급차등의 말소등록을 요청할 수 있다. 이 경우 말소등록을 요청받은 등록기관의 장은 해당 구급차등에 대한 등록을 말소하여야 한다. 〈개정 2013.6.4.〉[전문개정 2011.8.4.]

제46조(구급차등의 기준)
① 구급차등은 환자이송 및 응급의료를 하는 데에 적합하게 설계·제작되어야 한다.
② 구급자동차의 형태, 표시, 내부장치 및 운행연한 등에 관한 기준은 보건복지부와 국토교통부의 공동부령으로 정한다. 〈개정 2013.3.23., 2015.1.28.〉
[전문개정 2011.8.4.]

제47조(구급차등의 장비)
① 구급차등에는 응급환자에게 응급처치를 할 수 있도록 의료장비 및 구급의약품 등을 갖추어야 하며, 구급차등이 속한 기관·의료기관 및 응급의료지원센터와 통화할 수 있는 통신장비를 갖추어야 한다.
〈개정 2015.1.28.〉
② 구급차에는 응급환자의 이송 상황과 이송 중 응급처치의 내용을 파악하기 위하여 보건복지부령으로 정하는 기준에 적합한 다음 각 호의 장비를 장착하여야 한다. 이 경우 보건복지부령으로 정하는 바에 따라 장비 장착에 따른 정보를 수집·보관하여야 하며, 보건복지부장관이 해당 정보의 제출을 요구하는 때에는 이에 따라야 한다. 〈신설 2015.1.28.〉

　1. 구급차 운행기록장치 및 영상기록장치(차량 속도, 위치정보 등 구급차의 운행과 관련된 정보를 저장하고 충돌 등 사고발생 시 사고 상황을 영상 등으로 저장하는 기능을 갖춘 장치를 말한다)

2. 구급차 요금미터장치(거리를 측정하여 이를 금액으로 표시하는 장치를 말하며, 보건복지부령으로 정하는 구급차에 한정한다)

3. 「개인정보 보호법」 제2조제7호에 따른 영상정보처리기기

③ 제1항에 따라 갖추어야 하는 의료장비·구급의약품 및 통신장비 등의 관리와 구급차등의 관리 및 제2항에 따른 장비의 장착·관리 등에 필요한 사항은 보건복지부령으로 정한다. 〈개정 2015.1.28.〉

④ 제2항제3호에 따른 장비는 보건복지부령으로 정하는 구급차 이용자 등의 동의 절차를 거쳐 개인영상정보를 수집하도록 하고, 이 법에서 정한 것 외에 영상정보처리기기의 설치 등에 관한 사항은 「개인정보 보호법」에 따른다.

〈신설 2015.1.28.〉[전문개정 2011.8.4.]

제47조의2(심폐소생을 위한 응급장비의 구비 등의 의무)

① 다음 각 호의 어느 하나에 해당하는 시설 등에는 자동제세동기 등 심폐소생술을 할 수 있는 응급장비를 갖추어야 한다. 〈개정 2009.6.9., 2011.3.8., 2011.8.4., 2012.2.1.〉

1. 「공공보건의료에 관한 법률」 제2조제3호에 따른 공공보건의료기관

2. 「119구조·구급에 관한 법률」 제10조에 따른 구급대에서 운용 중인 구급차

3. 「항공법」 제2조제1호에 따른 항공기 중 항공운송사업에 사용되는 여객 항공기 및 같은 법 제2조제7호에 따른 공항

4. 「철도산업발전 기본법」 제3조제4호에 따른 철도차량 중 객차

5. 「선박법」 제1조의2에 따른 선박 중 총톤수 20톤 이상인 선박

6. 대통령령으로 정하는 규모 이상의 「건축법」 제2조제2항제2호에 따른 공동주택

7. 그 밖에 대통령령으로 정하는 다중이용시설

② 제1항에 따라 응급장비를 설치한 자는 해당 응급장비를 매월 1회 이상 점검하여야 한다. 〈신설 2012.5.14.〉

③ 제1항에 따라 갖추어야 하는 응급장비의 관리 등에 필요한 사항은 보건복지부령으로 정한다. 〈개정 2012.5.14.〉[본조신설 2007.12.14.]

[제목개정 2012.5.14.]

제47조의2(심폐소생을 위한 응급장비의 구비 등의 의무)

① 다음 각 호의 어느 하나에 해당하는 시설 등에는 자동제세동기 등 심폐소생술을 할 수 있는 응급장비를 갖추어야 한다.

〈개정 2009.6.9., 2011.3.8, 2011.8.4, 2012.2.1., 2016.3.29.〉

1. 「공공보건의료에 관한 법률」 제2조제3호에 따른 공공보건의료기관

2. 「119구조·구급에 관한 법률」 제10조에 따른 구급대에서 운용 중인 구급차

3. 「항공안전법」 제2조제1호에 따른 항공기 중 항공운송사업에 사용되는 여객 항공기 및 「공항시설법」 제2조제3호에 따른 공항

4. 「철도산업발전 기본법」 제3조제4호에 따른 철도차량 중 객차

5. 「선박법」 제1조의2에 따른 선박 중 총톤수 20톤 이상인 선박

6. 대통령령으로 정하는 규모 이상의 「건축법」 제2조제2항제2호에 따른 공동주택

7. 그 밖에 대통령령으로 정하는 다중이용시설

② 제1항에 따라 응급장비를 설치한 자는 해당 응급장비를 매월 1회 이상 점검하여야 한다. 〈신설 2012.5.14.〉

③ 제1항에 따라 갖추어야 하는 응급장비의 관리 등에 필요한 사항은 보건복지부령으로 정한다. 〈개정 2012.5.14.〉[본조신설 2007.12.14.]

[제목개정 2012.5.14.][시행일 : 2017.3.30.] 제47조의2

제48조(응급구조사 등의 탑승의무) 구급차등의 운용자는 구급차등이 출동할 때에는 보건복지부령으로 정하는 바에 따라 응급구조사를 탑승시켜야 한다. 다만, 의사나 간호사가 탑승한 경우는 제외한다.[전문개정 2011.8.4.]

제48조의2(수용능력 확인 등)
① 응급환자 등을 이송하는 자(구급차등의 운전자와 제48조에 따라 구급차에 동승하는 응급구조사, 의사 또는 간호사를 말한다)는 특별한 사유가 없는 한 보건복지부령으로 정하는 방법에 따라 이송하고자 하는 응급의료기관의 응급환자 수용 능력을 확인하고 응급환자의 상태와 이송 중 응급처치의 내용 등을 미리 통보하여야 한다.
② 응급의료기관의 장은 응급환자를 수용할 수 없는 경우에는 그 소재지를 관할하는 응급의료지원센터를 통하여 구급차등의 운용자에게 지체 없이 통보하여야 한다. 〈개정 2015.1.28.〉[본조신설 2011.8.4.]

제49조(출동 및 처치 기록)
① 응급구조사가 출동하여 응급처치를 행하거나 응급환자를 이송한 때에는 지체 없이 출동 사항과 처치 내용을 기록하고 이를 소속 구급차등의 운용자와 해당 응급환자의 진료의사에게 제출하여야 한다. 다만, 응급구조사를 갈음하여 의사나 간호사가 탑승한 경우에는 탑승한 의사(간호사만 탑승한 경우에는 탑승 간호사)가 출동 및 처치 기록과 관련한 응급구조사의 임무를 수행하여야 한다.
② 제1항에 따른 기록을 제출받은 구급차등의 운용자는 그 기록을 보건복지부령으로 정하는 바에 따라 그 소재지를 관할하는 응급의료지원센터에 제출하여야 한다. 〈개정 2015.1.28.〉
③ 구급차등의 운용자와 진료의사가 소속된 의료기관의 장은 제1항에 따라 제출받은

기록을 보건복지부령으로 정하는 기간 동안 보존하여야 한다.

④ 출동 및 처치 기록의 내용 및 방법 등에 관하여 필요한 사항은 보건복지부령으로 정한다.[전문개정 2011.8.4.]

제50조(지도·감독) 시·도지사 또는 시장·군수·구청장은 관할 구역에서 운용되는 구급차등에 대하여 매년 한 번 이상 구급차등의 운용상황과 실태를 점검하여 그 결과에 따라 시정명령·정지명령 등 필요한 조치를 할 수 있다.

[전문개정 2011.8.4.]

제51조(이송업의 허가 등)

이송업을 하려는 자는 보건복지부와 국토교통부의 공동부령으로 정하는 시설 등을 갖추어 관할 시·도지사의 허가를 받아야 한다. 이 경우 둘 이상의 시·도에서 영업을 하려는 경우에는 해당 시·도별로 시·도지사의 허가를 받아야 한다. 〈개정 2013.3.23.〉

② 시·도지사는 제1항에 따라 허가를 하는 경우에는 시설의 규모 등을 고려하여 영업지역을 제한하여 허가할 수 있다.

③ 이송업자가 대통령령으로 정하는 중요한 사항을 변경하려는 경우에는 관할 시·도지사의 변경허가를 받아야 한다.

④ 이송업자가 제3항의 사항 외에 대통령령으로 정하는 사항을 변경하려는 경우에는 관할 시·도지사에게 신고하여야 한다.

⑤ 이송업자는 제1항에 따른 시설 등의 기준을 지켜야 한다.

[전문개정 2011.8.4.]

제52조(지도의사)

① 구급차등의 운용자(제44조제1항제2호에 따른 의료기관을 제외한다. 이하 이 조에서

같다)는 응급환자를 이송하기 위하여 구급차등을 사용하는 경우 상담·구조·이송 및 응급처치를 지도받기 위하여 지도의사(指導醫師)를 두거나 응급의료지원센터 또는 응급의료기관의 의사를 지도의사로 위촉하여야 한다.〈개정 2015.1.28.〉

② 구급차등의 운용자에 따른 지도의사의 수(數)와 업무 및 선임(選任) 등에 관하여 필요한 사항은 보건복지부령으로 정한다.[전문개정 2011.8.4.]

제53조(휴업 등의 신고) 이송업자는 이송업의 전부 또는 일부를 휴업·폐업 또는 재개업하려는 경우에는 보건복지부령으로 정하는 바에 따라 관할 시·도지사에게 신고하여야 한다.[전문개정 2011.8.4.]

제54조(영업의 승계)

① 다음 각 호의 어느 하나에 해당하는 자는 이송업자의 지위를 승계한다.

1. 이송업자가 사망한 경우 그 상속인

2. 이송업자가 그 사업을 양도한 경우 그 양수인

3. 법인인 이송업자가 합병한 경우 합병 후 존속하는 법인이나 합병으로 설립되는 법인

② 다음 각 호의 어느 하나에 해당하는 절차에 따라 영업시설의 전부를 인수한 자는 그 이송업자의 지위를 승계한다.

  1. 「민사집행법」에 따른 강제경매

  2. 「채무자 회생 및 파산에 관한 법률」에 따른 환가(換價)

  3. 「국세징수법」, 「관세법」 또는 「지방세기본법」에 따른 압류재산의 매각

  4. 그 밖에 제1호부터 제3호까지의 규정에 준하는 절차

③ 제1항이나 제2항에 따라 이송업자의 지위를 승계한 자는 60일 이내에 보건복지부령으로 정하는 바에 따라 관할 시·도지사에게 신고하여야 한다.

[전문개정 2011.8.4.]

제54조의2(유인·알선 등 금지) 제44조제1항에 따른 구급차등의 운용자는 영리를 목적으로 응급환자를 특정 의료기관 또는 의료인에게 이송 또는 소개·알선하거나 그 밖에 유인하거나 사주하는 행위를 하여서는 아니 된다.
[전문개정 2011.8.4.]

제9장 보칙 〈개정 2011.8.4.〉

제55조(응급의료종사자의 면허·자격 정지 등)
① 보건복지부장관은 응급의료종사자가 다음 각 호의 어느 하나에 해당하는 경우에는 그 면허 또는 자격을 취소하거나 6개월 이내의 기간을 정하여 그 면허 또는 자격을 정지시킬 수 있다.

  1. 제6조제2항, 제8조, 제18조제2항, 제39조, 제40조 또는 제49조제1항을 위반한 경우
  2. 제24조제1항에 따른 이송처치료를 과다하게 징수하거나 같은 조 제2항을 위반하여 이송처치료 외에 별도의 비용을 징수한 때
  3. 제32조제2항을 위반하여 응급환자에게 중대한 불이익을 끼친 경우
  4. 제37조의 결격사유에 해당하게 된 경우
  5. 제42조를 위반하여 의사로부터 구체적인 지시를 받지 아니하고 응급처치를 한 경우
  6. 제43조제1항에 따른 보수교육을 받지 아니한 경우
  7. 그 밖에 이 법 또는 이 법에 따른 명령을 위반한 경우

② 보건복지부장관, 시·도지사 또는 시장·군수·구청장은 의료기관이나 이송업자 또는 구급차등을 운용하는 자가 다음 각 호의 어느 하나에 해당하는 경우에는 의료기관 등의 개설 또는 영업에 관한 허가를 취소(신고대상인 경우에는 폐쇄를 말한다. 이하 제3항에서 같다)하거나 6개월 이내의 기간을 정하여 그 업무의 정지를 명할 수 있다.

〈개정 2015.1.28.〉

1. 제18조제2항, 제28조제3항, 제32조제1항, 제33조제1항, 제35조의2, 제44조제3항, 제45조제1항, 제47조제1항·제2항, 제48조, 제49조제2항·제3항, 제51조제3항부터 제5항까지, 제52조제1항, 제53조, 제54조제3항, 제54조의2 또는 제59조를 위반한 경우

2. 제22조제1항에 따른 미수금의 대지급을 부정하게 청구한 경우

3. 제24조제1항에 따른 이송처치료를 과다하게 징수하거나 같은 조 제2항을 위반하여 이송처치료 외에 별도의 비용을 징수한 때

4. 제34조에 따라 당직의료기관으로 지정받은 자가 응급의료를 하지 아니한 경우

5. 제50조에 따른 시정명령·정지명령 등 필요한 조치를 따르지 아니한 경우

6. 그 밖에 이 법 또는 이 법에 따른 명령을 위반한 경우

③ 제2항에 따라 영업허가의 취소처분을 받은 자는 그 처분을 받은 날부터 1년 이내에는 그 업을 개설·운영하지 못한다.

④ 제1항과 제2항에 따른 행정처분의 세부 사항은 보건복지부령으로 정한다.

[전문개정 2011.8.4.] [시행일:2012.8.5.] 제55조제1항, 제55조제2항(제49조의 개정규정에 관련된 부분에 한정한다)

제56조(청문) 보건복지부장관, 시·도지사 또는 시장·군수·구청장은 다음 각 호의 어느 하나에 해당하는 처분을 하려면 청문을 하여야 한다. 〈개정 2013.6.4.〉

1. 제35조에 따른 응급의료기관의 지정의 취소

2. 제55조제1항에 따른 응급의료종사자의 면허 또는 자격의 취소

3. 제55조제2항에 따른 의료기관 등의 개설 또는 영업에 관한 허가의 취소 및 폐쇄명령[전문개정 2011.8.4.]

제57조(과징금) ① 보건복지부장관, 시·도지사 또는 시장·군수·구청장은 의료기관이나 이송업자 또는 구급차등을 운용하는 자가 제55조제2항 각 호의 어느 하나에 해당하는 경우로서 그 업무의 정지가 국민보건의료에 커다란 위해를 가져올 우려가 있다고 인정되는 경우에는 업무정지처분을 갈음하여 5천만원 이하의 과징금을 부과할 수 있다. 이 경우 과징금의 부과 횟수는 세 번을 초과할 수 없다.

② 제1항에 따라 과징금을 부과하는 위반행위의 종류, 위반 정도에 따른 과징금의 금액과 그 밖에 필요한 사항은 대통령령으로 정한다.

③ 제1항에 따른 과징금을 내야 할 자가 납부기한까지 이를 내지 아니하면 보건복지부장관은 국세 체납처분의 예에 따라 징수하고, 시·도지사 및 시장·군수·구청장은 「지방세외수입금의 징수 등에 관한 법률」에 따라 징수한다. 〈개정 2013.8.6.〉[전문개정 2011.8.4.]

제58조(권한의 위임) 이 법에 따른 보건복지부장관의 권한은 그 일부를 대통령령으로 정하는 바에 따라 시·도지사 또는 시장·군수·구청장에게 위임할 수 있다.[전문개정 2011.8.4.]

제59조(유사명칭 사용 금지) ① 이 법에 따른 응급구조사, 중앙응급의료센터·권역응급의료센터·전문응급의료센터·지역응급의료센터·지역응급의료기관 또는 응급의료지원센터가 아니면 각각의 명칭 또는 이와 유사한 명칭을 사용하지 못한다. 〈개정 2015.1.28.〉

② 다음 각 호 외의 의료기관은 응급환자 진료와 관련된 명칭이나 표현을 사용하거나 외부에 표기하여서는 아니 된다.

 1. 이 법에 따라 지정받은 응급의료기관
 2. 제35조의2에 따라 신고한 의료기관

3. 종합병원[전문개정 2011.8.4.]

제10장 벌칙 〈개정 2011.8.4.〉

제60조(벌칙) ① 다음 각 호의 어느 하나에 해당하는 자는 5년 이하의 징역 또는 5천만원 이하의 벌금에 처한다. 〈개정 2015.1.28.〉

  1. 제12조를 위반하여 응급의료를 방해하거나 의료용 시설 등을 파괴·손상 또는 점거한 사람

  2. 제36조에 따른 응급구조사의 자격인정을 받지 못하고 응급구조사를 사칭하여 제41조에 따른 응급구조사의 업무를 한 사람

  3. 제51조제1항을 위반하여 이송업 허가를 받지 아니하고 이송업을 한 자

② 다음 각 호의 어느 하나에 해당하는 사람은 3년 이하의 징역 또는 3천만원 이하의 벌금에 처한다. 〈개정 2015.1.28.〉

  1. 제6조제2항을 위반하여 응급의료를 거부 또는 기피한 응급의료종사자

  2. 제40조의 비밀 준수 의무를 위반한 사람. 다만, 고소가 있어야 공소를 제기할 수 있다.

  3. 제42조를 위반하여 의사로부터 구체적인 지시를 받지 아니하고 응급처치를 한 응급구조사

③ 제18조제2항 또는 제44조제1항을 위반한 자는 1년 이하의 징역 또는 1천만원 이하의 벌금에 처한다. 〈개정 2015.1.28.〉[전문개정 2011.8.4.]

제61조(양벌규정) 법인의 대표자나 법인 또는 개인의 대리인, 사용인, 그 밖의 종업원이 그 법인 또는 개인의 업무에 관하여 제60조의 위반행위를 하면 그 행위자를 벌하는 외에 그 법인 또는 개인에게도 해당 조문의 벌금형을 과(科)한다. 다만, 법인 또는 개인

이 그 위반행위를 방지하기 위하여 해당 업무에 관하여 상당한 주의와 감독을 게을리 하지 아니한 경우에는 그러하지 아니하다.

[전문개정 2011.8.4.]

제62조(과태료) ① 다음 각 호의 어느 하나에 해당하는 자에게는 300만원 이하의 과태료를 부과한다. 〈개정 2012.5.14., 2013.6.4.〉

  1. 제31조의2를 위반하여 응급의료기관의 지정기준에 따른 시설·인력·장비 등을 유지·운영하지 아니한 자

  2. 제32조제4항을 위반하여 당직전문의등 또는 당직전문의등과 동등한 자격을 갖춘 것으로 인정되는 자로 하여금 응급환자를 진료하게 하지 아니한 자

  3. 제33조를 위반하여 예비병상을 확보하지 아니하거나 응급환자가 아닌 사람에게 예비병상을 사용하게 한 자

  3의2. 제48조 본문을 위반하여 응급구조사를 탑승시키지 아니한 자

  4. 제39조 또는 제49조제1항부터 제3항까지를 위반하여 준수 사항을 지키지 아니하거나 출동 및 처치 기록 등에 관한 의무를 이행하지 아니한 자

  4의2. 제44조의2제2항에 따른 신고를 하지 아니하고 구급차등을 운용한 자

  5. 제51조제3항, 제53조 또는 제54조제3항에 따른 변경허가를 받지 아니하거나 신고를 하지 아니한 자

  6. 제59조를 위반하여 응급구조사·중앙응급의료센터 등의 명칭 또는 이와 비슷한 명칭을 사용하거나, 응급환자 진료와 관련된 명칭이나 표현을 사용하거나 외부에 표기한 자

② 제1항에 따른 과태료는 대통령령으로 정하는 바에 따라 보건복지부장관 또는 시·도지사가 부과·징수한다.[전문개정 2011.8.4.]

제63조(응급처치 및 의료행위에 대한 형의 감면) ① 응급의료종사자가 응급환자에게 발

생한 생명의 위험, 심신상의 중대한 위해 또는 증상의 악화를 방지하기 위하여 긴급히 제공하는 응급의료로 인하여 응급환자가 사상(死傷)에 이른 경우 그 응급의료행위가 불가피하였고 응급의료행위자에게 중대한 과실이 없는 경우에는 정상을 고려하여 「형법」 제268조의 형을 감경(減輕)하거나 면제할 수 있다.

② 제5조의2제1호나목에 따른 응급처치 제공의무를 가진 자가 응급환자에게 발생한 생명의 위험, 심신상의 중대한 위해 또는 증상의 악화를 방지하기 위하여 긴급히 제공하는 응급처치(자동제세동기를 사용하는 경우를 포함한다)로 인하여 응급환자가 사상에 이른 경우 그 응급처치행위가 불가피하였고 응급처치행위자에게 중대한 과실이 없는 경우에는 정상을 고려하여 형을 감경하거나 면제할 수 있다.[전문개정 2011.8.4.]

부칙 〈법률 제6147호, 2000.1.12.〉

제1조 (시행일) 이 법은 2000년 7월 1일부터 시행한다.

제2조 (응급의료기관에 관한 경과조치) ①이 법 시행당시의 응급의료센터인 종합병원은 이 법에 의하여 시·도지사가 지정한 지역응급의료센터로 본다.

②이 법 시행당시 응급의료기관으로 지정된 병원 또는 의원은 이 법에 의하여 시장·군수·구청장이 지정한 지역응급의료기관으로 본다.

제3조 (응급의료정보센터에 관한 경과조치) 이 법 시행당시의 응급환자정보센터는 이 법에 의한 응급의료정보센터로 본다.

제4조 (응급구조사에 관한 경과조치) 이 법 시행당시 종전의 규정에 의하여 보건복지부장관으로부터 자격인정을 받은 응급구조사는 이 법에 의한 응급구조사로 본다.

제5조 (이송업에 관한 경과조치) 이 법 시행당시 보건복지부장관으로부터 이송업의 허가를 받은 자는 이 법에 의하여 관할 시·도지사로부터 이송업의 허가를 받은 것으로 본다.

제6조 (행정처분 등에 관한 일반적 경과조치) 이 법 시행당시 종전의 규정에 의하여 행정기관이 행한 행정처분 기타 행정기관의 행위와 행정기관에 대한 각종 신고 등의 행위는 그에 해당하는 이 법에 의한 행정기관의 행위 또는 행정기관에 대한 행위로 본다.

제7조 (벌칙 및 과태료에 관한 경과조치) 이 법 시행전의 행위에 대한 벌칙의 적용과 과태료의 처분에 있어서는 종전의 규정에 의한다.

부칙 〈법률 제6627호, 2002.1.26.〉 (민사집행법)

제1조 (시행일) 이 법은 2002년 7월 1일부터 시행한다.

제2조 내지 제5조 생략

제6조 (다른 법률의 개정) ① 내지 〈37〉생략 〈38〉응급의료에관한법률중 다음과 같이 개정한다.

제54조제2항 중 "민사소송법"을 "민사집행법"으로 한다.

〈39〉 내지 〈55〉생략

제7조 생략

부칙 〈법률 제6677호, 2002.3.25.〉

①(시행일) 이 법은 2002년 10월 1일부터 시행한다.

②(대불금의 결손처분에 관한 경과조치) 제22조제5항의 개정규정은 이 법 시행 당시 발생된 대불금에 대하여도 적용한다.

부칙 〈법률 제7428호, 2005.3.31.〉 (채무자 회생 및 파산에 관한 법률)

제1조 (시행일) 이 법은 공포 후 1년이 경과한 날부터 시행한다.

제2조 내지 제4조 생략

제5조 (다른 법률의 개정) ① 내지 <90>생략

<91>응급의료에관한법률 일부를 다음과 같이 개정한다.

제54조제2항중 "파산법"을 "「채무자 회생 및 파산에 관한 법률」"로 한다.

<92> 내지 <145>생략

제6조 생략

부칙 <법률 제7449호, 2005.3.31.>

이 법은 공포 후 3월이 경과한 날부터 시행한다.

부칙 <법률 제7545호, 2005.5.31.> (도로교통법)

제1조 (시행일) 이 법은 공포 후 1년이 경과한 날부터 시행한다.

제2조 내지 제7조 생략

제8조 (다른 법률의 개정) ① 및 ②생략

③응급의료에관한법률중 다음과 같이 개정한다.

제20조제2항중 "제117조제3항"을 "제162조제3항"으로 한다.

④ 내지 ⑦생략

부칙 <법률 제8366호, 2007.4.11.> (의료법)

제1조 (시행일) 이 법은 공포한 날부터 시행한다. <단서 생략>

제2조부터 제19조까지 생략

제20조 (다른 법률의 개정) ①부터 ⑨까지 생략

⑩응급의료에 관한 법률 일부를 다음과 같이 개정한다.

제41조 중 "의료법 제25조"를 "「의료법」 제27조"로 한다.

⑪부터 〈17〉까지 생략

제21조 생략

부칙 〈법률 제8648호, 2007.10.17.〉

이 법은 공포 후 6개월이 경과한 날부터 시행한다.

부칙 〈법률 제8692호, 2007.12.14.〉

이 법은 공포 후 6개월이 경과한 날부터 시행한다.

부칙 〈법률 제8852호, 2008.2.29.〉 (정부조직법)

제1조 (시행일) 이 법은 공포한 날부터 시행한다. 다만, ···〈생략〉··· 부칙 제6조에 따라 개정되는 법률 중 이 법의 시행 전에 공포되었으나 시행일이 도래하지 아니한 법률을 개정한 부분은 각각 해당 법률의 시행일부터 시행한다.

제2조부터 제5조까지 생략

제6조 (다른 법률의 개정) ①부터 〈478〉까지 생략

〈479〉 응급의료에 관한 법률 일부를 다음과 같이 개정한다.

제2조제1호, 제9조제3항, 제11조제4항, 제14조제2항, 제15조제2항, 제17조제3항, 제24조, 제25조제2항, 제26조제2항, 제27조제2항제5호, 제29조제2항, 제30조제2항, 제31조제2항, 제32조제3항, 제33조제2항, 제34조, 제36조제5항, 제39조, 제41조, 제42조 단서, 제43조제2항, 제45조제1항제5호, 제47조제2항, 제48조 본문, 제49조제3항·제4항, 제52조제1항·제2항, 제53조, 제54조제3항, 제55조제4항 중 "보건복지부령"을 각각 "보건복지가족부령"으로 한다.

제13조의 2 제1항·제3항·제5항, 제17조제2항, 제18조제1항, 제22조제1항, 제25조제

1항 제6호, 제29조제1항, 제34조 중 "보건복지부장관"을 각각 "보건복지가족부장관"으로 한다.

제13조의3제1항 중 "보건복지부"를 "보건복지가족부"로 한다.

제14조 제1항, 제17조제1항, 제19조제1항·제2항 전단 및 후단, 제20조제1항제1호, 제23조제1항·제2항, 제25조제1항 각 호 외의 부분, 제26조제1항 각 호 외의 부분 및 제4호, 제27조제1항·제3항, 제35조 각 호 외의 부분, 제36조제2항 각 호 외의 부분 및 제2호·제3항 각 호 외의 부분·제3항제1호 및 제2호·제4항, 제43조제1항, 제44조제1항제5호, 제55조제1항 각 호 외의 부분·제2항 각 호 외의 부분, 제56조, 제57조제1항 전단·제3항, 제58조, 제62조제2항 중 "보건복지부장관"을 각각 "보건복지가족부장관"으로 한다.

제22조 제2항, 제35조의2 본문, 제44조제3항 중 "보건복지부령"을 각각 "보건복지가족부령"으로 한다.

제46조제2항, 제51조제1항 전단 중 "보건복지부"를 "보건복지가족부"로 한다.

제46조제2항, 제51조제1항 전단 중 "건설교통부"를 "국토해양부"로 한다.

〈480〉부터 〈760〉까지 생략

제7조 생략

부칙 〈법률 제9124호, 2008.6.13.〉

①(시행일) 이 법은 공포 후 6개월이 경과한 날부터 시행한다.

②(응급의료 또는 응급처치의 면책에 관한 적용례) 제5조의2 및 제63조제2항의 개정규정은 이 법 시행 후 최초의 응급의료 또는 응급처치부터 적용한다.

부칙 〈법률 제9305호, 2008.12.31.〉

①(시행일) 이 법은 공포한 날부터 시행한다.

②(적용례) 제20조제2항의 개정규정은 2010회계연도 예산부터 적용한다.

③(유효기간) 제20조제2항제1호의 개정규정은 2017년 12월 31일까지 효력을 가진다. 〈개정 2012.5.14.〉

부칙 〈법률 제9386호, 2009.1.30.〉 (의료법)

제1조(시행일) 이 법은 공포 후 1년이 경과한 날부터 시행한다. 〈단서 생략〉

제2조부터 제5조까지 생략

제6조(다른 법률의 개정) ①부터 ⑧까지 생략

⑨ 응급의료에 관한 법률 일부를 다음과 같이 개정한다.

제25조제1항 각 호 외의 부분 중 "의료법 제3조의 규정에 의한"을 "「의료법」 제3조의3에 따른"으로 한다.

제31조제1항 중 "의료법 제3조의 규정에 의한 병원 및 의원중"을 "「의료법」 제3조제2항제1호가목 및 같은 항 제3호가목에 따른 의원 및 병원 중"으로 한다.

⑩부터 ⑫까지 생략

제7조 생략

부칙 〈법률 제9780호, 2009.6.9.〉 (항공법)

제1조(시행일) 이 법은 공포 후 3개월이 경과한 날부터 시행한다. 〈단서 생략〉

제2조부터 제10조까지 생략

제11조(다른 법률의 개정) ①부터 ⑨까지 생략

⑩ 응급의료에 관한 법률 일부를 다음과 같이 개정한다.

제14조제1항제9호 중 "「항공법」 제2조제3호 및 제3호의2"를 "「항공법」 제2조제4

호 및 제5호"로 하고, 제47조의2제1항제3호 중 "같은 법 제2조제5호"를 "같은 법 제2조제7호"로 한다.

⑪부터 〈19〉까지 생략

제12조 생략

부칙 〈법률 제9932호, 2010.1.18.〉 (정부조직법)

제1조(시행일) 이 법은 공포 후 2개월이 경과한 날부터 시행한다. 〈단서 생략〉

제2조 및 제3조 생략

제4조(다른 법률의 개정) ①부터 〈90〉까지 생략

〈91〉 응급의료에 관한 법률 일부를 다음과 같이 개정한다.

제2조제1호, 제9조제3항, 제11조제4항, 제14조제3항, 제15조제2항, 제17조제3항, 제22조제2항, 제24조, 제25조제2항, 제26조제2항, 제27조제2항제5호, 제29조제2항, 제30조제2항, 제31조제2항, 제32조제3항, 제33조제2항, 제34조, 제35조의2 본문, 제36조제5항, 제39조, 제41조, 제42조 단서, 제43조제2항, 제44조제3항, 제45조제1항제5호, 제47조제2항, 제48조 본문, 제49조제3항·제4항, 제52조제1항·제2항, 제53조, 제54조제3항, 제55조제4항 중 "보건복지가족부령"을 각각 "보건복지부령"으로 한다.

제13조의2제1항·제3항·제5항, 제14조제1항 각 호 외의 부분·제2항 전단 및 후단, 제17조제1항·제2항, 제18조제1항, 제19조제1항·제2항 전단 및 후단, 제20조제1항제1호, 제22조제1항 전단, 제23조제1항·제2항, 제25조제1항 각 호 외의 부분 및 제6호, 제26조제1항 각 호 외의 부분 및 제4호, 제27조제1항·제3항, 제29조제1항, 제34조, 제35조 각 호 외의 부분, 제36조제2항 각 호 외의 부분 및 제2호·제3항 각 호 외의 부분 및 제1호·제2호 및 제4항, 제43조제1항, 제44조제1항제5호, 제55조제1항 각 호 외의 부분·제2항 각 호 외의 부분, 제56조, 제57조제1항 전단·제3항, 제58조, 제62조

제2항 중 "보건복지가족부장관"을 각각 "보건복지부장관"으로 한다.

제13조의3제1항, 제46조제2항, 제51조제1항 전단 중 "보건복지가족부"를 각각 "보건복지부"로 한다.

〈92〉부터 〈137〉까지 생략

제5조 생략

부칙 〈법률 제10219호, 2010.3.31.〉 (지방세기본법)

제1조(시행일) 이 법은 2011년 1월 1일부터 시행한다.

제2조부터 제10조까지 생략

제11조(다른 법률의 개정) ①부터 〈35〉까지 생략

〈36〉 응급의료에 관한 법률 일부를 다음과 같이 개정한다.

제54조제2항 중 "지방세법에 의한"을 "「지방세기본법」에 따른"으로 한다.

〈37〉부터 〈61〉까지 생략

제12조 생략

부칙 〈법률 제10442호, 2011.3.8.〉 (119구조·구급에 관한 법률)

제1조(시행일) 이 법은 공포 후 6개월이 경과한 날부터 시행한다.

제2조 및 제3조 생략

제4조(다른 법률의 개정) ① 생략

② 응급의료에 관한 법률 일부를 다음과 같이 개정한다.

제5조의2제1호나목 및 제47조의2제1항제2호 중 "「소방기본법」 제35조에 따른 구급대"를 각각 "「119구조·구급에 관한 법률」 제10조에 따른 구급대"로 한다.

③ 및 ④ 생략

제5조 생략

부칙 〈법률 제11004호, 2011.8.4.〉

①(시행일) 이 법은 공포한 날부터 시행한다. 다만, 제13조의2부터 제13조의6까지, 제14조, 제32조제3항·제4항, 제47조의2제1항, 제48조의2, 제49조, 제52조, 제55조제1항·제2항(제49조의 개정규정에 관련된 부분에 한정한다) 및 제62조제1항제2호의 개정규정은 공포 후 1년이 경과한 날부터 시행한다.

②(구상권의 시효에 관한 적용례) 제22조의3의 개정규정은 이 법 시행 후 최초로 발생하는 대지급금에 대한 구상의 권리부터 적용한다.

③(벌칙과 과태료에 관한 경과조치) 이 법 시행 전의 위반행위에 대한 벌칙의 적용과 과태료의 처분에 있어서는 종전의 규정에 따른다.

부칙 〈법률 제11024호, 2011.8.4.〉 (선원법)

제1조(시행일) 이 법은 공포 후 6개월이 경과한 날부터 시행한다. 〈단서 생략〉

제2조부터 제7조까지 생략

제8조(다른 법률의 개정) ①부터 ③까지 생략

④ 응급의료에 관한 법률 일부를 다음과 같이 개정한다.

제5조의2제1호나목 중 "「선원법」 제78조의2에 따른 선박의 응급처치담당자"를 "「선원법」 제86조에 따른 선박의 응급처치 담당자"로 한다.

제14조제1항제11호 중 "「선원법」 제3조제1호"를 "「선원법」 제2조제1호"로 한다.

⑤ 생략

제9조 생략

부칙 〈법률 제11247호, 2012.2.1.〉 (공공보건의료에 관한 법률)

제1조(시행일) 이 법은 공포 후 1년이 경과한 날부터 시행한다.

제2조(다른 법률의 개정) ①부터 ③까지 생략

④ 응급의료에 관한 법률 일부를 다음과 같이 개정한다.

제47조의2제1항제1호 중 "「공공보건의료에 관한 법률」 제2조"를 "「공공보건의료에 관한 법률」 제2조제3호"로 한다.

제3조 생략

부칙 〈법률 제11403호, 2012.3.21.〉 (119구조·구급에 관한 법률)

제1조(시행일) 이 법은 공포 후 3개월이 경과한 날부터 시행한다. 〈단서 생략〉

제2조(다른 법률의 개정) 응급의료에 관한 법률 일부를 다음과 같이 개정한다.

제27조제2항제1호 및 제2호를 각각 삭제한다.

부칙 〈법률 제11422호, 2012.5.14.〉

이 법은 공포 후 6개월이 경과한 날부터 시행한다. 다만, 제12조 및 제62조의 개정규정과 법률 제9305호 응급의료에 관한 법률 일부개정법률 부칙 제3항의 개정규정은 공포한 날부터 시행한다.

부칙 〈법률 제11476호, 2012.6.1.〉 (철도안전법)

제1조(시행일) 이 법은 공포 후 6개월이 경과한 날부터 시행한다.

제2조 및 제3조 생략

제4조(다른 법률의 개정) ① 응급의료에 관한 법률 일부를 다음과 같이 개정한다.

제14조제1항제10호 중 "「철도안전법」 제2조제9호가목부터 다목까지"를 "「철도안전법」 제2조제10호가목부터 다목까지"로 한다.

② 생략

부칙 〈법률 제11690호, 2013.3.23.〉 (정부조직법)

제1조(시행일) ① 이 법은 공포한 날부터 시행한다.

② 생략

제2조부터 제5조까지 생략

제6조(다른 법률의 개정) ①부터 〈479〉까지 생략

〈480〉 응급의료에 관한 법률 일부를 다음과 같이 개정한다.

제13조의5제4항제2호 및 제3호를 각각 다음과 같이 한다.

2. 교육부차관

3. 국토교통부차관

제46조 제2항 및 제51조제1항 전단 중 "국토해양부"를 각각 "국토교통부"로 한다.

〈481〉부터 〈710〉까지 생략

제7조 생략

부칙 〈법률 제11859호, 2013.6.4.〉

제1조(시행일) 이 법은 공포한 날부터 시행한다. 다만, 제44조의2, 제45조 및 제62조제1항제4호의2의 개정규정은 공포 후 1년이 경과한 날부터 시행한다.

제2조(구급차등의 운용신고 등에 관한 경과조치) 이 법 시행 전에 구급차등을 등록한 자는 제44조의2의 개정규정이 시행된 날부터 3개월 내에 같은 개정규정에 따라 관할 시장·군수·구청장에게 통보 또는 신고하여야 한다.

부칙 〈법률 제11998호, 2013.8.6.〉 (지방세외수입금의 징수 등에 관한 법률)

제1조(시행일) 이 법은 공포 후 1년이 경과한 날부터 시행한다.

제2조 생략

제3조(다른 법률의 개정) ①부터 〈53〉까지 생략

〈54〉 응급의료에 관한 법률 일부를 다음과 같이 개정한다.

제57조제3항 중 "지방세 체납처분의 예에 따라 징수한다"를 "「지방세외수입금의 징수 등에 관한 법률」에 따라 징수한다"로 한다.

〈55〉부터 〈71〉까지 생략

부칙 〈법률 제12448호, 2014.3.18.〉

이 법은 공포 후 6개월이 경과한 날부터 시행한다.

부칙 〈법률 제12844호, 2014.11.19.〉 (정부조직법)

제1조(시행일) 이 법은 공포한 날부터 시행한다. 다만, 부칙 제6조에 따라 개정되는 법률 중 이 법 시행 전에 공포되었으나 시행일이 도래하지 아니한 법률을 개정한 부분은 각각 해당 법률의 시행일부터 시행한다.

제2조부터 제5조까지 생략

제6조(다른 법률의 개정) ①부터 〈197〉까지 생략

〈198〉 응급의료에 관한 법률 일부를 다음과 같이 개정한다.

제13조의5제4항제4호를 다음과 같이 한다.

4. 국민안전처의 소방사무를 담당하는 본부장

제14조제2항 후단 중 "소방방재청장"을 "국민안전처장관"으로 한다.

〈199〉부터 〈258〉까지 생략

제7조 생략

부칙 〈법률 제13106호, 2015.1.28.〉

제1조(시행일) 이 법은 공포 후 6개월이 경과한 날부터 시행한다. 다만, 제13조의2제3항, 제13조의4, 제22조의2, 제37조제3호 및 제60조의 개정규정은 공포한 날부터 시행한다.

제2조(응급의료기관에 대한 경과조치) 이 법 시행 당시 권역응급의료센터 및 지역응급의료센터는 이 법 시행 후 1년 이내에 제26조 및 제30조의 개정규정에 따른 권역응급의료센터 및 지역응급의료센터의 지정기준에 적합하도록 하여야 하며, 지역응급의료기관은 이 법 시행 후 3년 이내에 제31조의 개정규정에 따른 지역응급의료기관의 지정기준에 적합하도록 하여야 한다. 이 경우 기간 내 지정기준을 충족하지 못한 때에는 제56조에 따른 청문 없이 취소된 것으로 본다.

제3조(구급차의 장비 장착에 관한 경과조치) ① 이 법 시행 당시 제44조제1항제1호에 따른 구급차를 운용하는 자는 이 법 시행 후 1년 이내에 제47조제2항제1호 및 제3호의 개정규정에 따른 장비를 장착하여야 한다.

② 이 법 시행 당시 제44조제1항제2호부터 제5호까지에 따른 구급차를 운용하는 자는 이 법 시행 후 2년 이내에 제47조제2항제1호 및 제3호의 개정규정에 따른 장비를 장착하여야 한다.

제4조(구급차의 운행연한에 관한 경과조치) 이 법 시행 당시 운행 중인 구급차는 제46조제2항의 개정규정에도 불구하고 이 법 시행 후 1년 이내에는 운행연한을 초과하여 운행할 수 있다.

제5조(금치산자 등에 대한 경과조치) 제37조제3호의 개정규정에도 불구하고 법률 제10429호 민법 일부개정법률 부칙 제2조에 따라 금치산 또는 한정치산 선고의 효력이 유지되는 사람에 대해서는 종전의 규정에 따른다.

부칙 〈법률 제13367호, 2015.6.22.〉 (한국보건의료인국가시험원법)

제1조(시행일) 이 법은 공포 후 6개월이 경과한 날부터 시행한다.

제2조부터 제4조까지 생략

제5조(다른 법률의 개정) ①부터 ④까지 생략

⑤ 응급의료에 관한 법률 일부를 다음과 같이 개정한다.

제36조제4항 중 "시험관리능력이 있다고 인정되는 관계 전문기관"을 "「한국보건의료인국가시험원법」에 따른 한국보건의료인국가시험원"으로 한다.

⑥부터 ⑧까지 생략

2. 응급의료에 관한 법률시행령

제1조(목적) 이 영은 「응급의료에 관한 법률」에서 위임된 사항과 그 시행에 관하여 필요한 사항을 규정함을 목적으로 한다. 〈개정 2008.6.11.〉

제2조(응급환자가 아닌 자에 대한 이송기준 및 절차) ① 의료인은 응급의료기관에 내원한 환자가 응급환자에 해당하지 아니하나 진료가 필요하다고 인정되는 경우에는 「응급의료에 관한 법률」(이하 "법"이라 한다) 제7조의 규정에 따라 본인 또는 법정대리인의 동의를 얻어 응급실이 아닌 의료시설에 진료를 의뢰하거나 다른 의료기관에 이송할 수 있다. 〈개정 2008.6.11.〉

② 의료인은 제1항의 규정에 따라 응급환자에 해당하지 아니하는 환자를 응급실이 아닌 의료시설에 진료를 의뢰하거나 다른 의료기관에 이송하는 경우에는 당해 환자가 응급환자에 해당하지 아니하는 이유를 설명하고, 그에 필요한 진료내용 및 진료과목 등을 추천하여야 한다.

③의료기관의 장은 제1항의 규정에 따라 응급환자에 해당하지 아니하는 환자를 다른 의료기관으로 이송한 경우 그 이송받은 의료기관, 환자 또는 그 법정대리인이 진료에 필요한 의무기록을 요구하는 경우에는 이를 즉시 제공하여야 한다.

제3조(연차별 시행계획의 수립) 보건복지부장관은 법 제13조의2제5항에 따라 응급의료기본계획에 따른 연차별 시행계획을 계획 시행 전년도 10월 31일까지 수립하여야 한다.[전문개정 2012.8.3.]

제4조 삭제 〈2012.8.3.〉

제5조(지역응급의료시행계획의 평가 등) ① 법 제13조의3제2항에 따른 평가를 위하여 특별시장·광역시장·특별자치시장·도지사 및 특별자치도지사(이하 "시·도지사"라 한다)는 법 제13조의3제1항에 따라 수립한 다음 해의 지역응급의료시행계획을 매년 12월 31일까지 보건복지부장관에게 제출하여야 한다. 〈개정 2015.7.24.〉

②법 제13조의3제2항에 따른 평가를 위하여 시·도지사는 지난해의 지역응급의료시행계획 시행결과를 매년 2월 말일까지 보건복지부장관에게 제출하여야 한다.[전문개정 2012.8.3.]

제5조의2(자료의 범위 등) ① 법 제13조의4제1항에 따라 보건복지부장관은 법 제13조의2제1항에 따른 응급의료기본계획의 수립·시행을 위하여 응급환자에 관한 다음 각 호의 자료를 요청할 수 있다. 이 경우 요청일부터 과거 3년간의 자료에 한정한다.

1. 「국민건강보험법」 제5조에 따른 가입자·피부양자에 대한 건강보험 관련 자료 및 같은 법 제47조제2항에 따른 요양급여비용 심사청구 자료
2. 「의료급여법」 제11조제2항에 따른 의료급여비용 심사청구 자료
3. 「산업재해보상보험법」 제36조제2항에 따른 보험급여 청구 및 결정 자료
4. 「자동차손해배상 보장법」 제12조제2항에 따른 자동차보험진료수가 청구 자료
5. 「119구조·구급에 관한 법률」 제22조제2항에 따른 구조·구급활동상황일지

6. 「주민등록법」 제7조제1항에 따른 개인별 및 세대별 주민등록표

7. 「장애인복지법」 제32조제1항에 따른 장애인 등록 자료

8. 「교통안전법」 제51조에 따른 교통사고조사와 관련된 자료·통계 또는 정보

② 법 제13조의4제1항에 따라 시·도지사가 제13조의3제1항에 따른 지역응급의료시행계획의 수립·시행을 위하여 요청할 수 있는 자료의 범위는 다음 각 호와 같다.

1. 법 제25조제1항에 따라 지정된 중앙응급의료센터가 같은 조 제1항제1호, 제5호 및 제6호에 따라 수행한 업무에 관한 자료

2. 관할지역 내 소재하는 다음 각 목의 기관의 시설·장비·인력 현황 및 수행한 업무에 관한 통계 자료

   가. 법 제26조제1항에 따라 지정된 권역응급의료센터

   나. 법 제29조제1항에 따라 지정된 전문응급의료센터

   다. 법 제30조제1항에 따라 지정된 지역응급의료센터

   라. 법 제31조제1항에 따라 지정된 지역응급의료기관

3. 법 제27조제1항에 따라 설치된 지역별 응급의료지원센터(이하 "응급의료지원센터"라 한다)가 같은 조 제2항제3호, 제7호 및 제8호에 따라 수행한 업무에 관한 자료

③ 보건복지부장관은 제1항에 따라 수집된 자료를 활용하여 다음 각 호의 정보를 산출하고 관리하여야 한다.

  1. 지역별, 질환군별, 시간대별 응급환자의 발생 현황

  2. 응급의료 자원의 분포

  3. 응급환자의 이송 및 「의료법」 제3조에 따른 의료기관 이용 현황

  4. 응급환자 진료 경로 및 결과

  5. 그 밖에 응급환자의 흐름과 제공된 응급의료를 파악하는 데 필요한 정보

④ 보건복지부장관은 제3항에 따른 정보를 산출한 후 지체 없이 주민등록번호 등 개인

을 식별할 수 있는 정보를 삭제하여야 하며, 제1항에 따라 수집된 자료도 「개인정보보호법」 제21조에 따라 파기하여야 한다.[본조신설 2015.7.24.]

제6조(중앙응급의료위원회) ① 법 제13조의5제5항에 따른 위촉 위원의 임기는 3년으로 한다.

② 법 제13조의5에 따른 중앙응급의료위원회(이하 "위원회"라 한다)의 위원장은 위원회를 대표하며, 위원회의 업무를 총괄한다.

③ 위원회의 회의는 위원회의 위원장이 소집한다.

④ 위원회의 회의는 재적위원 과반수의 출석으로 개의(開議)하고, 출석위원 과반수의 찬성으로 의결한다.

⑤ 위원회에 간사 1명을 두되, 간사는 보건복지부 소속 고위공무원단에 속하는 공무원 중에서 보건복지부장관이 지명한다.

⑥ 위원회의 회의에 출석한 위원, 관계 공무원 또는 관계 전문가에게는 예산의 범위에서 수당, 여비, 그 밖에 필요한 경비를 지급할 수 있다. 다만, 공무원인 위원이나 관계 공무원이 그 소관 업무와 직접 관련하여 출석하는 경우에는 그러하지 아니하다.

⑦ 제1항에서 제6항까지에서 규정한 사항 외에 위원회의 운영에 필요한 사항은 위원회의 의결을 거쳐 위원회의 위원장이 정한다.[전문개정 2012.8.3.]

제7조(시·도응급의료위원회의 설치 등) ① 법 제13조의6제1항에 따른 시·도응급의료위원회(이하 "시·도위원회"라 한다)는 위원장 1명과 부위원장 1명을 포함한 10명 이내의 위원으로 구성한다. 〈개정 2012.8.3.〉

②위원장 및 부위원장은 위원중에서 시·도지사가 임명하고, 위원은 다음 각호의 자중에서 시·도지사가 임명 또는 위촉한다. 〈개정 2012.8.3., 2015.7.24.〉

 1. 응급의료기관을 대표하는 자
 2. 응급의료지원센터를 대표하는 자

3. 해당 특별시·광역시·특별자치시·도·특별자치도(이하 "시·도"라 한다) 소방본부의 구급업무를 담당하는 소방공무원

4. 시·도의 응급의료에 관련된 업무를 담당하는 공무원

5. 「비영리민간단체지원법」 제2조에 따른 비영리민간단체를 대표하는 자

6. 응급의료에 관하여 학식과 경험이 풍부한 자

③ 삭제 〈2012.8.3.〉[제목개정 2012.8.3.]

제7조의2(구조 및 응급처치에 관한 교육 대상자) 법 제14조제1항제12호에서 "대통령령으로 정하는 사람"이란 「화재예방, 소방시설 설치·유지 및 안전관리에 관한 법률 시행령」 제22조제1항제1호 또는 제2호에 따른 특급 소방안전관리대상물 또는 1급 소방안전관리대상물의 소방안전관리자[「화재예방, 소방시설 설치·유지 및 안전관리에 관한 법률」 제41조에 따라 국민안전처장관이 실시하는 강습교육(법 제14조제1항에 따른 교육의 내용 및 시간을 충족하는 강습교육만 해당한다)을 받은 사람은 제외한다]를 말한다. 〈개정 2014.11.19., 2016.1.19.〉

[본조신설 2012.8.3.]

제8조(응급처치 교육·홍보 계획 수립 등) ① 보건복지부장관 및 시·도지사는 법 제14조제2항에 따라 매년 응급처치 요령 등의 교육·홍보를 위한 계획(이하 "교육·홍보계획"이라 한다)을 수립하고 실시하여야 한다. 〈개정 2010.3.15.〉

② 교육·홍보계획에는 다음 각 호의 내용이 포함되어야 한다.

1. 교육·홍보의 대상·내용·방법

2. 그 밖에 응급처치 요령 등의 교육·홍보에 관하여 필요한 사항

③ 보건복지부장관 및 시·도지사는 교육·홍보 관련 전문가나 단체에 의뢰하여 제1항에 따라 수립한 교육·홍보계획을 실시할 수 있다. 〈개정 2010.3.15.〉

[본조신설 2008.12.31.]

제8조의2(비상대응매뉴얼의 내용) ① 법 제15조의2제1항에 따른 국가의 비상대응매뉴얼에는 다음 각 호의 사항이 포함되어야 한다.

  1. 재난현장에서 응급의료 지원과 관련된 기관별 역할과 지휘체계의 안내

  2. 재난현장의 응급의료체계

  3. 재난현장의 응급의료 지원을 위한 인력의 구성 및 운영

  4. 재난발생시 응급환자의 진료와 응급의료 지원을 중점으로 수행하는 응급의료기관의 시설ㆍ장비 및 인력 현황

  5. 재난피해자 중 초기에 긴급한 심리치료가 필요한 대상자의 선정 및 심리치료 방법

  6. 재난현장의 응급의료 지원에 필요한 물품의 비축과 관리

  7. 재난현장의 응급의료 지원 통신체계

  8. 재난현장의 응급의료 지원에 대한 교육과 훈련

  9. 그 밖에 재난유형별 응급의료 지원에 필요한 사항

② 법 제15조의2제1항에 따른 지방자치단체의 비상대응매뉴얼에는 다음 각 호의 사항이 포함되어야 한다.

  1. 재난현장의 응급의료 지원 인력을 편성한 의료기관 현황 및 의료기관별 응급의료 지원 인력의 편성 내용

  2. 재난현장의 응급의료 지원에 필요한 장비 편성 및 활용

  3. 관할 구역의 응급의료기관의 현황과 비상연락체계

  4. 관할 구역의 재난시 응급의료 지원에 필요한 물품의 종류, 수량, 비축 기관 및 관리

  5. 관할 구역의 응급의료 지원 통신체계 현황 및 관리

  6. 재난현장의 응급의료 지원에 대한 교육과 훈련 실시에 필요한 사항

7. 그 밖에 재난현장의 응급의료 지원을 위하여 지방자치단체의 장이 필요하다고 인정하는 사항[본조신설 2014.9.18.]

제8조의3(비상대응매뉴얼의 교육 등) ① 법 제15조의2제2항에 따른 비상대응매뉴얼의 교육 대상은 응급의료기관의 응급의료종사자로 하고, 매년 보건복지부장관이 지방자치단체별·직종별로 교육 대상자의 인원수 등을 정하여 고시한다.

② 국가와 지방자치단체의 비상대응매뉴얼 교육은 재난현장에서 응급의료와 그 지원에 필요한 기본 교육과 함께 응급의료 실습과정을 포함하여 실시하고, 교육시간은 매년 12시간 이상으로 한다.

③ 법 제15조의2제2항에 따라 국가와 지방자치단체는 교육 참가자에게 예산의 범위에서 급식비·교통비 등 실비와 교육참가비를 지급할 수 있다. 이 경우 지급액의 산정방법 및 지급절차 등에 관하여 필요한 사항은 보건복지부장관이 정하여 고시한다.[본조신설 2014.9.18.]

제9조(다수의 환자발생에 대한 인명구조 및 응급처치) ① 보건복지부장관 또는 시·도지사는 재해 등으로 인하여 다수의 환자가 발생한 때에는 법 제18조의 규정에 따라 응급의료기관 및 관계기관에 대한 지휘체계를 확립하여 그 사상자의 규모, 피해지역의 범위, 사고의 종류 및 추가적인 사고발생의 위험도 등을 감안하여 신속하고 적절한 인명구조 및 응급처치가 될 수 있도록 하여야 한다. 〈개정 2008.2.29., 2010.3.15.〉

②시·도지사 또는 시장·군수·구청장(자치구 구청장을 말한다. 이하 같다)은 다수의 환자가 발생한 사실을 알게 되거나 보고를 받은 때에는 지체없이 보건복지부장관에게 이를 보고하여야 한다. 〈개정 2008.2.29., 2010.3.15.〉

③시·도지사 또는 시장·군수·구청장은 다수의 환자가 발생한 때에는 사고 발생일부터 사고수습 종료일까지 매일 1일 활동상황을 보건복지부장관에게 보고하여야 하며, 사고수습이 종료된 경우에는 지체없이 종합보고를 하여야 한다. 〈개정 2008.2.29.,

2010.3.15.〉

제10조(다수의 환자발생에 대한 조치계획의 수립) ① 법 제18조제3항의 규정에 따라 보건복지부장관 또는 시·도지사는 다수의 환자발생에 대비하여 환자발생의 원인 및 규모에 따른 적정한 조치계획을 미리 수립하여야 한다. 〈개정 2008.2.29., 2010.3.15.〉

②제1항의 조치계획에는 다음 각호의 사항이 포함되어야 한다.

  1. 응급의료 인력·장비 및 시설의 편성과 활용

  2. 관계기관의 협조체계 구축

  3. 응급의료활동훈련

제11조(기금의 회계기관) 보건복지부장관은 소속공무원중에서 법 제19조제1항의 규정에 의한 응급의료기금(이하 "기금"이라 한다)의 수입과 지출에 관한 사무를 행하게 하기 위하여 기금수입징수관·기금재무관·기금지출관 및 기금출납공무원을 임명한다. 〈개정 2008.2.29., 2010.3.15.〉

제12조(기금업무의 위탁) ① 보건복지부장관은 법 제19조제2항에 따라 기금의 관리·운용에 관한 사항 중 법 제21조제1호에 따른 미수금의 대지급(代支給)업무를 「국민건강보험법」 제62조에 따른 건강보험심사평가원(이하 "심사평가원"이라 한다)에 위탁하여 한다. 〈개정 2008.2.29., 2008.6.11., 2010.3.15., 2012.8.3., 2012.8.31.〉

②보건복지부장관은 기금에서 제1항의 규정에 의한 위탁업무에 소요되는 비용(이하 "위탁사업비"라 한다)을 심사평가원에 배정·지급하여야 한다. 〈개정 2008.2.29., 2010.3.15.〉

제13조(위탁사업비의 관리·운용계획의 수립) ① 심사평가원의 원장(이하 "심사평가원장"이라 한다)은 위탁사업비의 관리·운용계획을 수립하여 다음 회계연도 개시 2월전까지 보건복지부장관의 승인을 얻어야 한다. 이를 변경하고자 하는 때에

는 그 변경하고자 하는 사항에 관하여 보건복지부장관의 승인을 얻어야 한다. 〈개정 2008.2.29., 2010.3.15.〉

②제1항의 규정에 의한 위탁사업비의 관리·운용계획에는 다음 각호의 사항이 포함되어야 한다.

  1. 위탁사업비의 수입 및 지출에 관한 사항

  2. 사업의 내용 및 위탁사업비의 용도를 설명하는 내역

제14조(위탁사업비의 용도) 위탁사업비를 사용할 수 있는 용도는 다음 각 호와 같다. 〈개정 2012.8.3.〉

  1. 법 제22조제1항에 따른 미수금 대지급에 드는 비용

  2. 미수금 대지급심사와 대지급금의 구상 등에 소요되는 인건비 및 여비

  3. 미수금 대지급심사와 대지급금의 구상 등에 소요되는 소모품 등 행정경비

  4. 그 밖에 위탁업무의 수행에 필요한 비용

제15조(위탁사업비의 회계) ① 위탁사업비는 심사평가원의 다른 회계와 구분되는 별도의 계정을 설정하여 관리하여야 한다.

②위탁사업비의 회계절차 및 방법은 심사평가원장이 보건복지부장관의 승인을 얻어 정한다. 〈개정 2008.2.29., 2010.3.15.〉

제16조(위탁사업비의 결산) ① 심사평가원장은 당해 연도의 위탁사업비의 결산보고서를 작성하여 당해 회계연도 종료 후 2월 이내에 보건복지부장관에게 보고하여야 한다. 〈개정 2008.2.29., 2010.3.15.〉

②제1항의 규정에 의한 위탁사업비의 결산보고서에는 다음 각호의 사항이 포함되어야 한다.

  1. 위탁사업비의 사용에 관한 내역

  2. 위탁사업비의 결산내역

③심사평가원장은 매회계연도 결산상 잉여금이 발생한 경우에는 이를 다음 연도의 예산에 이월하여 수입으로 계상하여야 한다.

제17조(재해시의 의료지원) 법 제21조제4호의 규정에 의한 의료지원은 재해 발생시 응급의료 활동에 필요한 의료인력의 여비와 그 밖에 이에 준하는 경비의 지원으로 한다.

제18조(미수금 대지급의 대상) 법 제22조에 따른 미수금 대지급의 대상은 다음 각 호의 어느 하나에 해당하지 아니하는 응급환자로 한다. 〈개정 2012.8.3.〉

1. 다른 법령에 의하여 응급의료행위에 대한 비용(이하 "응급의료비용"이라 한다) 전액을 지급받는 자

2. 다른 법령에 의하여 응급의료비용의 일부를 지급받는 자로서 그 나머지 응급의료비용을 부담할 능력이 있는 자 [제목개정 2012.8.3.]

제19조(미수금 대지급의 범위) 법 제22조에 따른 미수금 대지급의 범위는 다음 각 호의 비용중 응급환자 본인이 부담하여야 하는 비용으로 한다. 〈개정 2012.8.3.〉

1. 의료기관의 응급의료비용

2. 구급차등을 운용하는 자의 법 제24조에 따른 이송처치료(의료기관이 구급차등을 운용하는 경우는 제외한다)[제목개정 2012.8.3.]

제20조(미수금 대지급의 청구 및 심사 절차) ① 의료기관과 구급차등을 운용하는 자가 법 제22조제1항에 따라 미수금의 대지급을 받으려는 경우에는 보건복지부령으로 정하는 바에 따라 심사평가원장에게 미수금의 대지급 청구를 하여야 한다. 〈개정 2008.2.29., 2010.3.15., 2012.8.3.〉

②제1항에 따른 미수금의 대지급 청구는 진료종료일 또는 이송종료일부터 3년 이내에 하여야 한다. 〈개정 2012.8.3.〉

③심사평가원장은 제1항에 따른 의료기관등의 미수금 대지급 청구에 대하여 그 내용을 심사한 후 대지급금을 지급하여야 한다. 〈개정 2012.8.3.〉

④미수금 대지급 청구의 심사에 관하여 필요한 사항은 보건복지부령으로 정한다. 〈개정 2008.2.29., 2010.3.15., 2012.8.3.〉[제목개정 2012.8.3.]

제21조(대지급금의 구상) 심사평가원장은 법 제22조제2항에 따라 미수금을 대지급한 경우에는 지체없이 그 대지급금 전액에 대하여 법 제22조제4항에 따라 응급환자 본인과 그 배우자, 응급환자의 1촌의 직계혈족 및 그 배우자 또는 다른 법령에 의한 진료비 부담 의무자(이하 "상환의무자"라 한다)에게 일정한 기간을 정하여 이를 납부하도록 청구하여야 한다. 이 경우 상환의무자의 신청에 따라 12월의 범위내에서 분할하여 납부하게 할 수 있다. 〈개정 2012.8.3.〉

[제목개정 2012.8.3.]

제22조(상환금의 처리) 심사평가원장은 법 제22조제4항에 따라 상환의무자로부터 대지급금을 구상한 경우에는 그 구상금액을 제15조제1항에 따른 위탁사업비의 계정에 납입하여야 한다. 〈개정 2012.8.3.〉

제23조(상환이 불가능한 대지급금의 처리) ① 법 제22조제5항 및 제6항에 따라 결손처분을 할 수 있는 상환이 불가능한 대지급금의 범위는 다음 각 호와 같다. 〈개정 2012.8.3.〉

1. 상환의무자의 행방을 알 수 없거나 상환할 만한 재산이 없다고 판명된 경우
2. 당해권리에 대한 소멸시효가 완성된 경우
3. 그 밖에 징수할 가능성이 없다고 심사평가원장이 인정하는 경우

②심사평가원장은 법 제22조제5항에 따라 상환이 불가능한 대지급금을 결손처분하려는 경우에는 지방자치단체, 세무서, 그 밖의 관계기관에 대하여 그 상환의무자의 행방 또는 재산의 유무를 조사·확인하여야 한다. 다만, 체납액이 10만원 미만인 경우에는 그러하지 아니하다. 〈개정 2012.8.3.〉[제목개정 2012.8.3.]

제23조의2(응급의료지원센터 운영의 위탁) ① 법 제27조제3항에 따라 응급의료지원센

터 운영에 관한 업무를 위탁받을 수 있는 관계 전문기관·법인·단체는 다음 각 호와 같다.

1. 법 제25조제1항에 따라 지정된 중앙응급의료센터
2. 법 제26조제1항에 따라 지정된 권역응급의료센터
3. 「공공기관의 운영에 관한 법률」 제4조에 따른 공공기관

② 보건복지부장관은 법 제27조제3항에 따라 업무를 위탁하는 경우에는 그 수탁자 및 위탁업무를 고시하여야 한다.[본조신설 2015.7.24.]

제24조(응급의료지원센터에 대한 응급의료기관등의 정보제공) ① 법 제28조제1항의 규정에 따라 응급의료지원센터의 장이 응급의료기관의 장과 구급차등을 운용하는 자에게 요청할 수 있는 응급의료에 관한 정보는 다음과 같다. 〈개정 2015.7.24.〉

1. 중환자실 및 응급실의 인력·규모·시설·의료기구 및 장비
2. 구급차등의 편성·장비 및 운영인력
3. 응급실 근무자, 당직응급의료종사자, 응급실의 사용가능 병상수
4. 법 제11조에 따라 의료인이 응급환자의 이송을 결정하기 전에 응급의료지원센터의 장에게 다른 의료기관과의 협의를 요청한 경우 협의를 위하여 다른 의료기관에 제공할 환자의 주요증상, 활력징후, 검사결과 등에 관한 정보
5. 그 밖에 응급의료와 관련된 주요의료시설, 의료장비, 응급수술 가능질환, 응급환자의 수용 및 이송 현황 등에 대하여 응급의료지원센터의 장이 필요하다고 인정하여 요구하는 사항

②법 제28조제2항의 규정에 따라 응급의료기관의 장 또는 구급차등을 운용하는 자가 응급의료지원센터의 장으로부터 구급차등의 출동, 응급환자의 수용 및 다른 의료기관과의 협의 등 필요한 조치를 요청받은 경우에는 출동상황, 응급환자의 처리상황 및 그 처리결과를 응급의료지원센터의 장에게 통보하여야 한다. 〈개정 2015.7.24.〉

③지방자치단체, 경찰관서, 소방관서 및 군부대의 장은 응급의료지원센터의 장으로부터 구급차등의 출동 등 응급의료를 위한 협조를 요청받아 이를 조치한 경우에는 구급차등의 출동상황, 인력 및 장비의 지원상황, 응급환자의 처리상황 및 그 처리결과를 응급의료지원센터의 장에게 통보하여야 한다. 〈개정 2015.7.24.〉

④응급의료기관의 장과 구급차등을 운용하는 자는 제1항 및 제2항의 규정에 따라 응급의료지원센터에 제공한 정보의 변동사항이 있는 경우에는 즉시 그 사항을 응급의료지원센터에 통보하여야 한다. 〈개정 2015.7.24.〉

[제목개정 2015.7.24.]

제25조(응급구조사의 양성과정) ① 법 제36조제3항제1호의 규정에 의한 응급구조사 양성과정은 강의·실습 및 실무수습과정으로 구분하고, 각 과정에 따른 교육과목 및 시간은 보건복지부령으로 정한다. 〈개정 2008.2.29., 2010.3.15.〉

②제1항의 규정에 의한 양성과정을 이수할 수 있는 자는 「초·중등교육법」 제2조제4호의 규정에 의한 고등학교 졸업자(당해 연도 졸업예정자를 포함한다) 또는 이와 동등 이상의 학력이 있는 자로 한다. 〈개정 2008.6.11.〉

③양성기관의 장은 보건복지부령이 정하는 바에 따라 양성과정을 이수중인 자의 학력·경력 및 자격에 따라 제1항의 규정에 의한 교육과목 및 시간의 일부를 감면하여 실시할 수 있다. 〈개정 2008.2.29., 2010.3.15.〉

제26조(응급구조사시험 관리업무의 위탁) 보건복지부장관은 법 제36조제4항에 따라 응급구조사시험의 실시에 관한 업무를 「한국보건의료인국가시험원법」에 따른 한국보건의료인국가시험원에 위탁한다.[전문개정 2015.12.22.]

제26조의2(응급장비의 구비의무가 있는 공동주택 등) ① 법 제47조의2제1항제6호에서 "대통령령으로 정하는 규모"란 500세대를 말한다.

② 법 제47조의2제1항제7호에서 "대통령령으로 정하는 다중이용시설"이란 다음 각 호

의 시설을 말한다. 〈개정 2014.7.7., 2015.7.24.〉

1. 철도역사(「대도시권 광역교통 관리에 관한 특별법」 제2조제2호나목에 따른 광역철도 및 「도시철도법」 제2조제2호에 따른 도시철도 구간에 있는 철도역사는 제외한다)의 대합실 중 연면적이 2천제곱미터 이상이거나 전년도 일일 평균이용객수가 1만명 이상인 대합실

2. 「여객자동차 운수사업법」 제2조제5호에 따른 여객자동차터미널의 대합실 중 연면적이 2천제곱미터 이상이거나 전년도 일일 평균이용객수가 3천명 이상인 대합실

3. 「항만법」 제2조제5호나목(3)에 따른 대합실 중 연면적이 2천제곱미터 이상이거나 전년도 일일 평균이용객수가 1천명 이상인 대합실

4. 「관광진흥법」 제5조제1항에 따른 카지노 시설 중 영업장의 전용면적이 2천제곱미터 이상인 카지노 시설

5. 「한국마사회법」 제4조에 따른 경마장

6. 「경륜·경정법」 제5조제1항에 따른 경주장

7. 「형의 집행 및 수용자의 처우에 관한 법률」 제11조에 따른 교도소, 소년교도소 및 구치소, 「출입국관리법」 제2조제13호에 따른 외국인보호소, 「보호소년 등의 처우에 관한 법률」에 따른 소년원

8. 「체육시설의 설치·이용에 관한 법률」 제5조에 따른 전문체육시설 중 총 관람석 수가 5천석 이상인 운동장 및 종합운동장

9. 중앙행정기관의 청사 중 보건복지부장관이 정하는 청사

10. 시·도의 청사 중 보건복지부장관이 정하는 청사

[전문개정 2012.8.3.]

제27조(응급환자이송업 허가사항의 변경사항) ① 응급환자이송업의 허가를 받은 자가

법 제51조제3항의 규정에 따라 관할 시·도지사의 변경허가를 받아야 하는 중요한 사항은 다음 각호의 1과 같다.

  1. 영업지역의 변경

  2. 구급차의 증감

②응급환자이송업의 허가를 받은 자가 법 제51조제4항의 규정에 따라 관할 시·도지사에게 신고하여야 하는 사항은 다음 각호와 같다.

  1. 대표자 또는 상호의 변경

  2. 사무소(분사무소 또는 사업장을 포함한다)의 명칭 및 위치변경

제27조의2(민감정보 및 고유식별정보의 처리) ① 법 제22조제1항에 따른 기금관리기관의 장은 다음 각 호의 사무를 수행하기 위하여 불가피한 경우 「개인정보 보호법」 제23조에 따른 건강에 관한 정보, 같은 법 시행령 제19조제1호 또는 제4호에 따른 주민등록번호 또는 외국인등록번호가 포함된 자료를 처리할 수 있다.

  1. 법 제22에 따른 미수금의 대지급에 관한 사무

  2. 법 제22조의2에 따른 자료의 제공 요청에 관한 사무

② 보건복지부장관(제23조의2 및 제26조에 따라 보건복지부장관의 업무를 위탁받은 자를 포함한다)은 다음 각 호의 사무를 수행하기 위하여 불가피한 경우 「개인정보 보호법」 제23조에 따른 건강에 관한 정보, 같은 법 시행령 제18조제2호에 따른 범죄경력자료에 해당하는 정보, 같은 영 제19조제1호 또는 제4호에 따른 주민등록번호 또는 외국인등록번호가 포함된 자료를 처리할 수 있다. 〈개정 2015.7.24.〉

  1. 법 제13조의4제1항 및 제3항에 따른 응급의료기본계획의 수립·시행을 위한 자료 제공 등의 협조 요청, 자료의 관리 및 활용에 관한 사무

  2. 법 제36조 및 제37조에 따른 응급구조사의 자격인정 및 결격사유 확인 등에 관한 사무

3. 법 제38조에 따른 부정행위에 대한 제재에 관한 사무

4. 법 제28조제1항 및 제2항에 따른 응급의료에 관한 정보제공 요청 및 정보제공에 관한 사무

③ 보건복지부장관, 시·도지사 또는 시장·군수·구청장(해당 권한이 위임·위탁된 경우에는 그 권한을 위임·위탁받은 자를 포함한다)은 다음 각 호의 사무를 수행하기 위하여 불가피한 경우 「개인정보 보호법 시행령」 제19조제1호, 제2호 또는 제4호에 따른 주민등록번호, 여권번호 또는 외국인등록번호가 포함된 자료를 처리할 수 있다.

1. 법 제18조에 따른 환자가 여러 명 발생한 경우의 조치에 관한 사무

2. 법 제51조에 따른 이송업의 허가 등에 관한 사무

3. 법 제53조에 따른 이송업의 휴업 등의 신고에 관한 사무

4. 법 제55조에 따른 행정처분에 관한 사무

5. 법 제56조에 따른 청문에 관한 사무

6. 법 제57조에 따른 과징금의 부과·징수에 관한 사무

[본조신설 2012.1.6.]

제28조(과징금의 부과) ① 법 제57조제2항의 규정에 의한 과징금의 금액은 위반행위의 종별·정도 등을 감안하여 보건복지부령이 정하는 업무정지처분기준에 따라 별표 1의 기준을 적용하여 산정한다. 〈개정 2008.2.29., 2010.3.15.〉

②보건복지부장관, 시·도지사 또는 시장·군수·구청장은 법 제57조의 규정에 따라 과징금을 부과하고자 하는 경우에는 그 위반행위의 종별과 해당 과징금의 금액을 서면으로 명시하여 이를 납부할 것을 통지하여야 한다. 〈개정 2008.2.29., 2010.3.15.〉

제28조의2(규제의 재검토) 보건복지부장관은 제28조제1항 및 별표 1에 따른 과징금 산정기준에 대하여 2014년 1월 1일을 기준으로 3년마다(매 3년이 되는 해의 1월 1일 전까지를 말한다) 그 타당성을 검토하여 개선 등의 조치를 하여야 한다.

[본조신설 2013.12.30.]

제29조(과태료의 부과) 법 제62조에 따른 과태료의 부과기준은 별표 2와 같다.

[전문개정 2008.6.11.]

부칙 〈대통령령 제17883호, 2003.1.7.〉

이 영은 공포한 날부터 시행한다.

부칙 〈대통령령 제18390호, 2004.5.24.〉 (소방방재청과그소속기관직제)

제1조 (시행일) 이 영은 2004년 6월 1일부터 시행한다.

제2조 생략

제3조 (다른 법령의 개정) ① 내지 ⑪생략

⑫응급의료에관한법률시행령중 다음과 같이 개정한다.

제6조제3항제2호중 "행정자치부"를 "소방방재청"으로 한다.

⑬ 내지 〈18〉생략

제4조 생략

부칙 〈대통령령 제19493호, 2006.5.30.〉 (도로교통법 시행령)

제1조 (시행일) 이 영은 2006년 6월 1일부터 시행한다.

제2조 및 제3조 생략

제4조 (다른 법령의 개정) ① 내지 ⑦생략

⑧응급의료에관한법률시행령 일부를 다음과 같이 개정한다.

제8조제4호중 "제5조"를 "제5조제1항"으로 한다.

⑨ 및 ⑩생략

부칙 〈대통령령 제19513호, 2006.6.12.〉 (고위공무원단 인사규정)

제1조 (시행일) 이 영은 2006년 7월 1일부터 시행한다.

제2조 및 제3조 생략

제4조 (다른 법령의 개정) ① 내지 〈160〉생략

〈161〉응급의료에관한법률시행령 일부를 다음과 같이 개정한다.

제6조제3항제2호 및 제3호중 "3급 이상 공무원"을 각각 "3급 공무원 또는 고위공무원단에 속하는 일반직공무원"으로 한다.

〈162〉 내지 〈241〉생략

부칙 〈대통령령 제19806호, 2006.12.29.〉 (국가재정법 시행령)

제1조 (시행일) 이 영은 2007년 1월 1일부터 시행한다.

제2조 내지 제4조 생략

제5조 (다른 법령의 개정) ① 내지 〈30〉생략

〈31〉응급의료에관한법률시행령 일부를 다음과 같이 개정한다.

제6조제4항제4호중 "기금관리기본법 제11조"를 "「국가재정법」 제74조"로 한다.

〈32〉 내지 〈42〉생략

제6조 생략

부칙 〈대통령령 제20679호, 2008.2.29.〉 (보건복지가족부와 그 소속기관 직제)

제1조(시행일) 이 영은 공포한 날부터 시행한다.

제2조부터 제8조까지 생략

제9조(다른 법령의 개정) ①부터 〈45〉까지 생략

〈46〉 응급의료에관한법률시행령 일부를 다음과 같이 개정한다.

제3조제1항·제2항·제4항 및 제5항, 제5조제1항 및 제2항, 제6조제3항 각 호 외의 부분 및 제4항제5호, 제8조 각 호 외의 부분, 제9조제1항부터 제3항까지, 제10조제1항, 제11조, 제12조제1항 및 제2항, 제13조제1항 전단 및 후단, 제15조제2항, 제16조제1항, 제26조, 제28조제2항, 제29조제1항·제2항 전단 및 제3항, 별표 2의 비고란 중 "보건복지부장관"을 각각 "보건복지가족부장관"으로 한다.

제6조제2항 중 "보건복지부차관"을 "보건복지가족부차관"으로 한다.

제6조제3항제3호 중 "보건복지부"를 "보건복지가족부"로 한다.

제20조제1항 및 제4항, 제25조제1항 및 제3항, 제28조제1항, 제29조제4항 중 "보건복지부령"을 각각 "보건복지가족부령"으로 한다.

별표 2 비고 중 "보건복지부장관"을 "보건복지가족부장관"으로 한다.

〈47〉부터 〈80〉까지 생략

부칙 〈대통령령 제20816호, 2008.6.11.〉

이 영은 2008년 6월 15일부터 시행한다. 다만, 제29조의 개정규정은 2008년 6월 22일부터 시행한다.

부칙 〈대통령령 제21095호, 2008.10.29.〉
(형의 집행 및 수용자의 처우에 관한 법률 시행령)

제1조(시행일) 이 영은 2008년 12월 22일부터 시행한다.

제2조(다른 법령의 개정) ①부터 ④ 생략

⑤ 응급의료에 관한 법률 시행령 일부를 다음과 같이 개정한다.

제26조의2제7호 중 "「행형법」 제2조"를 "「형의 집행 및 수용자의 처우에 관한 법률」 제11조"로 한다.

제3조 생략

부칙 〈대통령령 제21226호, 2008.12.31.〉

이 영은 공포한 날부터 시행한다.

부칙 〈대통령령 제21882호, 2009.12.14.〉 (항만법 시행령)

제1조(시행일) 이 영은 공포한 날부터 시행한다. 〈단서 생략〉

제2조부터 제5조까지 생략

제6조(다른 법령의 개정) ①부터 ⑮까지 생략

⑯ 응급의료에 관한 법률 시행령 일부를 다음과 같이 개정한다.

제26조의2제3호 중 "「항만법」 제2조제6호나목3)"을 "「항만법」 제2조제5호나목(3)"으로 한다.

⑰부터 ㉗까지 생략

제7조 생략

부칙 〈대통령령 제22075호, 2010.3.15.〉 (보건복지부와 그 소속기관 직제)

제1조(시행일) 이 영은 2010년 3월 19일부터 시행한다. 〈단서 생략〉

제2조(다른 법령의 개정) ①부터 ⟨117⟩까지 생략

⟨118⟩ 응급의료에 관한 법률 시행령 일부를 다음과 같이 개정한다.

제3조제1항·제2항·제4항 및 제5항, 제5조제1항 및 제2항, 제6조제3항 각 호 외의

부분 및 제4항제5호, 제8조제1항 및 제3항, 제9조제1항부터 제3항까지, 제10조제1항, 제11조, 제12조제1항 및 제2항, 제13조제1항 전단 및 후단, 제15조제2항, 제16조제1항, 제26조, 제26조의2제9호 및 제10호, 제28조제2항 및 별표 2의 비고 중 "보건복지가족부장관"을 각각 "보건복지부장관"으로 한다.

제6조제2항 중 "보건복지가족부차관"을 "보건복지부차관"으로 한다.

제6조제3항제3호 중 "보건복지가족부"를 "보건복지부"로 한다.

제20조제1항 및 제4항, 제25조제1항·제3항 및 제28조제1항 중 "보건복지가족부령"을 각각 "보건복지부령"으로 한다.

〈119〉부터 〈187〉까지 생략

부칙 〈대통령령 제23488호, 2012.1.6.〉 (민감정보 및 고유식별정보 처리 근거 마련을 위한 과세자료의 제출 및 관리에 관한 법률 시행령 등 일부개정령)

제1조(시행일) 이 영은 공포한 날부터 시행한다. 〈단서 생략〉

제2조 생략

부칙 〈대통령령 제23755호, 2012.4.27.〉 (대도시권 광역교통 관리에 관한 특별법 시행령)

제1조(시행일) 이 영은 공포한 날부터 시행한다.

제2조(다른 법령의 개정) ①부터 ⑤까지 생략

⑥ 응급의료에 관한 법률 시행령 일부를 다음과 같이 개정한다.

제26조의2제1호 중 "「대도시권 광역교통관리에 관한 특별법」"을 "「대도시권 광역교통 관리에 관한 특별법」"으로 한다.

⑦부터 ⑨까지 생략

부칙 〈대통령령 제24019호, 2012.8.3.〉

이 영은 2012년 8월 5일부터 시행한다.

부칙 〈대통령령 제24077호, 2012.8.31.〉 (국민건강보험법 시행령)

제1조(시행일) 이 영은 2012년 9월 1일부터 시행한다. 〈단서 생략〉

제2조부터 제7조까지 생략

제8조(다른 법령의 개정) ①부터 〈20〉까지 생략

〈21〉 응급의료에 관한 법률 시행령 일부를 다음과 같이 개정한다.

제12조제1항 중 "「국민건강보험법」 제55조"를 "「국민건강보험법」 제62조"로 한다.

〈22〉부터 〈30〉까지 생략

제9조 생략

부칙 〈대통령령 제24175호, 2012.11.12.〉

이 영은 공포한 날부터 시행한다.

부칙 〈대통령령 제25050호, 2013.12.30.〉 (행정규제기본법 개정에 따른 규제 재검토기한 설정을 위한 주택법 시행령 등 일부개정령)

이 영은 2014년 1월 1일부터 시행한다. 〈단서 생략〉

부칙 〈대통령령 제25191호, 2014.2.18.〉

이 영은 2014년 6월 5일부터 시행한다.

부칙 〈대통령령 제25448호, 2014.7.7.〉 (도시철도법 시행령)

제1조(시행일) 이 영은 2014년 7월 8일부터 시행한다.

제2조 생략

제3조(다른 법령의 개정) ①부터 〈16〉까지 생략

〈17〉 응급의료에 관한 법률 시행령 일부를 다음과 같이 개정한다.

제26조의2제2항제1호 중 "「도시철도법」 제3조제1호"를 "「도시철도법」 제2조제2호"로 한다.

〈18〉부터 〈28〉까지 생략

제4조 생략

부칙 〈대통령령 제25612호, 2014.9.18.〉

이 영은 2014년 9월 19일부터 시행한다.

부칙 〈대통령령 제25751호, 2014.11.19.〉 (행정자치부와 그 소속기관 직제)

제1조(시행일) 이 영은 공포한 날부터 시행한다. 다만, 부칙 제5조에 따라 개정되는 대통령령 중 이 영 시행 전에 공포되었으나 시행일이 도래하지 아니한 대통령령을 개정한 부분은 각각 해당 대통령령의 시행일부터 시행한다.

제2조부터 제4조까지 생략

제5조(다른 법령의 개정) ①부터 〈313〉까지 생략

〈314〉 응급의료에 관한 법률 시행령 일부를 다음과 같이 개정한다.

제7조의2 중 "소방방재청장"을 "국민안전처장관"으로 한다.

〈315〉부터 〈418〉까지 생략

부칙 〈대통령령 제26444호, 2015.7.24.〉

이 영은 2015년 7월 29일부터 시행한다.

부칙 〈대통령령 제26742호, 2015.12.22.〉
(한국보건의료인국가시험원법 시행령)

제1조(시행일) 이 영은 2015년 12월 23일부터 시행한다.

제2조(다른 법령의 개정) ①부터 ③까지 생략

④ 응급의료에 관한 법률 시행령 일부를 다음과 같이 개정한다.

제26조를 다음과 같이 한다.

제26조(응급구조사시험 관리업무의 위탁) 보건복지부장관은 법 제36조제4항에 따라 응급구조사시험의 실시에 관한 업무를 「한국보건의료인국가시험원법」에 따른 한국보건의료인국가시험원에 위탁한다.

⑤부터 ⑦까지 생략

부칙 〈대통령령 제26916호, 2016.1.19.〉
(화재예방, 소방시설 설치·유지 및 안전관리에 관한 법률 시행령)

제1조(시행일) 이 영은 2016년 1월 21일부터 시행한다. 〈단서 생략〉

제2조 생략

제3조(다른 법령의 개정) ①부터 ④까지 생략

⑤ 응급의료에 관한 법률 시행령 일부를 다음과 같이 개정한다.

제7조의2 중 "「소방시설 설치·유지 및 안전관리에 관한 법률 시행령」"을 "「화재예방, 소방시설 설치·유지 및 안전관리에 관한 법률 시행령」"으로, "「소방시설 설치·유지 및 안전관리에 관한 법률」"을 "「화재예방, 소방시설 설치·유지 및 안전관리에 관한 법률」"로 한다.

⑥ 및 ⑦ 생략

제4조 생략

3. 응급의료에 관한 법률 시행규칙

제1조(목적) 이 규칙은 「응급의료에 관한 법률」 및 같은 법 시행령에서 위임된 사항과 그 시행에 필요한 사항을 규정함을 목적으로 한다. 〈개정 2008.6.13.〉

제2조(응급환자) 「응급의료에 관한 법률」(이하 "법"이라 한다) 제2조제1호에서 "보건복지부령이 정하는 자"란 다음 각 호의 어느 하나에 해당하는 증상이 있는 자를 말한다. 〈개정 2008.3.3., 2008.6.13., 2010.3.19.〉

　1. 별표 1의 응급증상 및 이에 준하는 증상

　2. 제1호의 증상으로 진행될 가능성이 있다고 응급의료종사자가 판단하는 증상

　제3조(응급의료에 관한 설명·동의의 내용 및 절차) ① 법 제9조에 따라 응급환자 또는 그 법정대리인에게 응급의료에 관하여 설명하고 동의를 얻어야 할 내용은 다음 각 호와 같다. 〈개정 2008.6.13.〉

　1. 환자에게 발생하거나 발생가능한 증상의 진단명

　2. 응급검사의 내용

　3. 응급처치의 내용

　4. 응급의료를 받지 아니하는 경우의 예상결과 또는 예후

　5. 그 밖에 응급환자가 설명을 요구하는 사항

②제1항의 규정에 의한 설명·동의는 별지 제1호서식의 응급의료에 관한 설명·동의서에 의한다.

③응급의료종사자가 의사결정능력이 없는 응급환자의 법정대리인으로부터 제1항에 따

른 동의를 얻지 못하였으나 응급환자에게 반드시 응급의료가 필요하다고 판단되는 때에는 의료인 1명 이상의 동의를 얻어 응급의료를 할 수 있다. 〈개정 2008.6.13.〉

제4조(응급환자의 이송절차 및 의무기록의 이송) ① 의료인은 법 제11조에 따라 응급환자를 다른 의료기관으로 이송하는 경우에는 이송받는 의료기관에 연락하고, 적절한 이송수단을 알선하거나 제공하여야 한다.

② 의료인은 제1항에 따라 이송받는 의료기관에 대한 연락이나 준비를 할 수 없는 경우에는 법 제27조제1항에 따른 응급의료지원센터(이하 "응급의료지원센터"라 한다)나 「119구조·구급에 관한 법률」 제10조의2에 따른 119구급상황관리센터를 통하여 이송받을 수 있는 의료기관을 확인하고 적절한 이송수단을 알선하거나 제공하여야 한다. 〈개정 2015.8.19.〉

③ 제1항과 제2항에 따라 응급환자를 이송하는 경우에 제공하여야 하는 의무기록은 다음 각 호와 같다.

 1. 별지 제2호서식의 응급환자진료의뢰서

 2. 검사기록 등 의무기록과 방사선 필름의 사본 그 밖에 응급환자의 진료에 필요하다고 판단되는 자료 [전문개정 2014.5.1.]

제5조(이송비용의 청구) 의료기관의 장이 법 제11조제3항의 규정에 따라 환자에게 청구할 수 있는 이송에 소요되는 비용은 당해 의료기관의 구급차를 사용한 경우에 그 구급차에 의한 이송처치료를 말한다.

제6조(구조 및 응급처치교육) ① 보건복지부장관 또는 특별시장·광역시장·특별자치시장·도지사·특별자치도지사(이하 "시·도지사"라 한다)가 법 제14조에 따라 구조 및 응급처치에 관한 교육을 실시하려는 경우 그 교육의 내용 및 실시방법은 별표 2와 같다. 이 경우 세부적인 사항은 보건복지부장관이 정하여 고시한다. 〈개정 2008.6.13., 2010.3.19., 2012.11.15.〉

②보건복지부장관 또는 시·도지사는 법 제14조에 따라 구조 및 응급처치에 관한 교육을 받은 자에 대하여 별지 제3호서식의 구조 및 응급처치교육 수료증을 발급하여야 한다. 〈개정 2008.3.3., 2008.6.13., 2010.3.19.〉

③제2항에 따라 수료증을 발급받은 자는 당해 사업장 등에 수료증을 게시하거나 교육받은 사실을 표시할 수 있다. 〈개정 2008.6.13.〉

제7조(응급의료 통신체계 등) ① 국가 및 지방자치단체는 법 제15조제1항의 규정에 따라 응급의료기관등을 운용하는 자와 법 제25조제1항에 따른 중앙응급의료센터(이하 "중앙응급의료센터"라 한다)가 연계될 수 있도록 응급의료 통신망을 구축하여야 한다. 〈개정 2015.8.19.〉

②중앙응급의료센터의 통신체계 운용비용은 법 제15조제2항의 규정에 따라 국가 및 지방자치단체가 그 2분의 1을 각각 부담한다. 〈개정 2015.8.19.〉

제8조(응급의료기관등의 평가방법 및 평가주기 등) ① 보건복지부장관이 법 제17조제1항의 규정에 따라 실시하는 응급의료기관등에 대한 평가는 서면평가와 현지평가로 구분한다. 〈개정 2008.3.3., 2010.3.19.〉

②제1항의 규정에 의한 평가중 서면평가는 매년 모든 응급의료기관등을 대상으로 실시하고, 현지평가는 서면평가 결과의 확인이 필요하거나 응급의료기관등의 요구 등이 있는 경우에 실시한다.

③응급의료기관등에 대한 평가의 기준·방법 및 절차 등에 필요한 세부적인 사항은 보건복지부장관이 정한다. 〈개정 2008.3.3., 2010.3.19.〉

④보건복지부장관은 필요하다고 인정하는 경우에는 응급의료기관등에 대한 평가를 관계 전문기관에 의뢰하여 실시할 수 있다. 〈개정 2008.3.3., 2010.3.19.〉

⑤ 보건복지부장관은 법 제17조제3항에 따라 응급의료기관등별로 다음 각 호의 내용을 공표할 수 있다. 〈신설 2015.8.19.〉

1. 평가 종합 등급

2. 평가영역별 또는 평가지표별 등급 또는 점수

3. 그 밖에 응급의료기관등의 업무 개선을 위하여 공표가 필요하다고 판단되는 내용

[제목개정 2015.8.19.]

제9조(대지급 청구의 심사기준) ① 법 제22조제2항에 따른 미수금의 대지급 청구에 대한 심사기준은 다음 각호와 같다. 〈개정 2012.8.3.〉

  1. 의약학적인 측면과 비용효과적인 측면에서 응급의료를 적정하게 행하였는지의 여부

  2. 대지급 청구의 대상인 응급진료비 및 이송처치료 산출의 적정성 여부

②그 밖에 대지급 청구의 심사에 관한 세부적인 기준은 보건복지부장관이 정하여 고시한다. 〈개정 2008.3.3., 2010.3.19., 2012.8.3.〉[제목개정 2012.8.3.]

제10조(미수금 대지급의 청구방법) ① 의료기관과 구급차등을 운용하는 자는 법 제22조 및 「응급의료에 관한 법률 시행령」(이하 "영"이라 한다) 제20조제1항에 따라 미수금에 대한 대지급을 받고자 하는 경우에는 별지 제4호서식의 응급환자진료비(이송처치료)미수금대지급청구서에 다음 각 호의 서류를 첨부하여 건강보험심사평가원장에게 제출하여야 한다. 〈개정 2008.6.13., 2012.8.3., 2012.8.31.〉

  1. 응급진료비 미수금의 대지급을 청구하는 경우

    가. 응급진료에 관한 진료기록부 사본 1부

    나. 「국민건강보험법 시행규칙」 제19조제3항에 따른 요양급여비용명세서 또는 「의료급여법 시행규칙」 제20조제2항에 따른 의료급여비용명세서의 서식에 따른 응급진료비 산출내역서 1부

    다. 환자에게 발행한 진료비계산서 사본 1부

    라. 환자 또는 그 보호자의 응급진료비 미납 확인서

  2. 이송처치료 미수금의 대지급을 청구하는 경우

가. 별지 제5호서식의 이송처치료 영수증 사본 1부

　　　나. 별지 제16호서식의 출동 및 처치기록지 1부

　　　다. 환자 또는 그 보호자의 이송처치료 미납 확인서

② 제1항에도 불구하고 다음 각 호의 어느 하나에 해당하는 경우에는 해당 의료기관 또는 구급차등을 운용하는 기관의 장이 발급하는 확인서로 제1항제1호라목 및 제1항제2호다목의 서류를 갈음할 수 있다. 〈신설 2012.8.3.〉

　　1. 응급진료 중 사망한 자로서 무연고자로 확인된 경우

　　2. 응급진료 중 이탈하여 복귀하지 아니하거나 응급진료 종료 후 도주한 사람으로서 주소지 확인이 불가능함이 객관적으로 입증된 경우

　　3. 경찰관서의 장 또는 시장·군수·구청장 등을 통하여 조회한 결과 신원이 확인되지 아니한 경우[제목개정 2012.8.3.]

제11조(이송처치료의 기준) ① 구급차등을 운용하는 자가 법 제24조의 규정에 따라 응급환자로부터 받을 수 있는 이송처치료의 기준은 별표 3과 같다.

②구급차등을 운용하는 자는 응급환자로부터 이송처치료를 받은 경우에는 별지 제5호서식의 이송처치료 영수증을 발급하여야 한다. 다만, 다음 각 호의 사항이 모두 표시된 신용카드의 매출전표(賣出錢票)를 발급한 경우는 제외한다. 〈개정 2014.5.1.〉

　　1. 이송처치료의 기본, 추가 및 할증 요금

　　2. 부가요금

제12조(중앙응급의료센터의 지정기준·방법 및 절차) ① 법 제25조의 규정에 의한 중앙응급의료센터의 지정기준은 별표 4와 같다.

②중앙응급의료센터로 지정을 받고자 하는 종합병원은 별지 제6호서식의 중앙응급의료센터 지정신청서에 다음 각호의 서류를 첨부하여 보건복지부장관에게 제출하여야 한다. 〈개정 2008.3.3., 2010.3.19.〉

1. 응급의료시설의 도면 1부

　　2. 응급의료 시설·인력 및 장비 등의 현황 및 운영계획서 1부

③보건복지부장관은 중앙응급의료센터를 지정한 경우에는 별지 제7호서식의 중앙응급의료센터 지정서를 교부하여야 한다. 〈개정 2008.3.3., 2010.3.19.〉

④보건복지부장관은 중앙응급의료센터로 지정을 받고자 하는 자가 지정기준의 일부를 충족하지 못한 경우에는 일정기간내에 그 기준을 충족할 것을 조건으로 지정할 수 있다. 〈개정 2008.3.3., 2010.3.19.〉

제13조(권역응급의료센터의 지정기준·방법 및 절차) ① 보건복지부장관은 법 제26조에 따라 권역응급의료센터를 지정하고자 하는 경우에는 의료자원의 분포, 주민의 생활권, 주민의 수 등을 감안하여 별표 5의 응급의료권역 및 권역응급의료센터 적정개소 수에 따라 지정한다. 〈개정 2008.3.3., 2010.3.19., 2015.12.18.〉

②권역응급의료센터의 지정기준은 별표 5의2와 같다. 〈개정 2015.12.18.〉

③권역응급의료센터로 지정을 받고자 하는 종합병원은 별지 제6호서식의 권역응급의료센터 지정신청서에 다음 각호의 서류를 첨부하여 관할 시·도지사를 거쳐 보건복지부장관에게 제출하여야 한다. 〈개정 2008.3.3., 2010.3.19.〉

　　1. 응급의료시설의 도면 1부

　　2. 응급의료 시설·인력 및 장비 등의 현황 및 운영계획서 1부

　　3. 응급의료서비스 수준의 향상을 위한 계획서 1부

④시·도지사는 제3항의 규정에 의한 권역응급의료센터 지정신청서를 제출받은 경우에는 그에 대한 심사의견서를 첨부하여 보건복지부장관에게 제출하여야 한다. 〈개정 2008.3.3., 2010.3.19.〉

⑤보건복지부장관은 권역응급의료센터를 지정한 경우에는 별지 제7호서식의 권역응급의료센터 지정서를 교부하여야 한다. 〈개정 2008.3.3., 2010.3.19.〉

⑥보건복지부장관은 권역응급의료센터로 지정받고자 하는 자가 지정기준의 일부를 충족하지 못한 경우에는 일정기간내에 그 기준을 충족할 것을 조건으로 지정할 수 있다. 〈개정 2008.3.3., 2010.3.19.〉

제14조(응급의료지원센터의 응급의료 관련 업무) 법 제27조제2항제9호에 따른 응급의료지원센터의 응급의료 관련 업무는 다음 각 호와 같다. 〈개정 2008.3.3., 2010.3.19., 2015.8.19.〉

1. 응급의료기관등에 대한 평가를 위한 자료수집체계의 수립·운영

2. 응급의료기관등에 대한 평가 지원

3. 응급의료에 관한 실태조사 그 밖에 응급의료의 발전을 위하여 보건복지부장관이 부여하는 업무[제목개정 2015.8.19.]

제15조(응급의료지원센터의 운영실적 보고) ① 응급의료지원센터의 장은 별지 제8호서식의 응급의료지원센터 운영실적보고서에 따라 매 분기의 운영실적을 작성하여 해당 분기 종료 후 다음달 10일까지 보건복지부장관에게 제출하여야 한다. 〈개정 2008.3.3., 2010.3.19., 2015.8.19.〉

②응급의료지원센터의 장은 매년의 연간운영실적을 작성하여 해당 연도의 다음해 1월 20일까지 보건복지부장관에게 보고하여야 한다. 〈개정 2008.3.3., 2010.3.19., 2015.8.19.〉

③제2항의 규정에 의한 연간운영실적은 분기별·관할지역별로 운영실적·문제점 및 대책 등을 분석하여 작성하여야 한다. 〈개정 2015.8.19.〉

[제목개정 2015.8.19.]

제16조(전문응급의료센터의 지정기준·방법 및 절차) ① 법 제29조의 규정에 의한 분야별 전문응급의료센터의 지정기준은 별표 6과 같다.

②전문응급의료센터로 지정을 받고자 하는 종합병원은 별지 제6호서식의 전문응급의

료센터 지정신청서에 다음 각호의 서류를 첨부하여 관할 시·도지사를 거쳐 보건복지부장관에게 제출하여야 한다. 〈개정 2008.3.3., 2010.3.19.〉

 1. 지정받고자 하는 전문분야의 응급의료시설 도면 1부

 2. 지정받고자 하는 전문분야의 응급의료 시설·인력 및 장비 등의 현황 및 운영계획서 1부

 3. 지정받고자 하는 전문분야의 응급의료서비스 수준의 향상을 위한 계획서 1부

③보건복지부장관은 분야별 전문응급의료센터를 지정한 경우에는 별지 제7호서식의 전문응급의료센터 지정서를 교부하여야 한다.〈개정 2008.3.3., 2010.3.19.〉

④보건복지부장관은 분야별 전문응급의료센터로 지정을 받고자 하는 자가 지정기준의 일부를 충족하지 못한 경우에는 일정기간내에 그 기준을 충족할 것을 조건으로 지정할 수 있다. 〈개정 2008.3.3., 2010.3.19.〉

제17조(지역응급의료센터의 지정기준·방법 및 절차) ① 시·도지사는 법 제30조의 규정에 따라 지역응급의료센터를 지정하고자 하는 경우에는 주민의 접근시간을 고려하여 적정한 분포가 이루어지도록 다음 각호의 기준에 따라 지정하여야 한다. 다만, 주민의 생활권, 의료자원의 분포 등 불가피한 사유로 인하여 기준을 초과하여 지역응급의료센터를 지정할 필요가 있는 경우에는 법 제3조의3제1항의 규정에 의한 지역응급의료위원회의 심의를 거쳐 이를 지정할 수 있다.

 1. 특별시 및 광역시 : 인구 100만명당 1개소

 2. 도 : 인구 50만명당 1개소

②지역응급의료센터의 지정기준은 별표 7과 같다.

③지역응급의료센터로 지정을 받고자 하는 종합병원은 별지 제6호서식의 지역응급의료센터지정신청서에 다음 각호의 서류를 첨부하여 관할 시·도지사에게 제출하여야 한다.

 1. 응급의료시설의 도면 1부

2. 응급의료 시설·인력 및 장비 등의 현황 및 운영계획서 1부

④시·도지사는 지역응급의료센터를 지정한 경우에는 별지 제7호서식의 지역응급의료센터 지정서를 교부하여야 한다.

제17조의2(권역외상센터의 요건 및 지정기준 등) ① 보건복지부장관은 법 제30조의2에 따라 권역외상센터를 지정하려는 경우에는 시·도별로 1개소를 지정하는 것을 원칙으로 하되, 주민의 생활권, 외상환자의 발생 수 등을 감안하여 추가로 지정할 수 있다.

② 권역외상센터의 요건과 지정기준은 별표 7의2와 같다.

③ 권역외상센터로 지정을 받으려는 중앙응급의료센터, 권역응급의료센터, 전문응급의료센터 또는 지역응급의료센터는 별지 제6호의2서식의 권역외상센터 지정신청서에 다음 각 호의 서류를 첨부하여 보건복지부장관에게 제출하여야 한다. 〈개정 2014.5.1.〉

1. 권역외상센터시설의 도면 1부

2. 권역외상센터 시설·인력·장비 등의 현황 및 운영계획서 1부

3. 보건복지부장관이 정하는 기준에 따른 중증외상환자(이하 "중증외상환자"라 한다)의 이송체계 구축계획서 1부

4. 중증외상환자 진료수준의 향상을 위한 계획서 1부

④ 보건복지부장관은 권역외상센터를 지정한 경우에는 별지 제7호의2서식의 권역외상센터 지정서를 발급하여야 한다.[본조신설 2012.11.15.]

제18조(지역응급의료기관의 지정기준·방법 및 절차) ① 법 제31조제2항의 규정에 의한 지역응급의료기관의 지정기준은 별표 8과 같다.

②지역응급의료기관으로 지정을 받고자 하는 종합병원, 병원 또는 의원의 장은 별지 제6호서식의 지역응급의료기관 지정신청서에 다음 각호의 서류를 첨부하여 관할 시장·군수·구청장(자치구의 구청장을 말한다. 이하 같다)에게 제출하여야 한다.

1. 응급의료시설의 도면 1부
  2. 응급의료 시설·인력 및 장비 등의 현황 및 운영계획서 1부

③ 시장·군수·구청장은 지역응급의료기관을 지정한 경우에는 별지 제7호서식의 지역응급의료기관 지정서를 교부하여야 한다.

제18조의2(응급의료기관의 재지정 절차 및 방법 등) ① 보건복지부장관 및 시·도지사, 시장·군수·구청장은 법 제31조의3제1항에 따라 응급의료기관을 재지정하려는 경우에는 재지정 예정일 6개월 전에 다음 각 호의 사항을 포함하여 응급의료기관 재지정 계획을 공고하여야 한다.

  1. 재지정 대상 응급의료기관
  2. 재지정 신청 절차
  3. 재지정 심사의 기준 및 절차
  4. 그 밖에 재지정에 필요한 사항

② 응급의료기관의 재지정은 3년마다 같은 해에 시행하며, 재지정 이후에 응급의료기관의 종류가 변경되는 사항을 고려하여 모든 응급의료기관의 재지정일은 같은 날로 정한다.

③ 제1항의 응급의료기관 재지정 계획에 따른 심사 및 결정은 중앙응급의료센터 및 권역응급의료센터, 지역응급의료센터, 지역응급의료기관의 순서로 실시한다.

④ 그 밖에 응급의료기관의 재지정 기준·방법 및 절차에 관하여는 제12조, 제13조, 제16조, 제17조 및 제18조의 응급의료기관의 지정 기준·방법 및 절차에 관한 사항을 준용한다. 이 경우 "지정"은 "재지정"으로 본다.

⑤ 보건복지부장관 및 시·도지사, 시장·군수·구청장은 응급의료기관 재지정 심사에 필요한 자료 수집과 사실 조사 등을 관계 전문기관에 의뢰하여 실시할 수 있다.

⑥ 법 제31조의3제1항제3호에서 "보건복지부령으로 정하는 사항"이란 응급의료기관이

거짓이나 그 밖의 부정한 방법으로 법 제17조에 따른 평가를 방해하는 행위를 하였는지에 관한 사항을 말한다.[본조신설 2015.8.19.]

제18조의3(응급환자의 중증도 분류) ① 중앙응급의료센터의 장, 권역응급의료센터의 장 및 지역응급의료센터의 장은 응급환자에 대한 신속한 진료와 의료자원의 우선배정을 위하여 응급실 전담 의사, 간호사 및 1급 응급구조사에게 응급환자를 중증도에 따라 분류하도록 하여야 한다.

② 제1항에 따른 중증도 분류는 환자의 주요증상, 활력징후(호흡, 맥박, 혈압, 체온), 의식장애, 사고기전, 통증 등을 고려하여 수행되어야 하며 그 세부적인 절차와 방법, 중증응급환자의 범위 등은 보건복지부장관이 고시하는 한국 응급환자 중증도 분류기준에 따른다.[본조신설 2015.12.18.]

제19조(비상진료체계) ① 법 제32조제3항에 따라 응급의료기관의 장은 다음 각 호의 구분에 따른 당직전문의를 두어야 한다. 다만, 권역응급의료센터가 아닌 응급의료기관이 해당 진료과목을 설치·운영하지 않는 경우에는 그 진료과목의 당직전문의를 두지 않을 수 있다. 〈개정 2013.2.28., 2015.12.18.〉

1. 권역응급의료센터: 내과·외과·산부인과·소아청소년과·정형외과·신경외과·흉부외과·마취통증의학과·신경과 및 영상의학과 전문의 각 1명 이상

2. 지역응급의료센터: 내과·외과·산부인과·소아청소년과 및 마취통증의학과 전문의 각 1명 이상

3. 지역응급의료기관: 내과계열 및 외과계열 전문의 각 1명 이상

② 법 제32조제4항제2호에 따른 당직전문의등과 동등한 자격을 갖춘 것으로 인정되는 자는 제1항 각 호의 진료과목별 전문의 중 당직전문의가 아닌 전문의로 한다.〈개정 2013.2.28.〉

③ 응급의료기관의 장은 제1항에 따른 당직전문의의 명단을 환자 및 환자의 보호자가

쉽게 볼 수 있도록 응급실 내부에 게시하여야 하며, 인터넷 홈페이지를 운영하는 경우에는 제1항에 따라 당직전문의를 둔 진료과목을 인터넷 홈페이지에 따로 표시하여야 한다.[전문개정 2012.8.3.]

제20조(예비병상의 확보 및 유지) ① 응급의료기관이 법 제33조의 규정에 따라 확보하여야 하는 예비병상의 수는 「의료법」 제33조제4항에 따라 허가받은 병상 수의 100분의 1 이상(병·의원의 경우에는 1병상 이상)으로 한다.

〈개정 2008.4.11.〉

②응급의료기관은 응급실을 전담하는 의사(이하 "전담의사"라 한다)가 입원을 의뢰한 응급환자에 한하여 제1항의 규정에 의한 예비병상을 사용하게 하여야 한다. 다만, 최근의 응급환자발생상황과 다음 날의 예비병상 확보가능성 등을 감안하여 매일 오후 10시 이후에는 응급실에 있는 응급환자중 입원 등의 필요성이 더 많이 요구되는 환자의 순으로 예비병상을 사용하도록 할 수 있다.

제21조(당직의료기관의 지정) ① 법 제34조의 규정에 의한 당직의료기관의 지정대상은 응급의료기관을 제외한 의료기관으로 한다.

②보건복지부장관, 시·도지사 또는 시장·군수·구청장은 당직의료기관을 지정하고자 하는 경우에는 다음 각호의 구분에 따라 시·군·구(자치구를 말한다. 이하 같다)별로 의료기관의 신청을 받아 지정하여야 한다. 〈개정 2008.3.3., 2010.3.19.〉

  1. 시장·군수·구청장이 지정하는 경우

  재해 또는 사고 그 밖에 불가피한 사유로 관할 구역에서 응급환자의 진료에 지장을 발생할 우려가 있는 경우

  2. 시·도지사가 지정하는 경우

  가. 당직의료기관을 지정하여야 하는 지역이 관할 시·도의 전체 지역이거나 2 이상의 시·군·구에 해당하는 경우

나. 의료기관의 분포 등을 고려하여 시·군·구별로 지정하여 운영하는 것이 불합리하다고 판단하여 당직의료권역을 정한 경우

다. 시장·군수·구청장이 지정한 당직의료기관이 충분하지 아니하다고 인정되는 경우

3. 보건복지부장관이 지정하는 경우

　가. 당직의료기관을 지정하여야 하는 범위가 전국 또는 2 이상의 시·도에 해당하는 경우

　나. 의료기관의 분포 등을 고려하여 시·도별로 지정하여 운영하는 것이 불합리하다고 판단하여 당직의료권역을 정한 경우

　다. 시·도지사가 지정한 당직의료기관이 충분하지 아니하다고 인정되는 경우

③보건복지부장관, 시·도지사 또는 시장·군수·구청장은 제2항의 규정에 따라 당직의료기관을 지정함에 있어 지정신청을 한 의료기관이 충분하지 아니한 경우에는 지정신청을 한 의료기관외의 의료기관을 당직의료기관으로 직접 지정할 수 있다. 〈개정 2008.3.3., 2010.3.19.〉

④보건복지부장관, 시·도지사 또는 시장·군수·구청장이 제2항의 규정에 따라 당직의료기관을 지정하는 때에는 당직 근무개시일 전에 미리 해당 의료기관에 지정사실을 통보하여야 한다. 〈개정 2008.3.3., 2010.3.19.〉

제22조(응급의료기관의 지정취소 등에 따른 조치사항) 법 제31조의3 또는 제35조에 따라 응급의료기관의 재지정을 받지 못하거나 지정취소처분을 받은 의료기관은 응급의료기관임을 나타내는 표시 등을 제거하여야 하며, 교부받은 응급의료기관 지정서를 반납하여야 한다. 〈개정 2015.8.19.〉

[제목개정 2015.8.19.]

제23조(응급의료시설의 설치기준) ① 응급의료기관으로 지정받지 아니한 의료기관이

법 제35조의2의 규정에 따라 응급의료시설을 설치·운영하고자 하는 경우에 갖추어야 하는 시설·인력 등의 기준은 별표 9와 같다.

②응급의료기관으로 지정받지 아니한 의료기관이 응급의료시설을 설치·운영하고자 하는 경우에는 별지 제9호서식의 응급의료시설 설치신고서에 다음 각호의 서류를 첨부하여 관할 시장·군수·구청장에게 제출하여야 한다.

1. 응급의료시설의 도면 1부
2. 응급의료 시설·인력 및 장비 등의 현황 1부
3. 응급의료시설의 운영계획서 1부

③시장·군수·구청장은 제2항의 규정에 의한 신고를 수리한 때에는 별지 제10호서식의 응급의료시설설치신고필증을 교부하여야 한다.

제24조(응급구조사 양성기관의 지정기준) 법 제36조제3항제1호의 규정에 의한 응급구조사 양성기관의 지정기준은 별표 10과 같다.

제25조(응급구조사의 양성과정) ① 영 제25조제1항의 규정에 의한 응급구조사 양성과정의 교육과목 및 시간은 별표 11과 같다.

②응급구조사양성기관의 장은 영 제25조제3항에 따라 다음 각 호의 어느 하나에 해당하는 자에 대하여 별표 11의 교육과목 중 구급차 동승실습을 감면할 수 있다.〈개정 2008.6.13., 2014.5.1.〉

1. 「119구조·구급에 관한 법률」 제10조에 따른 구급대의 대원으로 1년 이상 근무한 자
2. 법 제44조의 규정에 의한 구급차등을 운용하는 자에 소속되고, 구급차등에 탑승하여 1년 이상 응급의료활동에 참여하거나 보조한 자
3. 300시간 이상 인명의 구조·구급활동에 참여한 경력을 가진 자원봉사자로서 시·도지사로부터 인정을 받은 자

제26조(응급구조사시험의 범위 및 과목 등) ① 법 제36조제5항의 규정에 의한 응급구조사시험은 필기시험 및 실기시험으로 구분하여 별표 12의 시험과목과 시험방법으로 실시한다.

② 제1항의 규정에 의한 응급구조사시험의 합격자결정은 필기시험의 매 과목 40퍼센트 이상을 득점하고, 실기시험에 합격한 자중 전과목 총점의 60퍼센트 이상을 득점한 자를 합격자로 한다.

③ 응급구조사시험의 출제방법, 과목별 배점비율, 그 밖에 시험 시행에 필요한 사항은 영 제26조에 따라 시험관리업무의 위탁기관으로 지정받은 응급구조사 시험관리기관(이하 "시험관리기관"이라 한다)의 장이 정한다. 〈신설 2014.5.1.〉

제27조(응급구조사시험의 시행 등) ① 시험관리기관의 장은 응급구조사시험을 실시하고자 하는 때에는 보건복지부장관의 승인을 받아 시험일시, 시험장소, 시험과목, 응시원서의 제출기간 그 밖에 시험 시행에 필요한 사항을 시험실시 90일전까지 공고하여야 한다. 다만, 시험장소는 응시인원이 확인된 후 시험실시 30일 전까지 공고할 수 있다. 〈개정 2014.5.1.〉

② 시험관리기관의 장은 응급구조사시험을 실시할 때마다 시험과목별로 전문지식을 갖춘 자 중에서 시험위원을 임명 또는 위촉하여야 하며 이들에 대하여 예산의 범위안에서 수당을 지급할 수 있다.

③ 시험관리기관의 장은 응급구조사시험 관리업무의 원활한 수행을 위하여 필요한 경우에는 국가, 지방자치단체 또는 관계기관·단체에 대하여 시험장소 및 시험감독의 지원 등 필요한 협조를 요청할 수 있다.

제28조(응급구조사시험의 응시 및 수수료) ① 응급구조사시험에 응시하고자 하는 자는 시험관리기관의 장이 정하는 응시원서를 제출하여야 한다.

② 응급구조사시험에 응시하고자 하는 자는 시험관리기관의 장이 보건복지부장관의 승

인을 얻어 정한 수수료를 납부하여야 한다. 〈개정 2008.3.3., 2010.3.19.〉

제29조(자격증의 교부 등) ① 응급구조사시험에 합격한 자는 다음 각호의 서류를 첨부하여 보건복지부장관에게 자격증의 교부를 신청하여야 한다. 〈개정 2008.3.3., 2010.3.19.〉

  1. 법 제36조제2항 및 제3항의 규정에 의한 자격이 있음을 증명하는 다음 각목의 서류

    가. 법 제36조제2항제1호 또는 제3항제1호에 해당하는 자 : 졸업증명서 또는 수료증 1부

    나. 법 제36조제2항제2호 또는 제3항제2호에 해당하는 자 : 자격증사본 또는 면허증사본 1부

    다. 법 제36조제2항제3호에 해당하는 자 : 자격증 사본 1부 및 경력증명서 1부

  2. 법 제37조제1호 및 제2호에 해당하는 자가 아님을 증명하는 의사의 진단서 1부

  3. 최근 6월 이내에 찍은 가로 3센티미터, 세로 4센티미터의 사진 2매

② 보건복지부장관은 자격증의 교부신청을 받은 날부터 14일 이내에 시험응시자격 유무를 확인하여 별지 제11호서식의 응급구조사자격등록대장에 합격자를 등록하고 별지 제12호서식의 응급구조사자격증을 교부한다. 〈개정 2008.3.3., 2010.3.19., 2015.1.8.〉

제30조(자격증의 재교부) 응급구조사가 응급구조사자격증을 재교부받고자 하는 때에는 별지 제13호서식의 응급구조사자격증 재교부신청서에 다음 각호의 서류를 첨부하여 보건복지부장관에게 제출하여야 한다.
〈개정 2008.3.3., 2010.3.19., 2015.1.8.〉

  1. 자격증이 헐어 못쓰게 된 경우에는 그 자격증 1부

  2. 자격증을 잃어버린 경우에는 그 사유서 1부

3. 최근 6월 이내에 찍은 가로 3센티미터, 세로 4센티미터의 사진 1매

제31조(자격증의 반납) ① 응급구조사는 다음 각호의 1에 해당하는 사유가 있는 경우에는 자격증(제3호의 경우에는 다시 찾은 자격증을 말한다)을 지체없이 보건복지부장관에게 반납하여야 한다. 〈개정 2008.3.3., 2010.3.19.〉

  1. 자격취소처분을 받은 경우

  2. 삭제 〈2015.1.8.〉

  3. 자격증을 재교부받은 후 잃어버린 자격증을 찾은 경우

② 삭제 〈2015.1.8.〉

제32조(응급구조사의 준수사항) 법 제39조의 규정에 의한 응급구조사의 준수사항은 별표 13과 같다.

제33조(응급구조사의 업무) 법 제41조의 규정에 의한 응급구조사의 업무범위는 별표 14와 같다.

제33조의2(응급구조사 업무지침의 개발 및 보급) ① 법 제41조의2제1항에 따른 응급구조사 업무지침(이하 "업무지침"이라 한다)에는 다음 각 호의 내용이 포함되어야 한다.

  1. 법 제39조에 따른 응급구조사의 준수사항에 관한 세부 내용

  2. 법 제41조에 따른 응급구조사의 업무 및 법 제42조에 따른 응급구조사 업무의 제한에 관한 세부 내용과 절차

  3. 법 제48조의2에 따른 응급의료기관의 수용능력 확인

  4. 법 제49조에 따른 출동 및 처치 기록의 작성·제출 방법

  5. 그 밖에 응급환자의 상태 분류 및 응급처치 요령 등 응급구조사 업무에 관한 사항

② 보건복지부장관은 업무지침을 작성함에 있어 관계 행정기관 및 응급의료 관련 단체의 의견을 수렴하여야 한다.

③ 보건복지부장관은 개발된 업무지침을 국민안전처장관 및 시·도지사에게 통보하여

야 하며, 시·도지사로 하여금 그 업무지침을 구급차등의 운용자에게 통보하도록 하여야 한다. 〈개정 2014.11.19.〉 [본조신설 2012.11.15.]

제34조(경미한 응급처치) 법 제42조 단서의 규정에 따라 응급구조사가 의사의 지시를 받지 아니하고 행할 수 있는 응급처치의 범위는 제33조의 규정에 의한 2급응급구조사의 업무범위와 같다.

제35조(응급구조사의 보수교육) ① 법 제43조제1항에 따른 응급구조사의 보수교육은 응급구조사의 자격을 취득한 연도의 다음 연도부터 매년 4시간 이상으로 하고, 보수교육의 내용은 제33조에 규정된 응급구조사의 업무에 관한 사항과 제33조의2에 따른 업무지침의 내용을 포함하여야 한다. 〈개정 2012.11.15.〉

②제1항의 규정에 의한 보수교육의 대상자는 응급구조사의 자격을 취득하여 의료기관, 응급의료지원센터, 구급차등을 운용하는 기관 등에 종사하는 응급구조사로 한다. 다만, 제1호에 해당하는 자에 대해서는 해당 연도의 보수교육을 면제하고, 제2호에 해당하는 자에 대해서는 해당 연도의 보수교육을 면제할 수 있다. 〈개정 2012.11.15., 2015.8.19.〉

1. 군복무중인 자
2. 본인의 질병 그 밖에 불가피한 사유로 인하여 보수교육을 받기가 곤란하다고 인정되는 자

③ 법 제43조제2항에서 "보건복지부령으로 정하는 관계 기관 또는 단체"란 응급의료기관, 응급구조사관련단체 또는 응급구조사양성기관을 말한다. 〈개정 2012.11.15.〉

④제2항 단서의 규정에 따라 보수교육이 면제되거나 면제받으려는 자는 당해 보수교육 실시전에 별지 제14호서식의 응급구조사보수교육면제신청서에 면제대상자이거나 면제받을 수 있는 자임을 인정할 수 있는 서류를 첨부하여 당해 보수교육을 실시하는 기관의 장에게 제출하여야 한다. 〈개정 2012.11.15.〉

⑤보수교육을 실시한 기관의 장은 보수교육을 받은 자에 대하여 별지 제15호서식의 응급구조사보수교육이수증을 교부하여야 한다.

⑥ 법 제43조제2항에 따라 보수교육에 관한 업무를 위탁받으려는 기관 또는 단체는 보수교육을 실시하는 해당 연도의 2월 말까지 보수교육의 내용, 방법, 비용 등을 포함한 보수교육계획서를 작성하여 보건복지부장관에게 제출하여야 한다. 〈신설 2012.11.15.〉

⑦ 제6항에 따라 보수교육을 위탁받아 실시한 기관 또는 단체는 해당 연도의 보수교육 실적보고서를 다음 연도 2월 말까지 보건복지부장관에게 제출하여야 한다. 〈신설 2012.11.15.〉

⑧ 보수교육에 필요한 경비는 교육을 받는 자가 부담한다. 〈신설 2012.11.15.〉

⑨ 법 제43조제3항에 따른 평가는 서면평가와 현지평가로 하되, 그 평가기준은 다음 각 호와 같다. 〈신설 2012.11.15.〉

  1. 보수교육 실시계획의 타당성

  2. 보수교육의 비용과 그 집행의 적절성

  3. 보수교육 시설·장비의 적합성 및 인력의 전문성

  4. 보수교육의 효과성

제35조의2(응급구조학을 전공하는 학생의 응급처치 허용) 법 제43조의2에서 "보건복지부령으로 정하는 경우"란 응급구조 관련 실습을 하는 경우를 말한다.

[본조신설 2012.11.15.]

제36조(구급차등의 운용위탁) 법 제44조제3항의 규정에 의한 구급차 등의 운용위탁에 대한 기준 및 절차 등은 별표 15와 같다.

제36조의2(구급차등 운용의 통보 또는 신고 절차 등) ① 법 제44조의2제1항 또는 제2항에 따라 구급차등의 운용을 통보 또는 신고하려는 자는 관계 법령에 따라 구급차등을 등

록한 후 10일 이내에 별지 제15호의5서식의 구급차등 운용 통보(신고)서를 다음 각 호의 구분에 따라 시장·군수·구청장에게 제출하여야 한다.

  1. 자동차의 경우: 「자동차등록령」 제2조제2호에 따른 사용본거지(이하 "사용본거지"라 한다)를 관할하는 시장·군수·구청장. 이 경우 「자동차관리법」 제7조에 따른 자동차등록원부를 첨부하여야 한다.

  2. 선박 또는 항공기의 경우: 등록지를 관할하는 시장·군수·구청장. 이 경우 「선박법」 제8조에 따른 선박국적증서 또는 「항공법」 제9조에 따른 항공기 등록증명서를 첨부하여야 한다.

② 제1항에 따라 통보 또는 신고를 받은 시장·군수·구청장은 구급차등이 법 제46조 및 제47조에 따른 기준 등에 적합한 경우에는 통보 또는 신고일부터 7일 이내에 다음 각 호의 구분에 따라 조치하고, 적합하지 아니한 경우에는 그 사실을 통보 또는 신고한 자에게 지체없이 통지하여야 한다.

  1. 통보의 경우: 별지 제15호의6서식의 부착용 통보필증 발급

  2. 신고의 경우: 별지 제15호의7서식의 구급차등 운용 신고필증(이하 "신고필증"이라 한다) 및 별지 제15호의8서식의 부착용 신고필증 발급

③ 법 제44조의2제1항 후단 및 제2항 후단에서 "보건복지부령으로 정하는 중요 사항"이란 다음 각 호의 사항을 말한다.

  1. 구급차등의 사용본거지 또는 등록지 변경

  2. 구급차등의 소유자 변경

  3. 구급차 구분의 변경

  4. 구급차등의 등록 말소

④ 구급차등의 운용자는 제3항 각 호의 어느 하나에 해당하는 경우에는 그 사실이 발생한 날부터 10일 이내에 별지 제15호의9서식의 구급차등 운용 변경 통보(신고)서에

다음 각 호의 서류를 첨부하여 시장·군수·구청장에게 변경 통보 또는 신고하여야 한다. 다만, 제3항제1호의 경우에는 변경된 시장·군수·구청장에게 변경 통보 또는 신고하여야 하고, 변경 통보 또는 신고를 받은 시장·군수·구청장은 지체없이 변경 전의 시장·군수·구청장에게 그 사실을 통보하여야 한다.

1. 신고필증 1부(변경 신고에 한정한다)
2. 「자동차관리법」 제7조에 따른 자동차등록원부, 「선박법」 제8조에 따른 선박국적증서 또는 「항공법」 제9조에 따른 항공기 등록증명서 중 해당하는 서류 1부

⑤ 제4항에 따라 변경 통보 또는 신고를 받은 시장·군수·구청장은 제2항에 따라 발급한 부착용 통보필증이나 신고필증 및 부착용 신고필증의 변경 내용을 고쳐쓴 후 발급하여야 한다.

⑥ 구급차등의 운용자는 부착용 통보필증 또는 부착용 신고필증을 구급차등의 앞면에 부착하여야 한다.

⑦ 부착용 통보필증이나 신고필증 및 부착용 신고필증을 재발급받고자 하는 자는 별지 제15호의10서식의 재발급 신청서에 다음 각 호의 서류를 첨부하여 시장·군수·구청장에게 제출하여야 한다.

1. 헐어 못쓰게 된 경우에는 그 부착용 통보필증, 신고필증 또는 부착용 신고필증
2. 잃어버린 경우에는 그 사유서

⑧ 시장·군수·구청장은 구급차등 운용신고 등에 관한 사항을 별지 제15호의11서식의 구급차등 관리 대장에 기록·관리하고, 매년 1월 31까지 시·도지사를 거쳐 보건복지부장관에게 그 관리대장을 제출하여야 한다.[본조신설 2014.5.1.]

제37조(구급차등의 용도) 법 제45조제1항제5호에서 "기타 보건복지부령이 정하는 용도"라 함은 다음 각호의 것을 말한다. 〈개정 2008.3.3., 2010.3.19., 2014.5.1.〉

1. 지역보건법에 의한 보건소 등 지역보건의료기관에서 행하는 보건사업의 수행에

필요한 업무

2. 구급차등의 이용이 불가피한 척추장애환자 또는 거동이 불편한 환자의 이송

3. 다수인이 모이는 행사 등에서 발생되는 응급환자 이송을 위한 대기

제38조(구급차등의 장비 및 관리 등) ① 법 제46조의 규정에 의한 구급자동차는 위급의 정도가 중한 응급환자의 이송에 적합하도록 제작된 구급차(이하 "특수구급차"라 한다)와 위급의 정도가 중하지 아니한 응급환자의 이송에 주로 사용되는 구급차(이하 "일반구급차"라 한다)로 구분한다.

②법 제47조제1항의 규정에 따라 구급차등에 갖추어야 하는 의료장비·구급의약품 및 통신장비의 기준은 별표 16과 같다.

③ 법 제47조제2항 및 제4항에 따라 구급차 장착 장비의 기준과 장비장착에 따른 정보 수집·보관·제출 방법 및 동의 절차에 관한 사항은 별표 16의2와 같다. 〈신설 2015.8.19.〉

④법 제47조제3항에 따라 구급차등에 갖추어야 하는 의료장비·구급의약품·통신장비 등의 관리와 구급차등에 관한 관리기준은 별표 17과 같다. 〈개정 2015.8.19.〉[제목개정 2015.8.19.]

제38조의2(응급장비 설치 등에 관한 현황 파악) ① 법 제47조의2에 따라 자동제세동기 등 심폐소생술을 행할 수 있는 응급장비(이하 "응급장비"라 한다)를 설치하거나 이를 양도·폐기·이전한 경우 해당 다중이용시설 등의 개설자 또는 관리자는 그 사실을 별지 제15호의2서식에 따라 시장·군수·구청장에게 신고할 수 있다.

② 시장·군수·구청장은 제1항에 따른 신고를 받은 때에는 별지 제15호의3서식의 응급장비 등록대장에 이를 기록하고 관리하여야 한다.

③ 시장·군수·구청장은 별지 제15호의4서식의 응급장비 관리상황 보고서에 따라 응급장비 관리상황을 다음 연도의 1월 31일까지 시·도지사를 거쳐 보건복지부장관에게

제출하여야 한다. 〈개정 2010.3.19.〉[본조신설 2008.6.13.]

제38조의3(응급장비의 관리) ① 법 제47조의2에 따라 응급장비를 설치한 다중이용시설 등의 개설자 또는 관리자는 이를 관리하는 책임자를 두고 다음 각 호의 직무를 수행하게 하여야 한다.

1. 매월 1회 이상의 점검
2. 응급장비 사용교육
3. 응급장비의 관리에 관한 서류의 작성·비치

② 응급장비가 사용된 경우 해당 다중이용시설 등의 개설자 또는 관리자나 이를 직접 사용한 자는 응급의료지원센터에 그 사실을 지체 없이 알려 적절한 조치가 취하여지도록 하여야 한다. 다만, 법 제47조의2제1항제1호 및 제2호의 경우에는 그러하지 아니하다. 〈개정 2015.8.19.〉

③ 그 밖에 응급장비의 관리에 필요한 사항은 보건복지부장관이 따로 정하여 고시한다. 〈개정 2010.3.19.〉[본조신설 2008.6.13.]

제39조(응급구조사의 배치) 구급차등의 운용자는 응급환자를 이송하거나 이송하기 위하여 출동하는 때에는 법 제48조의 규정에 따라 그 구급차등에 응급구조사 1인 이상이 포함된 2인 이상의 인원이 항상 탑승하도록 하여야 한다. 다만, 의료법에 의한 의사 또는 간호사가 탑승한 경우에는 응급구조사가 탑승하지 아니할 수 있다.

제39조의2(수용능력의 확인 등) ① 법 제48조의2제1항에 따라 응급환자 등을 이송하는 자는 전화, 무선통신, 그 밖의 전산망 등을 이용하여 응급의료기관의 수용능력을 확인하고, 다음 각 호의 사항을 통보하여야 한다.

1. 환자의 발생 경위(확인된 경우만 해당한다)
2. 환자의 연령, 성별 및 상태(활력 징후 및 의식 수준을 말한다)
3. 현장 및 이송 중 응급처치의 내용

4. 도착 예정 시각

②제1항에 따른 확인 및 통보는 특별한 사유가 없으면 이송을 시작한 즉시 하여야 한다.[본조신설 2012.8.3.]

제40조(출동 및 처치기록의 내용 및 방법) ① 의사, 간호사 또는 응급구조사(이하 "응급구조사등"이라 한다)는 법 제49조제1항의 규정에 따라 출동사항과 응급처치의 내용을 별지 제16호서식의 출동 및 처치기록지에 기록하여야 한다.

②응급구조사등은 제1항의 규정에 따라 출동사항 및 응급처치의 내용에 관한 기록을 3부 작성하여 그 응급환자를 인수한 의사의 서명을 얻은 뒤 1부는 보관하고, 1부는 당해 응급환자의 진료의사에게 제출하며, 1부는 이송처치료징수용으로 환자 또는 그 보호자에게 교부한다.

③구급차등의 운용자와 의료기관의 장은 제2항의 규정에 따라 응급구조사등이 작성하여 제출한 출동사항과 처치내용에 관한 기록을 3년간 보존하여야 한다.

④ 구급차등의 운용자는 법 제49조제2항에 따라 출동 및 처치 기록(전자문서를 포함한다)을 응급의료지원센터로 다음달 10일까지 매월 제출하여야 한다. 〈신설 2012.11.15., 2015.8.19.〉

제41조(이송업의 허가절차) ① 법 제51조제1항의 규정에 따라 응급환자이송업의 허가를 받고자 하는 자는 별지 제17호서식의 응급환자이송업허가신청서(전자문서로 된 신청서를 포함한다)에 다음 각호의 서류(전자문서를 포함한다)를 첨부하여 시 · 도지사에게 제출하여야 한다. 〈개정 2005.10.17., 2006.7.3.〉

　1. 사업계획서 1부

　2. 사업용 고정자산의 총액 및 그 내역을 기재한 서류 1부

　3. 차고를 설치할 수 있는 토지의 사용권을 증명하는 서류 1부

　4. 영업시설의 개요 및 평면도 1부

5. 삭제 〈2006.7.3.〉

6. 기존 법인에 있어서는 다음 각목의 서류

　가. 정관

　나. 임원의 명부 1부

　다. 허가신청에 관한 의사의 결정을 증명하는 서류 1부

7. 법인을 설립하고자 하는 자에 있어서는 다음 각목의 서류

　가. 정관(공증인의 인증이 있는 것) 1부

　나. 발기인 또는 설립사원의 명부 1부

　다. 설립하고자 하는 법인이 주식회사 또는 유한회사인 경우에는 주주 또는 사원 모집 계획서 1부

②제1항에 따라 신청서를 제출받은 시·도지사는 「전자정부법」 제36조제1항에 따른 행정정보의 공동이용을 통하여 다음 각 호의 서류를 확인하여야 한다. 〈신설 2006.7.3., 2008.6.13., 2010.9.1.〉

1. 건축물대장

2. 법인인 경우에는 법인 등기사항증명서

③제1항제1호의 규정에 의한 사업계획서에는 다음 각호의 사항을 기재하여야 한다. 〈개정 2006.7.3.〉

1. 사무소 및 분사무소(사업장)의 명칭 및 위치

2. 영업지역(시·군·구 단위)

3. 구급차의 총대수·종별·형식·연식, 상용차 및 예비차의 구별

4. 삭제 〈2015.1.8.〉

5. 지도의사의 선임현황

④시·도지사는 응급환자이송업의 허가를 한 때에는 별지 제18호서식의 응급환자이송

업 허가증 및 별지 제18호의2서식의 부착용 허가증을 발급하고, 별지 제19호서식의 응급환자이송업허가관리대장을 작성·보관하여야 한다. 〈개정 2006.7.3., 2014.5.1.〉

⑤ 응급환자이송업의 허가를 받은 자가 법 제51조제3항 및 제4항의 규정에 따라 허가받은 사항의 변경허가를 받거나 변경신고를 하고자 하는 경우에는 별지 제20호서식의 응급환자이송업허가사항변경허가신청(신고)서에 다음 각호의 서류를 첨부하여 시·도지사에게 제출(변경신고의 경우에는 변경사항이 발생한 날부터 14일 이내에 제출)하여야 한다. 이 경우 변경 허가를 하거나 변경 신고를 받은 시·도지사는 제4항에 따라 발급한 응급환자이송업 허가증 또는 부착용 허가증의 변경 내용을 고쳐쓴 후 발급하여야 한다. 〈개정 2005.6.8., 2006.7.3., 2012.6.29., 2014.5.1.〉

 1. 허가증 1부

 2. 변경내역서 1부

⑥ 응급환자이송업자는 부착용 허가증을 구급차등의 앞면에 부착하여야 한다. 〈신설 2014.5.1.〉

⑦ 응급환자이송업자가 응급환자이송업 허가증 또는 부착용 허가증을 재발급받고자 하는 경우에는 별지 제21호서식의 재발급신청서에 다음 각 호의 서류를 첨부하여 시·도지사에게 제출하여야 한다. 〈개정 2014.5.1.〉

 1. 헐어 못쓰게 된 경우에는 그 허가증 또는 부착용 허가증

 2. 잃어버린 경우에는 그 사유서

제42조(지도의사의 수 및 업무) ① 구급차등의 운용자(법 제44조제1항제2호에 따른 의료기관을 제외한다)는 법 제52조제1항에 따라 관할 시·도에 소재하는 응급의료기관에 근무하는 전문의중에서 1인 이상을 지도의사로 선임 또는 위촉하여야 한다. 〈개정 2012.8.3.〉

② 제1항의 규정에 의한 지도의사의 업무는 다음 각호와 같다.

1. 응급환자가 의료기관에 도착하기 전까지 행하여진 응급의료에 대한 평가

2. 응급구조사의 자질향상을 위한 교육 및 훈련

3. 이송중인 응급환자에 대한 응급의료 지도

제43조(휴업 등의 신고) 응급환자이송업자가 법 제53조의 규정에 따라 휴업·폐업·재개업의 신고를 하고자 하는 때에는 휴업·폐업 또는 재개업한 날부터 14일 이내에 별지 제22호서식의 응급환자이송업의 휴업·폐업·재개업신고서에 응급환자이송업허가증을 첨부(재개업의 경우를 제외한다)하여 시·도지사에게 제출하여야 한다. 〈개정 2012.6.29.〉

제44조(영업의 승계 신고) ① 법 제54조에 따라 이송업자의 지위를 승계한 자는 별지 제23호서식의 영업자지위승계신고서(전자문서로 된 신고서를 포함한다)에 이송업자의 지위를 승계하였음을 증명하는 다음 각 호의 서류(전자문서를 포함한다)를 첨부하여 시·도지사에게 제출하여야 한다. 〈개정 2005.10.17., 2006.7.3., 2008.6.13., 2010.9.1.〉

1. 이송업자가 사망한 경우 : 가족관계등록부 등의 증명서

2. 영업의 양도·양수의 경우 : 양도계약서의 사본 및 양도인의 인감증명서 각 1부

3. 법인인 이송업자의 합병의 경우 : 합병계약서 사본 1부

4. 법 제54조제2항의 규정에 따라 이송업자의 지위를 승계한 경우 : 경락확인서 등 영업시설의 전부를 인수하였음을 입증할 수 있는 서류 1부

②제1항에 따라 신고서를 제출받은 시·도지사는 「전자정부법」 제36조제1항에 따른 행정정보의 공동이용을 통하여 다음 각 호의 서류를 확인하여야 한다. 〈신설 2006.7.3., 2008.6.13., 2010.9.1.〉

1. 삭제 〈2008.6.13.〉

2. 법인인 이송업자의 합병인 경우 : 이송업자의 지위를 승계한 법인 등기사항증명서

제45조(행정처분의 기준) 법 제55조의 규정에 의한 행정처분의 기준은 별표 18과 같다.

제46조(행정처분대장의 작성) 법 제55조의 규정에 따라 보건복지부장관, 시·도지사 또는 시장·군수·구청장이 행정처분을 하는 때에는 별지 제24호서식의 행정처분대장에 그 내용을 기록하고 이를 비치하여야 한다. 〈개정 2008.3.3., 2010.3.19.〉

제47조(규제의 재검토) ① 보건복지부장관은 다음 각 호의 사항에 대하여 다음 각 호의 기준일을 기준으로 3년마다(매 3년이 되는 해의 기준일과 같은 날 전까지를 말한다) 그 타당성을 검토하여 개선 등의 조치를 하여야 한다. 〈개정 2015.1.5.〉

  1. 제13조제2항 및 별표 5에 따른 권역응급의료센터의 지정기준: 2014년 1월 1일

  2. 제23조제1항 및 별표 9에 따른 응급의료시설의 설치기준: 2014년 1월 1일

  3. 제37조에 따른 구급차등의 용도: 2014년 1월 1일

  4. 제38조제2항 및 별표 16에 따른 구급차에 갖추어야 하는 의료장비·구급의약품 및 통신장비의 기준: 2014년 1월 1일

  5. 제38조제3항 및 별표 17에 따른 구급차등의 세부관리기준: 2014년 1월 1일

② 보건복지부장관은 다음 각 호의 사항에 대하여 다음 각 호의 기준일을 기준으로 2년마다(매 2년이 되는 해의 기준일과 같은 날 전까지를 말한다) 그 타당성을 검토하여 개선 등의 조치를 하여야 한다. 〈신설 2015.1.5.〉

  1. 제3조에 따른 응급의료에 관한 설명·동의의 내용 및 절차: 2015년 1월 1일

  2. 제17조의2에 따른 권역외상센터의 요건 및 지정기준: 2015년 1월 1일

  3. 제26조에 따른 응급구조사시험의 범위 및 과목: 2015년 1월 1일

  4. 제29조에 따른 자격증의 교부 신청 시 제출서류: 2015년 1월 1일

  5. 제34조에 따른 경미한 응급처치의 범위: 2015년 1월 1일

  6. 제35조에 따른 응급구조사의 보수교육 시간: 2015년 1월 1일

  7. 제40조에 따른 출동 및 처치기록의 내용 및 방법: 2015년 1월 1일

8. 제43조에 따른 휴업 등의 신고기한: 2015년 1월 1일

9. 제44조에 따른 영업의 승계 신고 시 제출서류: 2015년 1월 1일

10. 제45조 및 별표 18에 따른 행정처분기준: 2015년 1월 1일

[본조신설 2013.12.31.]

부칙 〈보건복지부령 제239호, 2003.2.10.〉

①(시행일) 이 규칙은 공포한 날부터 시행한다.

②(응급의료기관에 관한 경과조치) 이 규칙 시행당시 종전의 규정에 따라 응급의료기관으로 지정받은 의료기관은 이 규칙에 따라 지정받은 것으로 본다. 다만, 이 규칙 시행후 6월 이내에 별표 5, 별표 6, 별표 7 및 별표 8의 개정규정에 의한 지정기준에 적합하도록 시설·인력 및 장비를 갖추어야 한다.

③(응급구조사 양성기관에 관한 경과조치) 이 규칙 시행당시 보건복지부장관이 지정한 응급구조사 양성기관에서 교육중인 자에 대한 교육과목 및 시간 등 교육에 관한 사항은 별표 11의 개정규정에 불구하고 종전의 규정에 의한다.

부칙 〈보건복지부령 제317호, 2005.6.8.〉
(전자적 민원처리를 위한 「공중위생관리법 시행규칙」 등 일부개정령)

①(시행일) 이 규칙은 공포한 날부터 시행한다.

②(서식에 관한 경과조치) 이 규칙 시행당시 종전의 규정에 의하여 작성되어 사용중인 서식은 계속하여 사용하되, 이 규칙에 의한 개정내용을 반영하여 사용하여야 한다.

부칙 〈보건복지부령 제333호, 2005.10.17.〉
(전자적민원처리를 위한 간호조무사 및의료유사업자에 관한규칙 등 일부개정령)

이 규칙은 공포한 날부터 시행한다.

부칙 〈보건복지부령 제363호, 2006.7.3.〉
(행정정보의 공동이용 및 문서감축을 위한 건강기능식품에관한법률 시행규칙 등 일부개정령)

이 규칙은 공포한 날부터 시행한다.

부칙 〈보건복지부령 제440호, 2008.2.13.〉
(면허증과 자격증의 신속한 발급을 위한 의료법 시행규칙 등 일부개정령)

이 규칙은 공포한 날부터 시행한다.

부칙 〈보건복지가족부령 제1호, 2008.3.3.〉
(보건복지가족부와 그 소속기관 직제 시행규칙)

제1조(시행일) 이 규칙은 공포한 날부터 시행한다.

제2조 생략

제3조(다른 법령의 개정) ①부터 〈58〉까지 생략

〈59〉 응급의료에관한법률시행규칙 일부를 다음과 같이 개정한다.

제2조 각 호 외의 부분, 제37조 각 호 외의 부분 중 "보건복지부령"을 각각 "보건복지가족부령"으로 한다.

제6조제1항 및 제2항, 제8조제1항·제3항 및 제4항, 제9조제2항, 제12조 제2항 각 호 외의 부분·제3항 및 제4항, 제13조제1항·제3항 각 호 외의 부분·제4항부터 제6항까지, 제14조제3호, 제15조제1항 및 제2항, 제16조제2항 각 호 외의 부분·제3항 및 제4항, 제21조제2항 각 호 외의 부분 및 제3호 각 목 외의 부분·제3항 및 제4항, 제28

조제2항, 제29조제1항 각 호 외의 부분 및 제2항, 제30조 각 호 외의 부분, 제31조제1항 각 호 외의 부분 및 제2항, 제35조제3항, 제46조 중 "보건복지부장관"을 각각 "보건복지가족부장관"으로 한다.

별표 3 일반구급차란·특수구급차란 및 주란, 별표 12 제2호, 별지 제6호서식 앞면, 별지 제7호서식, 별지 제8호서식, 별지 제13호서식 앞면 중 "보건복지부장관"을 각각 "보건복지가족부장관"으로 한다.

별지 제6호서식 뒷면, 별지 제13호서식 뒷면 중 "보건복지부"를 각각 "보건복지가족부"로 한다.

⟨60⟩부터 ⟨94⟩까지 생략

부칙 ⟨보건복지가족부령 제11호, 2008.4.11.⟩ (의료법 시행규칙)

제1조 (시행일) 이 규칙은 공포한 날부터 시행한다. ⟨단서 생략⟩

제2조부터 제4조까지생략

제5조 (다른 법령의 개정) ①부터 ④까지 생략

 ⑤ 응급의료에관한법률시행규칙 일부를 다음과 같이 개정한다.

제20조제1항 중 "의료법 제30조제4항의 규정에 따라"를 "「의료법」 제33조제4항에 따라"로 한다.

 ⑥부터 ⑧까지 생략

제6조 생략

부칙 ⟨보건복지가족부령 제19호, 2008.6.13.⟩

이 규칙은 2008년 6월 15일부터 시행한다. 다만, 제47조의 개정규정은 2008년 6월 22일부터 시행한다.

부칙 〈보건복지가족부령 제84호, 2008.12.31.〉 (보건복지가족부와 그 소속기관 직제 시행규칙)

제1조(시행일) 이 규칙은 2009년 1월 1일부터 시행한다.

제2조(다른 법령의 개정) ① 생략

② 응급의료에 관한 법률 시행규칙 일부를 다음과 같이 개정한다.

별표 16 중 "정보통신부장관"을 "방송통신위원회위원장"으로 한다.

③부터 ⑥까지 생략

부칙 〈보건복지부령 제1호, 2010.3.19.〉 (보건복지부와 그 소속기관 직제 시행규칙)

제1조(시행일) 이 규칙은 공포한 날부터 시행한다. 〈단서 생략〉

제2조 생략

제3조(다른 법령의 개정) ①부터 〈52〉까지 생략

〈53〉 응급의료에 관한 법률 시행규칙 일부를 다음과 같이 개정한다.

제2조 각 호 외의 부분, 제37조 각 호 외의 부분 중 "보건복지가족부령"을 각각 "보건복지부령"으로 한다.

제6조제1항 전단 및 후단·제2항, 제8조제1항·제3항 및 제4항, 제9조제2항, 제12조제2항 각 호 외의 부분·제3항 및 제4항, 제13조제1항·제3항 각 호 외의 부분 및 제4항부터 제6항까지, 제14조제3호, 제15조제1항·제2항, 제16조제2항 각 호 외의 부분·제3항 및 제4항, 제21조제2항 각 호 외의 부분 및 제3호 각 목 외의 부분·제3항 및 제4항, 제28조제2항, 제29조제1항 각 호 외의 부분 및 제2항, 제30조 각 호 외의 부분, 제31조제1항 각 호 외의 부분 및 제2항, 제35조제3항, 제38조의2제3항, 제38조의3

제3항, 제46조, 별표 2의 제1호다목, 별표 3 일반구급차란의 이송중 응급처치료란·특수구급차란의 이송중 응급처치료란 및 표 외 부분 (주)란, 별표 12의 제2호, 별지 제6호서식 앞면, 별지 제7호서식, 별지 제8호서식, 별지 제13호서식 앞면 및 별지 제15호의4서식 중 "보건복지가족부장관"을 각각 "보건복지부장관"으로 한다.

별지 제6호서식 뒷면 처리기관란 및 별지 제13호서식 뒷면 처리기관란 중 "보건복지가족부"를 각각 "보건복지부"로 한다.

〈54〉부터 〈84〉까지 생략

부칙 〈보건복지부령 제18호, 2010.9.1.〉
(행정정보의 공동이용 및 문서감축을 위한 건강검진기본법 시행규칙 등 일부개정령)

이 규칙은 공포한 날로부터 시행한다.

부칙 〈보건복지부령 제114호, 2012.3.23.〉

이 규칙은 공포한 날부터 시행한다.

부칙 〈보건복지부령 제135호, 2012.6.29.〉

이 규칙은 공포한 날부터 시행한다.

부칙 〈보건복지부령 제148호, 2012.8.3.〉

이 규칙은 2012년 8월 5일부터 시행한다.

부칙 〈보건복지부령 제157호, 2012.8.31.〉 (국민건강보험법 시행규칙)

제1조(시행일) 이 규칙은 2012년 9월 1일부터 시행한다.

제2조부터 제7조까지 생략

제8조(다른 법령의 개정) ①부터 ⑤까지 생략

⑥ 응급의료에 관한 법률 시행규칙 일부를 다음과 같이 개정한다.

제10조제1항제1호나목 중 "「국민건강보험법 시행규칙」 제12조제6항"을 "「국민건강보험법 시행규칙」 제19조제3항"으로 한다.

⑦부터 ⑨까지 생략

부칙 〈보건복지부령 제169호, 2012.11.15.〉

이 규칙은 2012년 11월 15일부터 시행한다.

부칙 〈보건복지부령 제183호, 2013.2.28.〉

이 규칙은 공포한 날부터 시행한다.

부칙 〈보건복지부령 제228호, 2013.12.31.〉 (행정규제기본법 개정에 따른 규제 재검토기한 설정을 위한 감염병의 예방 및 관리에 관한 법률 시행규칙 등 일부개정령)

이 규칙은 2014년 1월 1일부터 시행한다.

부칙 〈보건복지부령 제237호, 2014.5.1.〉

제1조(시행일) 이 규칙은 2014년 6월 5일부터 시행한다. 다만, 제4조, 제17조의2제3항, 제25조제2항제1호, 제26조제3항, 제27조제1항, 별표 16, 별표 18, 별지 제15호의4서식, 별지 제18호서식 및 별지 제22호서식의 개정규정은 공포한 날부터 시행한다.

제2조(부착용 허가증에 관한 경과조치) 이 규칙 시행 당시 응급환자이송업의 허가를 받아 구급차등을 운용하고 있는 자는 2014년 9월 5일까지 제41조제4항의 개정규정에 따른 부

착용 허가증을 발급받아 구급차등의 앞면에 부착하여야 한다.

제3조(택시요금미터 및 신용카드 결제기 설치에 관한 경과조치) 이 규칙 시행 당시 구급차를 운용하고 있는 자는 2014년 9월 5일까지 별표 17 제8호의 개정규정에 따라 구급차 내부에 택시요금미터 및 신용카드 결제기를 설치하여야 한다.

제4조(행정처분기준에 관한 경과조치) 이 규칙 시행 전의 위반행위에 대한 행정처분에 관하여는 별표 18의 개정규정에도 불구하고 종전의 규정에 따른다.

부칙 〈보건복지부령 제254호, 2014.8.6.〉
(개인정보 보호를 위한 국민연금법 시행규칙 등 일부개정령)

이 규칙은 공포한 날부터 시행한다.

부칙 〈보건복지부령 제269호, 2014.11.19.〉 (의료급여법 시행규칙)

제1조(시행일) 이 규칙은 공포한 날부터 시행한다.

제2조(다른 법령의 개정) ① 응급의료에 관한 법률 시행규칙 일부를 다음과 같이 개정한다.

제33조의2제3항 중 "소방방재청장, 해양경찰청장"을 "국민안전처장관"으로 한다.

② 생략

부칙 〈보건복지부령 제283호, 2015.1.5.〉 (규제 재검토기한 설정 등 규제정비를 위한 감염병의 예방 및 관리에 관한 법률 시행규칙 등 일부개정령)

이 규칙은 공포일로부터 시행한다.

부칙 〈보건복지부령 제292호, 2015.1.8.〉

이 규칙은 공포한 날부터 시행한다.

부칙 〈보건복지부령 제346호, 2015.8.19.〉

제1조(시행일) 이 규칙은 공포한 날부터 시행한다.

제2조(응급의료기관의 재지정에 관한 적용례) 제18조의2의 개정규정은 2019년에 응급의료기관의 재지정을 하는 경우부터 적용한다.

제3조(구급차등의 의료장비 및 구급의약품에 관한 경과조치) 이 규칙 시행 당시 운행 중인 구급차등의 운용자는 이 규칙 시행 후 1년 이내에 별표 16의 개정규정에 적합하도록 구급차등에 의료장비 및 구급의약품을 갖추어야 한다.

부칙 〈보건복지부령 제374호, 2015.12.18.〉

이 규칙은 2016년 1월 1일부터 시행한다.

부칙 〈보건복지부령 제388호, 2015.12.31.〉 (개인정보 보호를 위한 공중보건장학을위한특례법시행규칙 등 일부개정령)

이 규칙은 2016년 1월 1일부터 시행한다.

◈ 편저 이 창 범 ◈
- 경희대 법률학과 졸업
- 전(前) 서울지방경찰청 근무
- 전(前) 동대문 수사과 근무
- 전(前) 대형법무법인 사무국장 역임
- 의·약실무법률편찬연구소(수석연구원)

저서 : 민사소송실무총람
　　　형벌법대전
　　　수사서류작성요해
　　　교통사고 예방과 대책 등
　　　병의원·약국실무법전(공저)

의료사고에 대한 법률과 판례를 중심으로

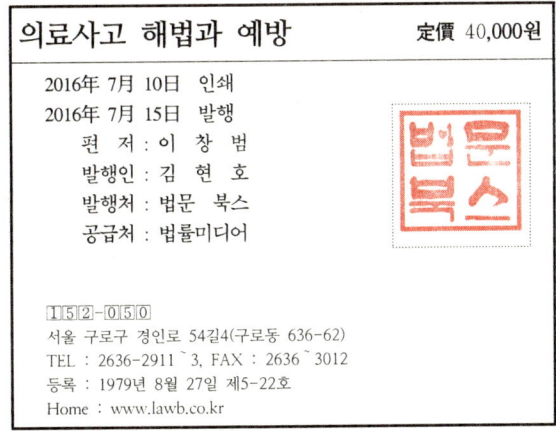

의료사고 해법과 예방　　　定價 40,000원

2016年 7月 10日 인쇄
2016年 7月 15日 발행
　편 저 : 이 창 범
　발행인 : 김 현 호
　발행처 : 법문 북스
　공급처 : 법률미디어

152-050
서울 구로구 경인로 54길4(구로동 636-62)
TEL : 2636-2911~3, FAX : 2636~3012
등록 : 1979년 8월 27일 제5-22호
Home : www.lawb.co.kr

▌ISBN 978-89-7535-357-4 13510
▌이 도서의 국립중앙도서관 출판예정도서목록(CIP)은 서지정보유통지원시스템 홈페이지(http://seoji.nl.go.kr)와 국가자료공동목록시스템(http://www.nl.go.kr/kolisnet)에서 이용하실 수 있습니다.(CIP제어번호: CIP2016015850)
▌파본은 교환해 드립니다.
▌본서의 무단 전재·복제행위는 저작권법에 의거, 3년 이하의 징역 또는 3,000만원 이하의 벌금에 처해집니다.

환자의 입장에서는 일단 치료 도중 예기치 못한 사고가 발생하면
전문적인 진료 내용에 대한 지식이 부족하고 의료사고에 대한 증거 수집이 어려워
아예 이에 대해 다툴 생각을 하지 못하는 경우가 많다.
따라서 어떠한 점이 문제인지 밝히지도 못한 채 병원과 불합리하게 합의를 하거나
억울한 신체상 정신상의 손해를 아예 배상받지 못하는 일이 종종 발생한다.
그리고 결국 생각해 내는 것이 병원 건물 앞에서 자신의 억울함을 호소하는 시위를 한다든가 급기야는
병원 측에 폭력을 행사함으로써 분풀이를 하는 극단적인 해결 방법을 택하는 것이다.
또한 의사의 입장에서는 일단 진료 도중 환자가 예상치 못한 상해에 이르게 되면
이를 무조건 의료사고로 몰아서 의사를 벌하고자 취급하고
심지어는 폭행 행위를 일삼는 환자와 보호자 앞에서 속수무책이 되기 쉽다.
그래서 자신의 잘못과 무관하여라도 병원의 이미지나 자신의 의사로서의 명예를 생각하여
섣불리 합의를 해주거나 무리한 피해자의 요구를 들어 주는 억울한 일이 생길 수 있는 것이다.
이렇게 볼 때 의료사고와 이에 대한 법률적 해결 방법을 정확하게
알아보는 것은 환자의 입장이나 의사의 입장에서
모두 필요한 일이라고 하지 않을 수 없다.

40,000원